# 「癒しと呪いの人類学」

板垣明美

anthropology of healing and magic

akemi itagaki

春風社
Shumpusha Publishing

癒しと呪いの人類学　目次

## 一　癒しの煌めき



## 二　感情の隠喩　恨み晴らします

## 三　戦いと癒し　伝統医療の文化社会的フィードバック機能



## 四　ハノイの南薬

——故郷・天城山系と両親に捧ぐ

# 一

# 癒しの煌めき

**1**－癒しの力が強いといわれ、尊敬される治療師大ボモの儀礼。23時11分、大ボモは腰巻布を頭にかぶり、炭鉢で安息香の粉を燃やして安息香の煙を浴びる
**2**－23時41分。治療を助けるトラの霊が大ボモに宿り、両手足で起き上がり、供物の水を啜る
**3**－23時42分。大ボモに宿ったトラの霊は、病人の親族友人などに囲まれ、病気をもたらす呪具を探しつつ真夜中の屋敷地を進む
**4**－大ボモに宿ったトラの霊が呪具を口で取ろうとしている。病人の親族の女性が洗面器の水を穴に注ぎ、呪具の掘り出しを手伝う

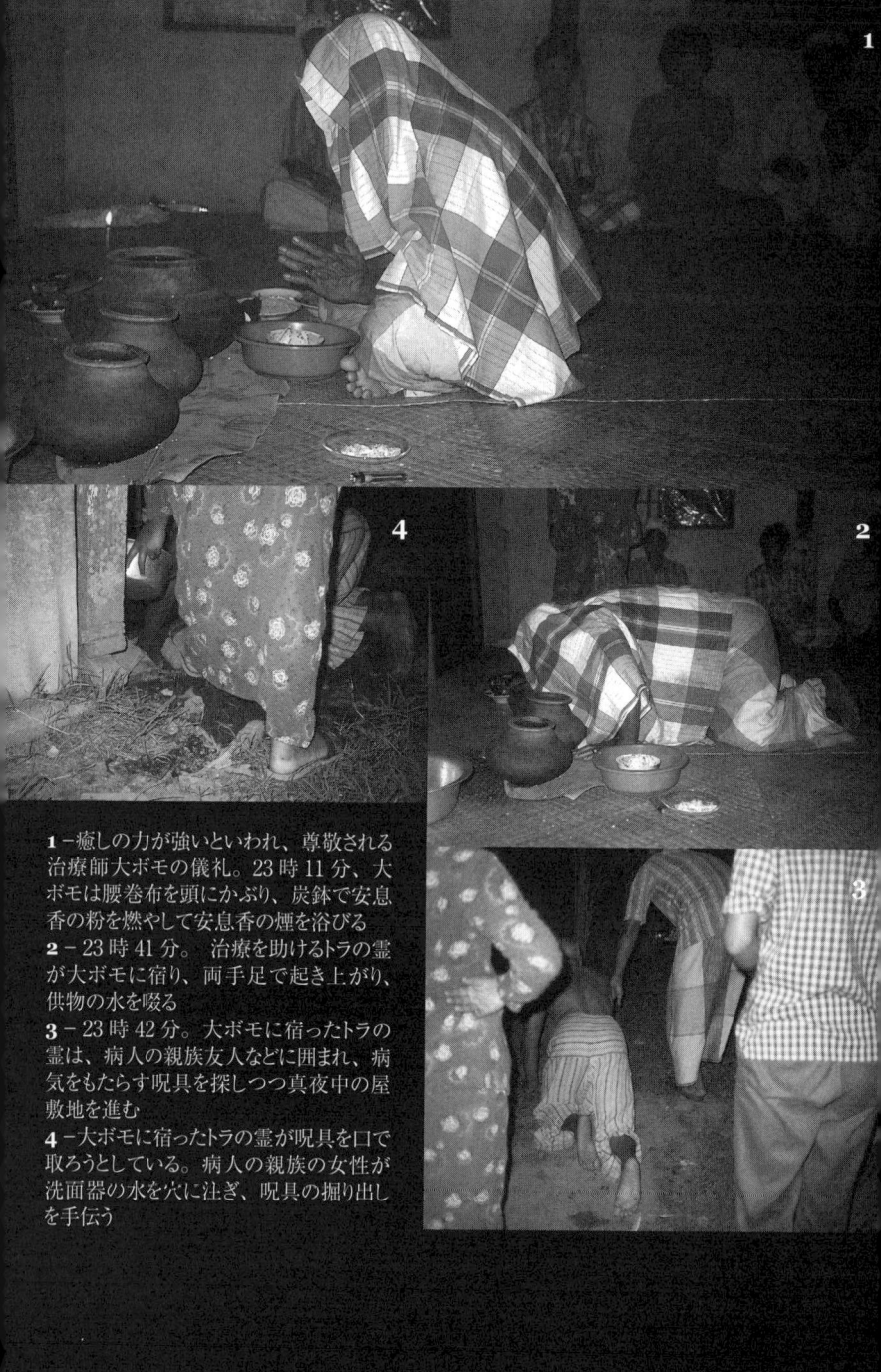

## 1　足りない何か

適切な言葉や行動、適した治療が、力となって身体と社会に浸透していくとき、確かな手応えがある。それは、私たちが生きつづけるのを助け、おそらく死に行くことを支える力である。

社会を変え、文化を変え、人類が悲しみから立ち上がるのを支える適切な行動には煌《きら》めきのようなものがある。そして、それは日常の小さな営みのなかにこそある。

私たちは現代医療の理論と技術がある種の病気をうまく治すことができるすぐれた知恵であることを知っている。けれども、一方でいまひとつ何かが足りないことも知っている。この本は私たちが必要とする、足りない「何か」を探る、マレーシアとベトナムへの旅である。

私はマレーシアのマレー人村落に二年ほど住み込みフィールドワークを実施した。そこでわかったのは、マレー人村落では近代医療と民間に伝承された医療が併存しているということだ（ここでは近代医療と民間医療という言葉に優劣をつけないで使用する）。

マレーシアの小さな村にも自転車でいける距離に政府が経営するクリニックがある。ＷＨＯの支援があり、政府のクリニックでは無料でドクターの医療サービスが受けられる。民間医療には一般のひとびとが家庭で実施する自己治療と伝統的治療師が実施する治療がある。ボモとよばれる治療師に相

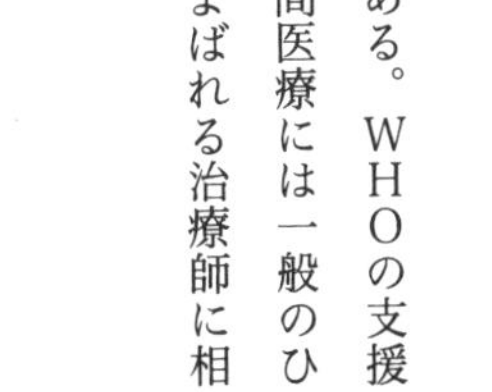

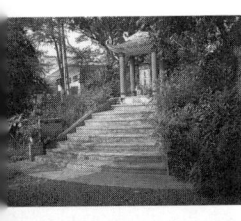

ベトナム・D亭玉花公主の墓

談すると少なくとも二五セン（約八円）の「固めのお札」が必要である。

民間医療のほうが安価だから残存しているというわけではなく、インタビュー調査によれば、ひとびとは病気の種類と治療法の相性を語る。ドクターの治療法を必要とする病気とボモの治療法を必要とする病気があるというのだ。村人の医療行動を集計すると確かに、肺炎や結核など抗生剤が効果を上げる病気、切除や縫合術を必要とする病気や怪我の場合はドクターを訪れるが、骨折、帯状疱疹などには治療師の治療法が採用されることがわかる。ひとつには治療師が身に付けた手技と植物薬の知識などがすぐれているためと考えられる。しかし、それだけではない。

伝承された医療には何があるのか？　なぜひとびとは伝承された医療を必要としているのか？

## 2　憎しみの呪術と愛の呪術

マレーシアには「近代医療のドクターは対処できない」といわれ、恐れられている病気がある。それは「憎しみの呪術」や「愛の呪術」によってひきおこされる病気である。私はマレーシアのある村で一三七人の村人、二九人のボモ（伝統医）、二人の出産介助人から聞き取った病気のうち、病因が定まったか、病因を定めずに治療することが慣例となっている病気事例一三九例について患者の訴えから見た病気の弁別特性（ある病気を別の病気と区別する特徴）を調べた。「憎しみの呪術」と「愛の呪術」によってひきおこされる病気の性質をつきとめようと考えたのだ。

村人たちは、どんな症状の病気でも呪術によってもたらされる可能性があり、死んでしまうこともあると語った。しかし、「愛と憎しみの呪術」によってもたらされた病気は特別な性質をもっていることがわかった。そこには、卒倒、胃腸の不具合といった身体的不調と行動の異常が併存していたのである。「人災病」にのみ観察される行動の異常の約五〇%は対人行動の異常であった。病人は身体的な不調と対人関係の不具合をともに抱えていたのだ。心身症といわれる病気と共通した特徴が見られる。病人は対人関係の不調を抱え、生きつづけるために人間関係を変える重大な決断をしなければならなかった。会社の経営方針の変更、転居、転校、転職、離婚、恋人との別れなどである。

これまでの文化人類学の研究で、呪術的な治療法が人間関係と結びついていることが指摘されてきたが、ここでは訴えの分析からその心身症的な特徴がわかったのだ。

ドクターには対処できないといわれるこの病気と取り組むのは大ボモ（ボモ・バサル、偉大な伝統医）とよばれる伝統医、呪術をもちいる治療師である。大ボモは身体の具合を訴える病人たちの側に立ち、仕掛けられた呪術に対抗する呪術（カウンター・マジック）をもちいて呪術的戦いを開始する。同時に、病人の家族と、誰が呪術を仕掛けるほど病人を恨んだかについて語り合うことによって、病人たちがつくりあげてきた人間関係、過去の意思決定の問題点をさぐる議論の場を形成する。

私は大ボモの自宅に滞在して、その手法を間近に見ることができた。大ボモは呪術による病気であ

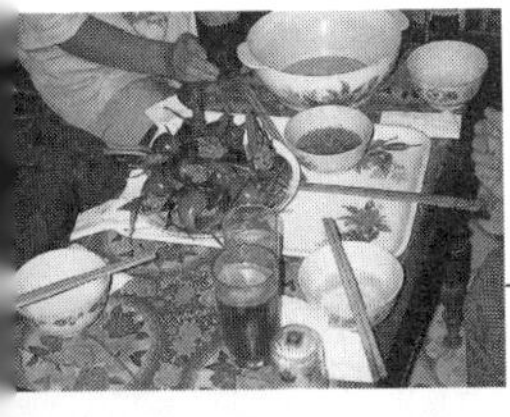

ベトナム・たにし料理。「補」の食物

ることを診断するのみで、仕掛けた人は誰かという結論を明らかにしない。「憎しみの呪術の被害にあった」「愛の呪術による病気だ」と、呪術の手法を説明するのみである。「憎しみの呪術」なら病人が恨まれるのは、「金もちだからかもしれない」「勉強ができるからかもしれない」「恋人を捨てほかの人と結婚したからかもしれない」、愛の呪術なら「愛をつなぎ止めようとしているのかもしれない」「結婚を承諾させようとしている人がいるのかもしれない」などとヒントを与えるだけだ。

病人の家族や友人は内輪で心当たりのできごとを語りはじめる。それまで、とるにたらない迷い言と思われかねなかった、口に出していうのをはばかられたひとびとの心のなかの不安や不満がこのとき表にあらわされる。そこで語られた不安や不満はにわかに思い浮かんだものではなく、私が何年も前から密かに聞かされていた話だった。

それまでに病人とその家族や友人が作り上げてしまった人間関係の不具合について、ひとびとが語り合いはじめる。コミュニケーションそのものに埋没し夢中になっているときには気づかなかった出口を求め、一歩下がってコミュニケーションのあり方を外から見て考える。メタ・レベルのコミュニケーションだ。

大ボモの診断に権威が与えられているのは、彼が霊的存在と直接に交信することができるシャーマンだからである。一般の人が「あの人が私に呪術を仕掛けた」とでっちあげることはできない。ひとびとは呪術によって殺されるかもしれないという恐怖と怒りを感じている。しかし、ひとびとは仕掛け人を確定し、暴力で報復することはできない。大ボモがそれを禁止するからである。

## 3　大ボモ

大ボモとは一つの県に一人くらいしかいない希有な存在であるという。気（*semangat*）、治癒力、呪術力のいずれも人並みはずれて強力で、普通の人にはないような、それとわかる煌めきが大ボモにはあるという。大ボモは偉大な治療師の家系に属して治療を助ける精霊を継承したか、特異な体験により精霊から直接に治癒力を授けられたひとびとだ。

私が出会った大ボモたちは心地よい空気をまとっていた。物事の流れの原理をつかんでいる人に特有の明瞭さと強さに裏付けられた優しさがある。人を怖がっていると、相手にとって自分はもっと恐い存在になる。病人が大ボモを見たとき気持ちがよくなることは大変重要である。大ボモは治療の前に自分自身に呪文を唱え心の準備をする。声も、香りも良くなければならない。大ボモはつねに香りの良い花を呪文を唱えた上で身に付け、自分自身の治癒力を高めることが必要だと私に注意した。

大ボモにかぎらずボモたちには独特の涼しげな様子がある。ある暑い昼さがり、一人の子供が熱病で倒れたときのことである。苦しむ病人の周りに、気も動転した人たちが集まり部屋は混乱していた。「あ、ボモおじいさんが来てくれた」と誰かが低くつぶやいたのにふりかえると、戸口に熱帯の陽光

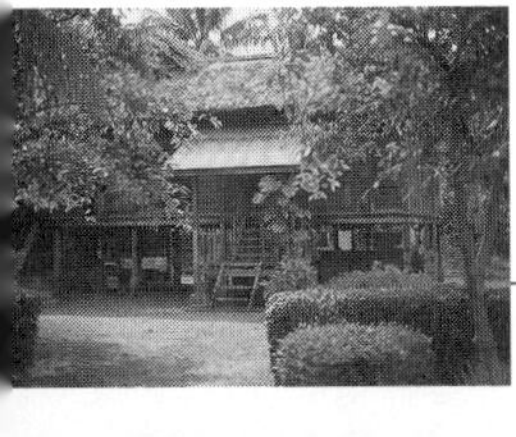

マレーシア・高床式家屋

を背にした老人の姿があった。ボモが部屋に入ると、涼しい風のような空気が吹きぬけ部屋はひんやりと静まった。彼が入ってくるだけで部屋の空気が変化したのだ。用意された水と薬草を扱うボモの手さばきには迷いがなく、薬水を病人にほどこす一手一手に冷気が宿っているようだった。

別の県の市場でのできごとである。一緒にいた五歳児がすれ違った老人に「おじいちゃん、おじいちゃん」と、なんともいえない尊敬と親しみを込めて呼びかけた。老人はしっかりとした手を子供の背中にまわし、優しいが自信に満ちた声で「ああ大丈夫だ」というような意味のマレー語をささやき、有無をいわさぬ静けさで去っていった。なんという声、なんという絶妙のタイミング！　あぜんとする私に、幼児の母親が「この子のかかりつけの大ボモなのよ」と種明かしをしてくれた。

ある大ボモは王家の末裔といわれ、一族の子供たちに歴史と呪術を教えるグル（指導者）でもあった。彼もまた、染み通るような声のすばらしい語り部であるとともに、道理を何よりも重視する厳しい面があった。

私が自宅に住み込むことを許した大ボモは自称百二十歳の老人で、高齢で皺がよっているが、体格が良く、地鳴りのようなすてきな声の持ち主であった。私は密かに「大ボモは私の故郷、天城山中の老杉の大木のようだ」と思っていた。時にはおもしろいことを言って人を笑わせるおちゃめな側面をもちながら、村のさまざまな問題の相談を受ける村長でもあった。

彼は、トラの霊の助けを得てメタ・コミュニケーションのテーブルを開く大ボモであった。トラの霊を憑けて呪具を探し出し、呪術を返して関係者を安心させ、セッションを締めくくるのだ。

いずれの大ボモにも独特の煌めきがある。マレー人は普通ではないすばらしさをもった人をほめるときに「普通の外にある、普通ではない」という言葉を使うことがある。普通ではない煌めきがあり、その背後にすばらしいことがあるという意味が込められている。大ボモもそういう人なのである。

## 4　殺さない文化

呪術による病気が発生するということは、コミュニティの秩序が混乱していることを意味し、危険な状態である。病人の側の関係者は呪術を仕掛けた人にあたりをつけ、その人に物理的な危害を加えるかもしれない。その意味で「呪術を仕掛けた」とか「仕掛けられた」と安易に言ってはならないのである。殺しあいになるかもしれない恐ろしい言葉だ。アフリカのザンビアの難民キャンプで調査したときには呪術を仕掛けてお金持ちになったという人が告発され、結局自殺に追い込まれた事例を聞き取った。

マレーシアでは呪術を仕掛けたかもしれないと疑われても、当事者に身体的な危害が加えられる事例はなかった。マレー人コミュニティにおいては、呪術という論理をもちいて、殺しあいになることを防止しながら、人間関係の修正を試みることが大ボモの仕事なのである。その意味でマレー人の文

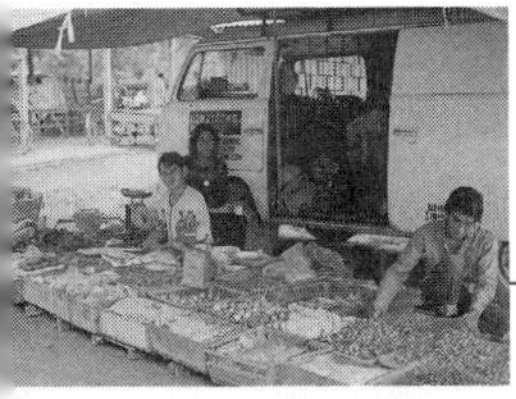
マレーシア・市場

化は殺さない文化である。その分、マレー人は複雑で手間がかかるシステムを作り上げている。人間関係を修正するということはそれほどの手間と危険を要する厄介な仕事である。病気は病人の身体の問題で済んでほしいと誰もが思っている。そこから百八十度の視点の転換をはかり、病気を社会化して、コミュニティの問題として対処するのがボモの治療法である。

殺さない文化の基層には、人間は極限まで苦しめれば殺しあいに至る恐ろしい生物だという認識がある。マレー人は、進退極まれば、普通の人でも呪術をもちいる恐ろしい人に変貌しうると考えている。

エヴァンズ＝プリチャードという人類学者は、アフリカのアザンデ族の文化では、体内に異常な物質をもった妖術師が、道具をもちいずに人に危害を加えると信じられていると報告した。これは妖術であり、マレー人がもちいる呪術の考え方とは異なることに注意しなければならない。妖術と呪術はまったく異なる現象であり、区別して扱わなければならない。妖術とは人の身体そのものを社会的悪の記号としてもちいる仕掛けである。妖術師は生まれつき身体的に異常な存在である。マレー人コミュニティで悲しみのあまり病気を発生させる「憎しみと愛の呪術」を使ってしまう普通の人は、けっして妖術師ではない。妖術師がいるという信仰がマレー人村落では採集されなかった。

文化人類学の理論から考えて、妖術師という社会的ラベルは、妖術師の身体を悪の記号とし、この記号を取り除く（殺す）ことによって社会の悪を取り除いたことにしようという典型的な呪術の道具になる危険がある。記号論的に見ても、妖術信仰は呪術信仰よりも殺しの論理に移行しやすい構造をもっている。

## 5 なぜ社会的報復がないのか

とくにアフリカ研究者とインドネシア研究者は呪術を仕掛けた人間が社会的報復を受けないことは納得できないと感じるようである。[*1] 大ボモの治療のなかに、報復を防止する分厚い構造があるので、その一部をここで紹介しよう（詳細は一三四～一三九頁、二九八～三〇六頁）。

その一。病気治療は大ボモ対大ボモの代理戦争の構図をもっている。呪術返しは大ボモにまかせ、病人たちは、呪術を使った人の恨みを回避する方法を話し合う。その二。呪術のやりとりの中にねじれの構造がある。その三。大ボモは仕掛け人の名前を明らかにしない。被疑者はひとりに絞られない。その四。仕掛けられた呪術は想像された呪術で、哀しみの隠喩である。呪術世界の戦いは大ボモが担い、一般人は立入りが制限される。二と四については説明が必要である。

その二。マレー人の間で形成される呪術の仕掛け人と仕掛けられた人の間柄はねじれの構造を有し、簡単には報復できない仕組みになっている。

呪術を仕掛ける側が裏切りを受けて哀しむ弱者で、仕掛けられるほうが強者なのだ。アフリカでは、

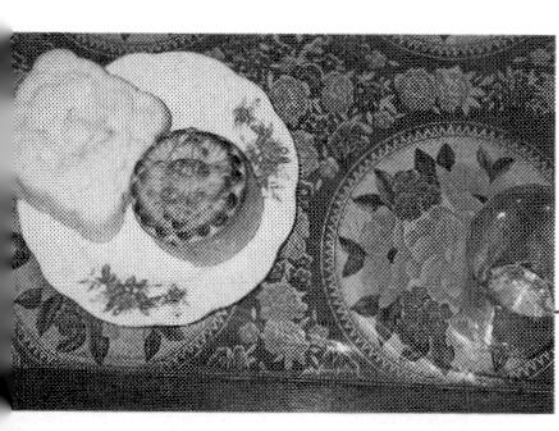

ベトナム・中秋月餅

仕掛けた人が金持ちで勝者であるのとは、逆の構造である（一三八頁）。仕掛けられた呪術は不当な行為への報復という性格を帯びている。たとえば、夫の心が別の恋人に移っていくのを呪術をもちいて引き止めようとした妻がいるとする。子供たちは父を病気にしたと暴力で母に報復できるだろうか？少なくともマレー人にはできない。しかし、対策は講ずる。呪術は報復事でなく交渉事に発展する。

現代の日本がめざしているような競争社会では、勝ち残ることがまず重要であり、哀しいという感情は重視されない。マネーメーキングを妨げるような、感情や病気は蔑まれ隠蔽され、社会から遠ざけられる。しかし、呪いがあるから癒しがある。感情表現や病気を通して呪いの気配に気づかぬ文化に癒しはないのではなかろうか。マレー人社会でも、競争はつねに存在するが、行き過ぎれば人の恨み哀しみは呪術となって反撃してくる。「恨みの呪術」はひとびとの哀しみを視覚化する（三七～四七頁）。誰しも他人の恨みをかったかもしれない過去がある。呪術攻撃を受けることは誰にでもおこりうるのである。日本でも、自殺や殺人に至る前に問題に対処する仕組みをつくるヒントとなろう。

その四。「恨みの呪術」「愛の呪術」は想像上の呪術である。誰も呪術を仕掛けた現場を目撃していない。誰が「恨みの呪術」を考え出すのか。呪術を仕掛けられた側である。それは哀しみの隠喩であるばかりでなく、病人の側がみずから想像し、治療の過程で共有した隠喩である。関係者は「呪術による病気だった」と仮定して真剣に治療に取り組んではいるが本当にそうかと若干の疑いを抱いている。このようないくつかの安全装置が働いて、被疑者に対する一方的な攻撃に歯止めがかけられている。

この病気は隠蔽されることはなく、民間医療の仕組みを通して社会化される。そして、コミュニティのひとびとが作り上げてきた組織に問題の構造を解明する努力を開始させる糸口となる。

## 6 政治的精神と水平的人間関係

このようなマレー人コミュニティが問題解決のために示す機敏で粘り強い行動は、いわゆる近代化の過程にも見られた。マレーシア首相マハティール氏は、西洋の模倣ではない独特の近代化をめざし、一九八〇年代にはその先達として日本を称えていた。彼らはイスラムの信仰と近代化を両立させることにも腐心している。一九九〇年代末のアジア通貨危機のさい、マレーシア政府はＩＭＦの指導とは異なる選択をした。一時的に自国通貨の国外での売買を禁止、固定相場制としたのである。そのとき私はマレーシアにいたが、国民がこの提案を冷静に受け入れていたのが印象的だった。政治的な人事に関しては逮捕者がでるなどの大きな変動があった。それでも暴動には至らず平和が維持された。

マレーシアのひとびとは多民族国家に生き、一九六九年の中国系住民とマレー系住民の流血の衝突を経験して、対立のなかでの微妙な舵取りを身に付けてきたようだ。マレーシアのひとびとは、民族間の和解はちょっとした刺激でたちまち殺傷事件へ、そして暴動へと展開していくことを覚えておこうとしている。政府は公開で宗教や言語について討論することを禁ずるなどして平和維持を試みる。

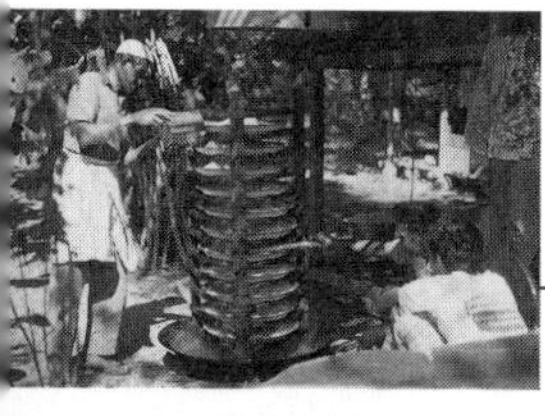

マレーシア・共食会のためにもち米を炊く

一方で公開でない場では、こうしたことも盛んに討論されている。そんな、ある程度のいいかげんさも大切である。行き過ぎれば言論の自由はまったく奪われてしまうからである。

市民運動には健全な批判精神がある。ペナンという港湾都市にあるペナン消費者協会は、消費者と環境のための運動を通して世論を形成し、国家および地方政府の舵取りに影響を与えている。

村人たちも夜は友人宅に集まり、国や自治体の政治について活発な議論をかわしている。私はマレーシア政府の大規模灌漑プロジェクトが実施された地域のある農家に住み込んだが、村人たちがプロジェクトのメリットは歓迎し、メリットを感じない技術については上からの命令にも頑として従わないことに驚いた。細かく、従うところ従わないところを分けているのである。

米価が安すぎることで生活の困難を感じた一部村人たちは、他村の人たちとも協力の上、大勢で仕事をサボタージュして国道に並び立ち反政府の意思表示をしたことがあるという。その結果肥料の無償供与と補助金を勝ち取った。しかし、誰の指導でどのように実行されたか、村人はけっして語らない。政治的な危険があるからである。

村人たちは多くても五人の親族や友人を介せば、マハティール首相と直接交渉ができるという。ある年の水不足のさいに、村人は首相に直接連絡をとったという。上下関係ではなく、友人関係として政治家との関係が考えられている。どちらが上ということのない、水平的な人間関係だ。このような水平な、幾重にも分岐した人間関係をネットワーク型とよぶ。ネットワークは生まれや職業による成員権はなく、ネットワークの結節点は密なコミュニケーションと互いの相性によって維持されている。私はこれを、コミュニケーション・ネットワークとよんでいる。もっとも重要なコミュニケーションは顔を合わせてする直接のコミュニケーションであるが、近年は電話やインターネットをもちいたコミュニケーションも盛んに利用されている。

政府のプロジェクトによる強力な指導のなかでも村人は判断と行動を他人にゆだねることをしなかった。「自分の時間を他人に支配させない」ということが基本である。彼らが、小さくても自分の土地をもつ自営農民であることも関係している。支配にとりかかる人をすばやく認識し批判する機敏さは、いつもののんびりとした様子とはかけ離れている。新しい水利システムの導入にともなって政府は肥料や農薬や機械を一斉に導入しようとしたのだが、そうはいかなかった。村人は都合が良いものと悪いものを分類し、おかしいと思うことは徹底的に無視した。村内でのおしゃべりのなかでは政府の方針がいかに自分たちの問題を理解していないかを語り合っていた。

農薬の一斉散布などは、完全に無視された技術のひとつであるが、これには驚いた。日本の農村における一斉散布のときの、もうもうとまきあがる農薬の霧と毒物臭、それに参加しない農民に対する批判を見てきたからだ。

私は人生で二度の大きな驚きを体験したことになる。最初は日本の農村でそのまとまりの堅さに、二度目はマレーシアでそのまとまりのやわらかさに。

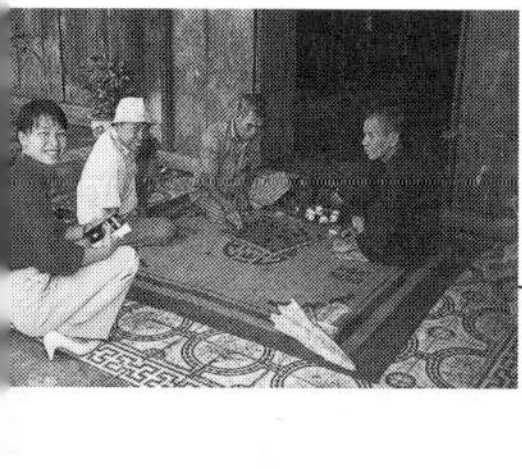

ベトナム・亭の前でゲームをする男性。
手前は私と友達になってくれた大学生

## 7　柔構造社会に生きる

その背後には野生でも稲が育つ熱帯の湿地帯と、無理に稲を育てている日本という基本的な違いを考慮しなくてはならないが、実は日本でも稲は水さえあればそれほど手がかからないと言う農民がいることも忘れてはならない。ひとつぶでも多くの米をと考えなければ少々の雑草があっても米は育つのに、株分かれを促進するために水を浅くすれば、一気に、水に弱くて成長を抑えられていた雑草も伸びてしまう。マレーシアで私は、稲は他の雑草が生育できない水中で例外的に生きられるというところが栽培種としての大きな長所だと気づいた。だから、手がかからない。

マレーシアの村人に作業日誌をつけてもらったところ、農繁期でも水田での作業時間は四時間足らずだった。ほぼ午前中の仕事で作業が終わる。残りの時間は、おもに昼寝や食事など養生のためと、訪問、おしゃべり、共食などのつきあい活動にあてられていた。労働時間四時間という数字はアフリカの狩猟採集民の労働時間にくらべれば少々長いが、手をかけない稲作であればこの程度の労働時間で十分に食べていけるのだ。

労働時間をのばして政府が示した水田耕作スケジュールに合わせるということをせず、一斉作業もしない村人を政府の役人は怠惰だという。しかし、労働時間を延ばしてお金を得ても、共に楽しんで食べたりおしゃべりしたりする時間が失われては何にもならない。健康を害したりすれば、なおさらのこと。

マレー人コミュニティには生命の時間についてのひとつのイメージがある。生命とはあるときについたり消えたりするものではなく、その瞬間その瞬間を生み出していくものである。瞬間の積み重ねが生命そのものであり、時間を開拓するのが生命である。

だから、他人の時間を操作することは他人の生命を操作することだ。自己の時間の質すなわち生命の質を上げるために、他人の時間の質すなわち生命の質を落とすことは許されない。

農民のためといいながら実は政府の役人や先進国のためであるような開発はたやすく見破られる。それを見破らなければ自分の生命の質があやうくなる。そうして、お互いに生きつづけるために交渉したり、あたらしい方策を考え出したりする知恵が鍛えられるのである。

男性と女性の諸関係も水平的である。それは「アダット」とよばれる慣習法に支えられている。たとえば、男女を問わず、子供たちは親の財産を均分相続することが望ましいとされ、結婚後の夫婦は妻方夫方の親族双方の結節点となり、その子供たちは両方の親族に共有される。これを軸にして、個々人は父方と母方の都合四人の祖父母と八人の曾祖父母からなる広大な親族のつながりを意識することになる。それが文化人類学でいう双系的親族関係である。

一見難解で、ゆれうごくかに見えながら、水平的人間関係のような基軸を崩さない強さをもつマレ

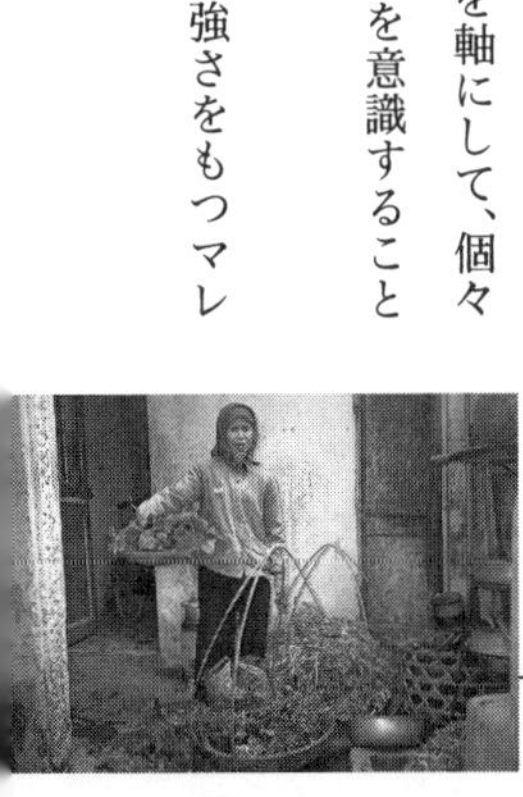

ベトナム・ハーブ販売にでかける女性

ー人社会を柔構造社会ということができる。法隆寺の五重の塔は、ゆるみをもって建造された柔構造建築で、たわむことによって地震にあっても崩壊しないしなやかな強さを得ているという。マレー人の柔構造社会は法隆寺のようなすてきな柔構造建築をつくりあげた日本人の心にも響きあう。

もともと、マレーシアはマラッカ海峡を行き来する船を相手にした商業が発達し、東西の往来の拠点だった。また、雲南方面からマレー半島を経てインドネシアへという南北の往来もあった。南シナ海をめぐるインドシナ半島、インドネシアの島々の海洋民の交流もあった。マレーシアは文明の交差点でもあったのだ。その超文明性は現代においても同様で、農村では世間話で国際ニュースが取り沙汰され、政府も周囲の民族や国家を観察し独自の方法で危機を乗り切ろうと努力している。

つねに、状況を判断しみずから行動しなければならないので、この地域で生きるのは楽なことばかりではない。怠惰などといってはあたらないが、あえていうならば支配に屈しない力強い「マレー的怠惰」から学ぶべきものは多い。

## 8　ゆったりとした時空間

私が暮らしたマレー人の村はひとつのオアシスであり、ミクロコスモスだった。村の西側は水田、東側はゴム林に覆われていて、村に入る境界域には「フータン」とよばれる果樹菜園が発達している。

そこには井戸があり、自生野生そして栽培された植物が混然と茂る。その植物を使用した薬湯、果物ジュース、薬浴が効果を上げている。薬をつくるために、植物を採集する村人の手は自信と誇りに満ちている。でも、効かないときもあって、そんなとき、村人は症状の変化を観察し「変わらないね」としっかり認める。そして、別の方法を試みる。

涼しくなり仕事も終えて、そよかぜが吹き抜ける夕暮れ時は治療に適した時間といわれ、植物薬を静かに飲んだり塗布したりする。その横では、近所のひとびとがおしゃべりをしている。そこにあるのは、ゆったりとした着実な時間の流れだった。マレー人が失っては何にもならないというのは、この魅力的な時間の流れだ。時間を金に換算して生きるひとびとの生活から失われる、活きた時間だ。

日本でも活きた時間の風景を見ることがある。風邪をひいた家族のために卵酒をこしらえたり、生姜湯を用意したりして、風邪もひいていない自分まで一緒にふうふういいながらのんびり飲んだことが、この本を読んでいるあなたにもきっとあるはずだ。熱いうどんにたくさんのネギを入れ、「おれの風邪にはこれが一番効くのさ」と猛然と食べるひともいるかもしれない。自分に合った療法がきっとある。それを認めあう、しずかな夕暮れのゆったりしたひとときもきっとある。

植物薬の世界には自分自身の身体感覚と植物とのつながりの手応えがある。植物薬は効果を示す時には、はっきりそれとわかる変化をもたらすれっきとした医薬である。それは日常の食生活に根付いていて、薬味や食材としても使用されるので、薬用植物というよりは「ハーブ」とよぶほうがふさわ

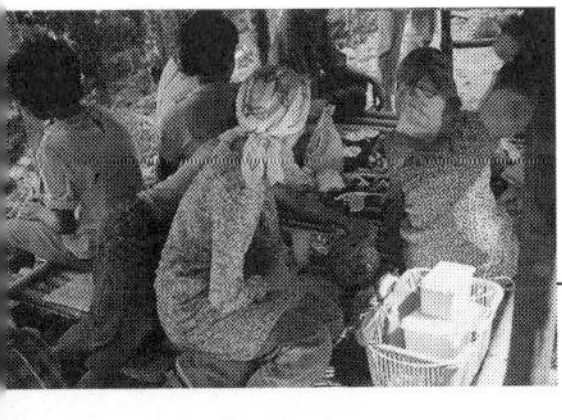

マレーシア・山中の果樹園に
登って料理しドリアン共食会

しい。

## 9　ベトナム・ハーブ

一般のひとびとが毎日の食材を整えるベトナムの市場では生ハーブと乾燥ハーブが大量に売買されていた。私が住み込んだのも、生ハーブの栽培と販売を手掛けるひとびとの村だった。朝採りの新鮮なハーブは薬効成分豊富で、芳香も豊かである。ベトナム料理に新鮮なハーブがたくさん使われることは、東京の人も知っている。生春巻きのシソや、フォーに入っているコリアンダーなどかりっとかんだら口いっぱいに芳香がひろがる。ハーブの芳香にはアロマ効果もあり、直接脳に作用するので胃腸から吸収される薬よりもすみやかに効果をあげる面がある。ハノイの道ばたの小さな店で食べるご飯にも、ざるにもった大量のハーブがついてくる。コリアンダーの葉、ホーリーバジルの若葉、シソ、ドクダミの幼葉、キクの葉、タデの一種の葉などである。

市場でハーブを販売する女性たちは、客の求めに応じて、関節痛、風邪、皮膚病、洗髪、料理用のハーブを処方して販売する。各家庭でも、ハーブをもちいた自家治療が実施されている。そうしたハーブの使用法は現代薬学の視点から見ても妥当と考えられるものが多い。マレーシアのカレーには豊富な芳香性健胃薬が、ベトナムの風邪用の生ハーブには抗菌作用と咳を鎮める作用、解熱作用があるものが入っていた。これこそが人類の文化の奥深さであり、薬学はむしろここを出発点として発達してきたのだ。ＤＮＡ医療などとは方法は違うが、ここにも膨大な人類の知恵が堆積している。

ベトナムには民族医療を保護するというホーチミン氏の政策の影響もあって、公的な医師のなかにもハーブの知識を学んだ「東医」とよばれるひとびとがおり、西洋医学のみをもちいる「西医」と共存している。

一方シャーマンは一時期異端扱いされた。しかし、一般市民の間では生きつづけていたようである。ハノイで出会ったある婦人は、戦時下の厳しい経済状況のなかで、次々と身内を亡くしながら、家計を支え、病気の娘とともに生きていくために、彼女もまた戦いつづけたことを語ってくれた。共に戦ってくれたのがシャーマンだった。彼女は、ある仏僧のすすめに従って、ベトナム語でデンとよばれる寺院に住み込み、その場所の清らかな気によって安らぎを感じることができるようになったという。

## 10　身体と癒し

私たちは生き物を食べて生きている。つねに他の生命を利用して自分の生命を維持しているのだ。人間はそのうえ他人の生命を利用して生き延びようとする生き物である。直接に食うわけではないか

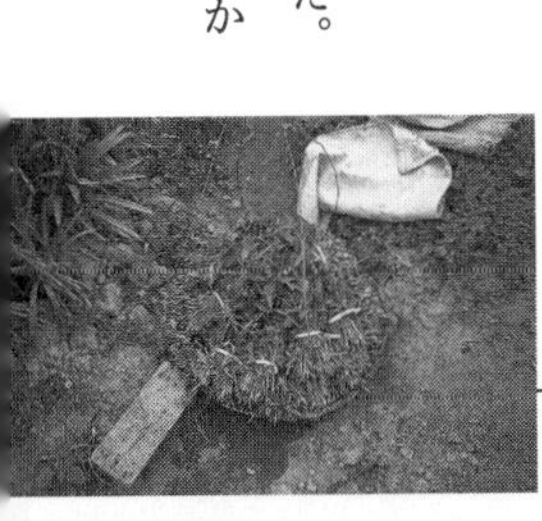

ベトナム・市場で販売するためのハーブ

ら、気づきにくいけれど。

それに対抗して生きることは戦いの様相を帯びる。癒すものは戦う生命に安らぎを与え、共に戦うことすらある。平和時に生きる戦いは殺しあいではなく、ゆったりとした活きた時間のなかではぐくまれ、ある必要な一瞬に煌めきを放つ言動による戦い、殺さない戦いである。そして、生命の炎が消えるときは、安らかなる移行へと共に進むことが癒しである。生きる力を残すものには破壊と戦う力を与え、死に行くものには安らぎを与える。

マレーシアの憎しみの呪術に見るように、他者の言葉や行動、そして表情が身体的病気を引き起こすことがある。言葉や表情が相手を苦しめることを知悉し、それを利用してひとびとを操作しようとする文化もある。「オマエナンカシンデシマエ」の言葉は人間が作った音にすぎないはずなのに、人の心身はそれに反応し、ドキドキしたり（心臓機能亢進、血圧上昇、血管収縮）、下痢をしたりする。自律神経の交感神経が働き、戦ったり逃げたりするのに適切な身体を準備しているのである。これが続くと、高血圧症などによる身体の不具合が生じる。これがいわゆるストレス性の身体失調である。

これに対抗するためには、病人は病原性の言動の源から遠ざかるとともに、言葉に翻弄されない身体世界を確立することも重要である。文化はそれに呼応して、病人の周辺環境を修正する回路を起動しなければならない。そのために心身不調の発信と受信の文化的な仕組みが必要になる。この文化的装置は、身体の自然に根ざし、文化の修正回路に接していなければならないので、複雑な構造をもつ。

危機を感じたときにはすでに、行動とともに声が出ているような装置である。

日常生活において、喜ぶ身体、楽しむ身体、痛む身体、不満な身体…いろいろな身体と呼応、共鳴してこそ、病気の身体をとらえることができる。それは、知的であると同時に感覚的であるような身体的知性である。

そこで、つぎに身体的知性の伝承がどのように文化に組み込まれているのかが課題となる。身体が呼応し、共鳴し、身体が考えるとき身体接触が起きがちなことが日本文化にとって一つの壁となる。身体接触はいじめや、教師による暴力、セクシュアル・ハラスメントなどに結びつくことがあり、ハグや握手のような大人の身体接触の文化をもたない日本人にとってはやっかいである。マレーシアのひとびとは活きた時間のなかで身近な人と密にコミュニケーションをとり、身体的な観察が的確で、そのための用語が発達していることもすでにわかっている。日本人はどうなのだろうか。日本人は身体接触を否定し、身体にかかわる文化を失ってゆくのではないかという不安を私は抱いている。

日本における身体的知性を考えるためにいま、私は三つの方向から研究をすすめている。社交舞踏と、夏祭りの太鼓、そして四国遍路である。

社交舞踏で日本人の男女が踊っていても、あまり楽しんでいるようには見えず、硬直したその姿勢は西洋文明を取り入れようとして困惑する鹿鳴館の日本人の身体そのもののようにも見える。

しかし、私は地球に強くコネクトして二人の人間が一緒に踊る三角関係に身体的超文明的面白みを

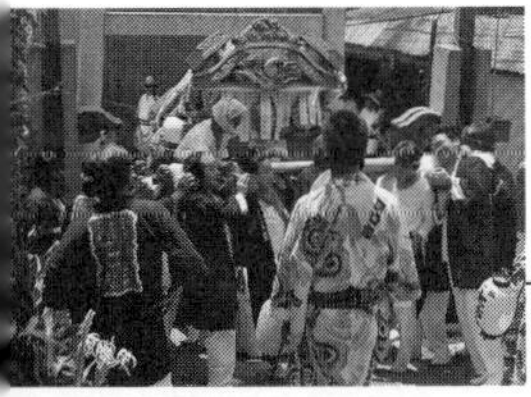

日本・三浦市のある祭りの宮入り

直感していた。そこにはコネクションの秘密がある。コネクション、「つながり」とは、継続的な体重の授受である。体重の授受が、スムーズにおこなわれるためには、踊る二人と地球と音楽が呼応している必要がある。地球の中心と相手の中心をとらえて運動するとき、地球上にいきる生物の躍動の美しさが立ち現れる。

それは物理現象をこえて、心に届く。相手の背中に手をまわし前進に導くとき、手の全面を使って、相手の背中にしみ込み中心をとらえるようにすると安定感を与え、相手の中心に向かわないコネクションはどこへ行くのかわからない不安を与える。地球の中心をとらえしっかりと立つ者同士がお互いの中心をとらえたとき、相手の足が地球にリンクしているのをはっきりと感じることができる。このすばらしい力強さを、私は一九八七年に、マレーシア・サラワクのジャングルの奥ですでに経験している。急斜面を登っていて、採集狩猟民プナン族の若者が手を貸してくれた。彼の手をとってふんばったとき、お互いにはたと調和した感じがした。私は彼が地球に根をはって動かないように感じ、思わず彼の足をみたら、その裸足の指はしっかりとひらき大地をとらえていた。

このような身体のコネクションの仕方と感じ方の関係は、しつけや病人のケアにさいして、相手の身体を動かすときのヒントになる。相手の中心と自分の中心を合わせることが重要だ。ただし、身体接触は諸刃の剣である。中心をとらえることが快適であることを知っていれば、わざと外して相手を振り回すこともできる。快適を与えるのと同じくらい的確に不快を引きおこすことができる。身体接触のダークサイドを知ったうえで、それをしないこと、されたら対抗することが必要だ。

社交舞踏は人と人との接触にデリケートであれと教える。また、イギリスのダンス教師協会が出しているザ・ボールルーム・テクニックなどひとつひとつの動きを解説する細かいマニュアルがある。この本はダンスをすべて言語で表現している。デリケートな付き合いをマニュアルとして整理しているところが、社交舞踏を育てたイギリス文化のおもしろさである。しかし、社交舞踏がめざすスポンテニアス（自然発生的）なムーブメントは大自然の力強い動きそのものである。マニュアルと大自然の間で揺れ動きながら、マニュアルを突き抜けていく者が育っていく。

つぎは太鼓である。三浦市のある農漁村に六年間にわたって毎年ゼミのフィールドワークで住み込ませてもらっている。夏祭りの太鼓をゼミ生とともに習った。その地域では幼児や小学生も太鼓を習っていて、太鼓がうまい近所の人が子供たちに教えている。祭りでは、小太鼓二台、大太鼓一台、笛と鉦という構成で演奏をする。演奏するときは、いっしょに小太鼓を叩く相方と身体でリズムを合わせ、大太鼓と笛を耳に入れ、曲が変わるのを聞き取らなければならない。

太鼓の練習は心に残る立体的な音の世界だった。私が叩くすぐとなりの小太鼓の音、そのむこうの大太鼓の音、さらに外を取りまく笛の音…。踊りでは立体視の訓練をするが、太鼓では立体聴ともいうべき能力が必要だった。曲が変化する合図として笛がある音色を奏でる。それを聞き分けたときにはすでに手が反応していないといけない。地域に太鼓の音を模した口で唱える「じごと」が伝承され

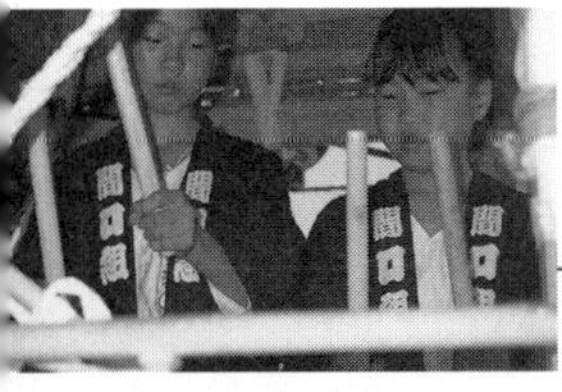

日本・祭り太鼓を叩く少女たち

ている。太鼓を習うときには「じごと」を口で大きく唱えながら、手はバチを扱い、目は他のひとびとのバチの動きをとらえて、全体の波にのる。マレーシアの細かい身体用語、イギリスのマニュアル、日本のじごと、身体文化は口の発声と結びついて伝承される。日本のじごとが擬音であることから、日本の身体文化を研究する際に口で出す〝音〟と〝音〟の〝間〟を把握するのは困難な仕事となる。大学で言葉の世界に沈んでいる私たちは現地の漁師さんの子供たちよりもずっと覚えが悪かった。

地域のおとなに支えられながら演奏する青年たちはいまを生き、いまの文化のなかで祭を担っている。地域の青年が叩く太鼓は、伝統文化の名残りではなく、いまの日本文化のなかで変化をとげたひとつの形をつくっている。

太鼓が叩けるのは全員ではない。太鼓がうまくない人は寂しいかもしれない。人の心身は異なっていて、それぞれに長所も弱点もある。それを承知しているのだろう。私たちが習った太鼓の師匠で漁師のIさん（五十代、男性）は最初から「叩ける子と叩けない子がいる」とくりかえし私に注意した。皆同じように叩かせようと思うな。その通りで、がんばればなんとかなるというものではない。だめなものはだめといい、ちょっとくらいへたでも叩かせてくれ、太鼓がだめなら他のことがあるさという漁師さんたちのさっぱりしたところが私たちを救ってくれた。

次は遍路。ひとびとは遍路に出るとき、日常空間を超え、遍路の空間へ移る。食べるための労働を一時放棄し、歩くことに専念することを文化的に公式に許可される。若いとか余命いくばくもないとか、無職とか社長とか、家族がいるかどうかといった、社会的なラベルはいっさい消滅する。そのとき、純粋に一生命としての自分の身体が生きることを許される。四国遍路は文化に縛られ、文化的にこうあるべきだという方向に絶望的な努力を積んできたひとびとを、ひとつの生命体あるいは身体として生まれ変わらせる発想の転換装置として設計されている。足の裏が地球を感じることは舞踏と同様だが、遍路の狭い山道を歩くと、自分の足の裏が、いま踏んでいるその土地を、空海をふくむ多くのひとびとが先に踏んだことに気づくのである。地球を媒介として千数百年前に生きた人とコネクションをとる日本の文化もまたおもしろい。

踊ること、太鼓を打つこと、歩くことで得られる身体感覚の明瞭化は、周囲の空気やもののもつ波、音、地球の力、香り、色などを同時に鮮やかにする。「身体が開くと耳も開く」ことが踊りや太鼓を展開させ、音の波に身体の細胞の波が呼応する。そのとき無理のない、それ以外にはあり得ないと思える動きが発生する。これはチクセントミハイのいう「フロー」という没頭の状態に近いかもしれない。

## 11　癒しの力をもつもの

癒しの力をもつものは、使い方を誤れば破壊の道具となる。医薬品、言葉、行動、身体接触、香り、

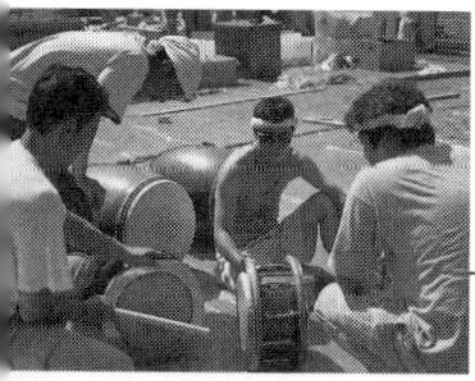

日本・祭り太鼓を締めて音色を確認する

音、色、絵、映像、すべてまるで癒しのための賜物であるかのようにみえながら、実は人の心身を破壊するものでもある。あるベトナムの東医はこう言った。「音楽は人を癒すこともできる。音楽は人を戦争に駆り立てることもできるし、人を自殺させることもできる。治療者が使う音楽は人を癒す音楽でなければならない」。

競争に勝つために、ひとびとは美しい言葉や美しい表情を失い、醜い言葉や醜い姿でひとびとを脅しながら生きることを選んでいる。脅された人も、醜い自分を作りつづけている人もストレス状態に陥る。人類はみずから作った文化によりみずからを蝕んで生きつづけるのだろうか。まさに、これこそ現代の「のろい」である。マレーシアで見た憎しみの呪術は日本にもあふれている。

「癒すもの」は文化の表舞台にはあらわれない。文化そのものの構造に組み込まれ、文化にもてはやされてしまえば、文化に痛めつけられたひとびとを受け入れることはできない。「癒すもの」はマレーシアの大ボモのように何食わぬ顔をして日常生活のなかで淡々と仕事をこなしている。

注

＊1　ギンズブルグの「夜の合戦」（一九六八）によれば、呪術活動をするベナンダンテ達は、民衆的な信仰のもとでは告発をしないが、のちにキリスト教の影響のもとに「魔女狩り」の対象となったことが明らかにされた。マクファーレン（一九七〇）、ファブレ＝サアダ（一九八〇）も、加害者の告発が必須とは限らないことに言及している。各地の大ボモのような存在による抑止力が発揮されていることと、治療理論の影響もあろう。これらの事例が死因の追求ではなく、治療であることにも留意すべきだろう。

# 二

# 感情の隠喩

## 恨み晴らします

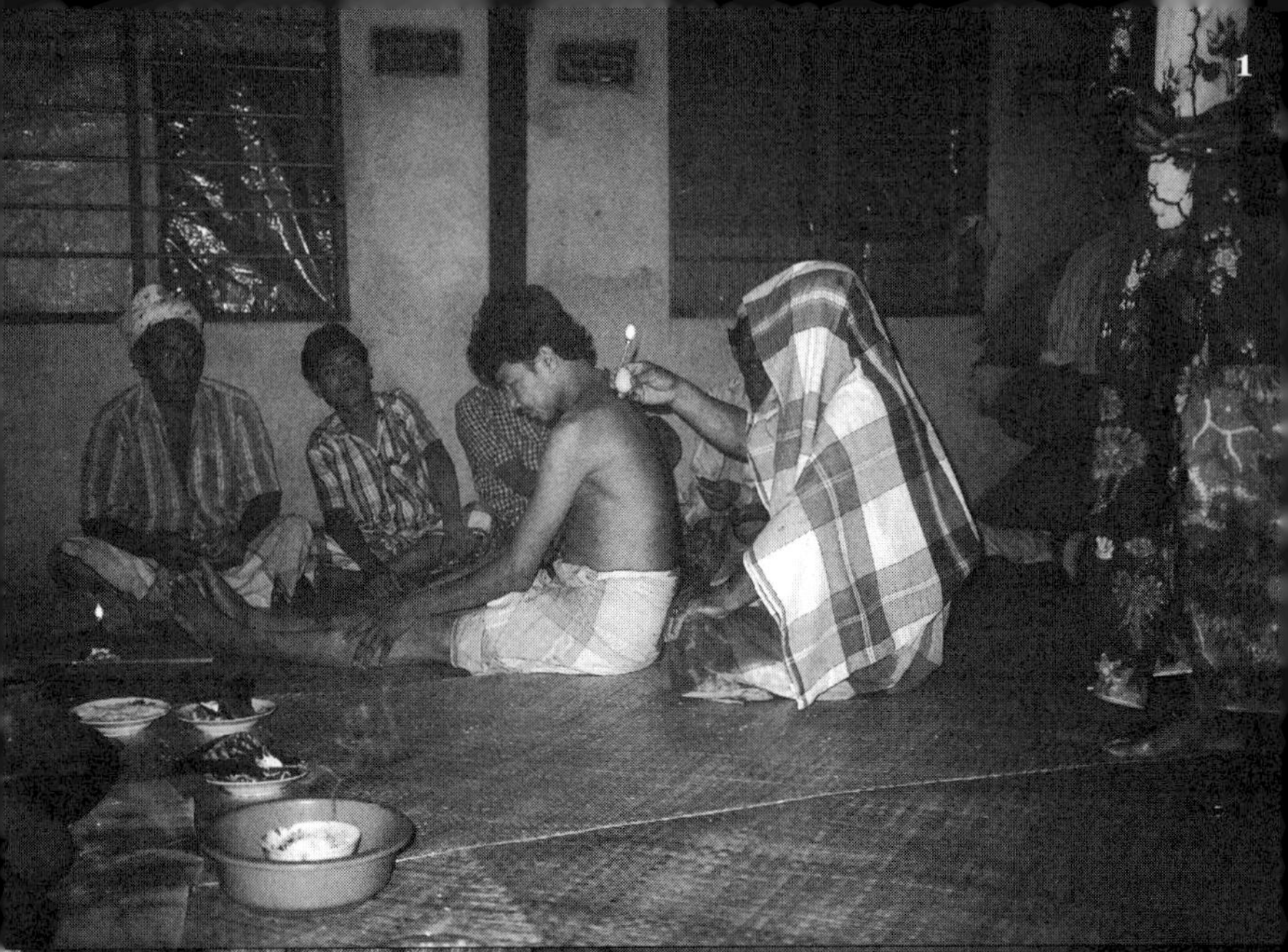

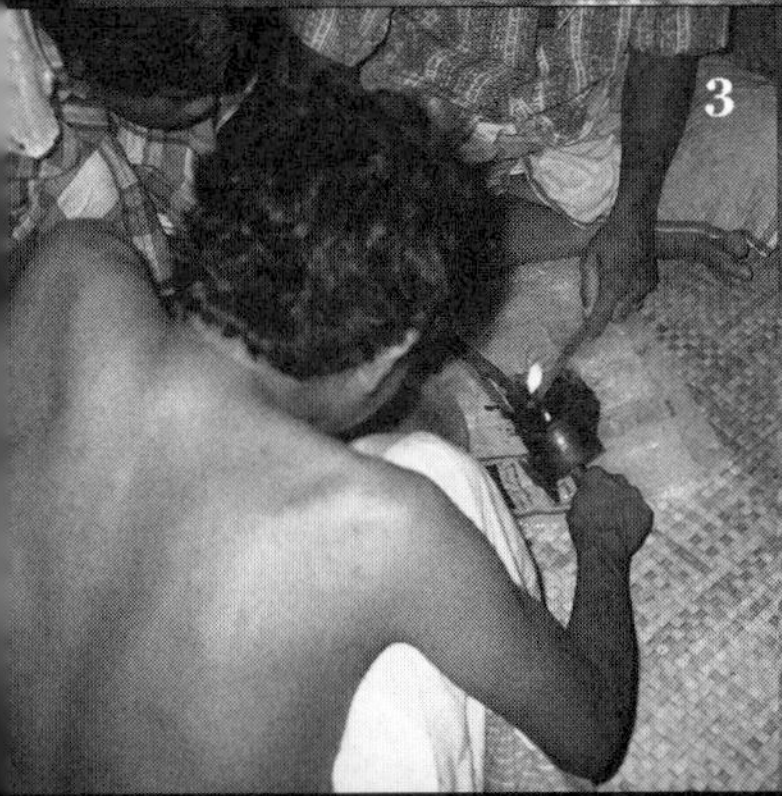

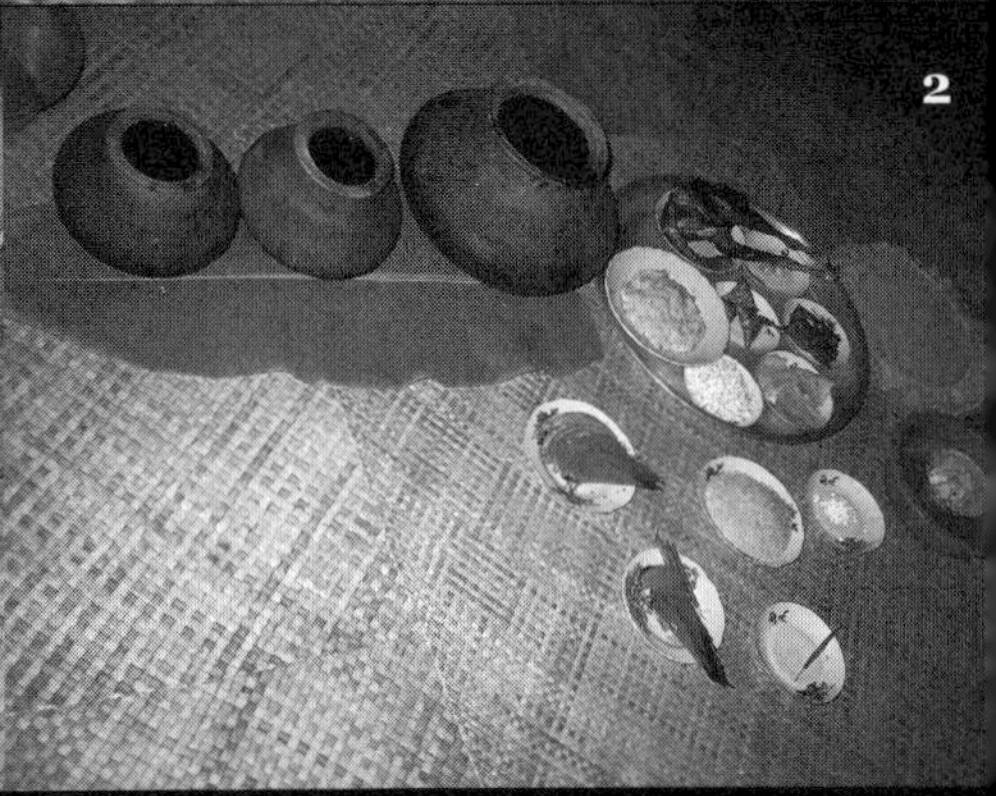

**1** －午前０時。呪具を探し当てたトラの霊は呪具をくわえて部屋に戻り呪具を置いた後、ロウソクをつけた卵で病人の身体をなぞる
**2** －治療を助けるトラの霊への供物。バナナの葉の上に３個の素焼きの壺（水）。キンマの葉と檳榔の実とロウソク、盆（鶏の丸焼き、餅米のちまき、菓子類、ご飯など）、ウコンで色付けした米、椰子の実の繊維と水、炭鉢、安息香の粉
**3** －呪具の包みを開ける人々。人形に刺さっている針を抜き、呪術を無力化する

## 1　感情の隠喩と呪術

感情は文化的なものであると同時に生理的なものである。したがって、我々は「怒った」「哀しい」「楽しい」という言葉とともに、話し手の顔の表情や色、目のきらめき、声の調子、手の動きなどを同時にとらえ、感情の全体的イメージを構築しようとする。感情は生理学的でもあり、文化的でもあり、個人的、集団的でもある魅力的な世界である。

感情は、直接に関連のない別のものや行動で示されることがある。それらは文化人類学では象徴や記号といわれる。文化人類学者リーチは象徴と記号を分け、象徴と記号の関係は、おおまかに隠喩と換喩の関係にあたるという。隠喩はあるものをべつのものの全体で示すこと、換喩はあるものの一部で示すことである。[*1] 花束や日本酒の一升瓶などで喜びをあらわすのは隠喩である。赤いバラの花は「愛」、バレンタインデーのチョコレートは「あなたが好きです」ということを表現する。花束、一升瓶の日本酒、赤いバラの花、チョコレートなどはすべて、象徴である。象徴や記号には、使用される図柄、物質そして行動そのもの（これを意味搬送体とよぶことにする）と、それが運んでいる意味との二面がある。送り手と受け手が意味搬送体である花や酒とそれが運ぶ意味を結びつける文化を共有していなければ、これらの象徴的表現は機能しない。共通の象徴表現の規則が二人に伝承されたか、あ

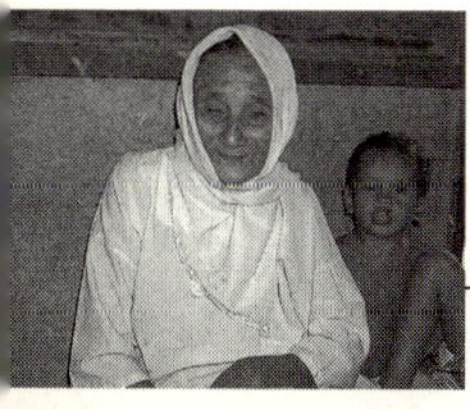

村の婦人

るいはその規則が二人の間で構築されていなければコミュニケーションは成立しない。感情の象徴は一転して、「わかってもらえない」哀しみをつくり出してしまう。バレンタインデーにチョコレートを差し出しても、相手が意味を知らなければ、チョコレートは隠喩の機能をもたないただの食べ物である。送り手が考えるバレンタインチョコの意味と、受け手の概念のなかに結ばれるイメージとがあまりに食い違っていても、コミュニケーションは誤解を生み出す。

隠喩の受信側は発信側の声の感じや、差し出したときの表情などによって、それが隠喩的コミュニケーションなのか、冗談なのか、ただのチョコレートなのかを判断する必要がある。それは、コミュニケーションについてのコミュニケーションである。このようなコミュニケーションの種類を見て取るコミュニケーションすなわちメタ・コミュニケーションは言葉にはたよれない。言われない部分を見てとり嗅ぎとることはコミュニケーションの主要な部分なのである。

日本の「のろいのわら人形と五寸釘」も隠喩である。わら人形は、操作しようとしている相手を表現する隠喩である。恨んでいる相手の爪や髪の毛を呪術に使用することがあるが、これは、相手の一部で相手の全体を表現しようとする換喩である。ただし、爪も実際に本人のものかどうか疑わしい場合、爪は誰々のものであるという当事者の宣言によって爪と本人が結び付けられるので、これは隠喩となる。[*2] 象徴に釘を打つという行為全体も象徴となっている。それは釘を打ちたいほどの恨み哀しみの隠喩、恨みをはらそうとする魂の隠喩である。現代文化はこの苦しむ魂の叫びを受信することができるのだろうか？

他人を傷つける呪術をもちいる行為は好ましいものではないが、殺人や傷害とは次元の違うものである。隠喩もしくは記号は、それが運ぶ意味との因果関係はないからである。「リンゴ」という音を発声することが、リンゴとよばれる赤い果物を発生させることにはならないのである。象徴もしくは記号とそれが運ぶ意味とに故意に因果関係をもたせるのが呪術である。相手の隠喩に釘を打つことによって、相手に痛みを発生させるという因果関係を想定する。恨んでいる対象の隠喩に呪い釘を打つ呪術は、相手の象徴もしくは記号を傷つけることと、生身の相手も傷付くということを意図的に結びつけたイメージ上の仕掛けなのである。他の記号をもちいて、さまざまな呪術を想定することができる。たとえば、リンゴという記号は実体の果物のりんごとは何の因果関係もないが、リンゴという音を発声しただけで赤い果物がポンと手の上にあらわれるという呪術である。

## 2　呪術による病

私が二年間滞在して調査したマレーシア、ケダ州の農村には、日本のわら人形と五寸釘の呪いに類似した呪術によって発生すると考えられている病気がある。呪術は弱者から強者に対して恨みや復讐の思いを込め、あるいは愛を込めて発せられる。愛するあまりに呪術をもちいてでも相手の心身を思

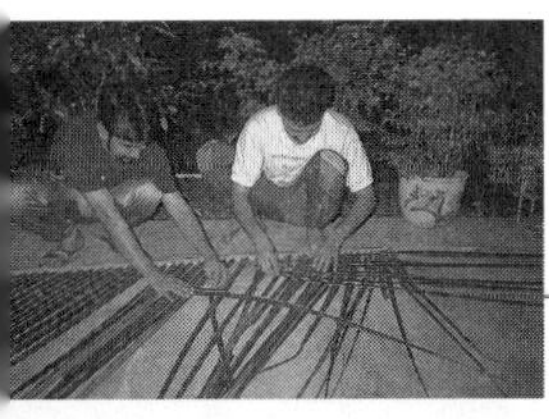
手作業をする人々

いどおりにしようとすることもあるのだと村人は考える。恨み哀しむ人の呪術によってもたらされた病気を、マレー人は人災病（*buatan orang, penyakit kena orang*）という。

ケダ州マレー人は呪術をもちいて人を不幸にすることを憎んでいるが、仕掛けた人間に制裁を加えることで病気を治そうとはしない。人災病は大ボモ（*bomoh besar* 偉大な治療師）とよばれる呪医によって治療される。村人は個人的な判断で「あの人は私に呪術を仕掛けている」と告発することはできない。そのようなことをすれば、告発した側が異常者だとみなされる。呪術的治療の専門家である大ボモに依頼し、正式に診断を受け、人災病という診断が下りたらカウンター呪術で戦ってもらう。

治療のプロセスを通じて、病人と家族親族は誰が恨んでいるのか、なぜ恨まれたのかを議論し対応策を練る。そのときに明らかになった人間関係の異常はベイトソンのいうダブルバインド仮説[*3]と類似している。[*4]病人の周囲には、社長である病人と雇われた知人と雇われなかった知人、病人と妻と恋人、病人と夫と結婚前の恋人、病人と教師と退学させられた友人、病人と二人の恋人、病人と父親と恋人、病人と不仲の両親といった三者関係が見られ、病人に対して残りの二人は両立不可能の要求を突き付けている。そして、病人の過去の行動や決定が二人の両方あるいは一方を苦しめている。解決不可能に感じられるジレンマのさなかに病人は重病で倒れ、近代医療は効果を上げない。さらに重要なことは、呪術が病人以外の二人のうち立場が弱い者から、そのような解決不可能な三者関係を発生させた強者たる病人に向けて発せられる点である[*5]（図1）。病気をもたらした呪術は、愛しているのに報わ

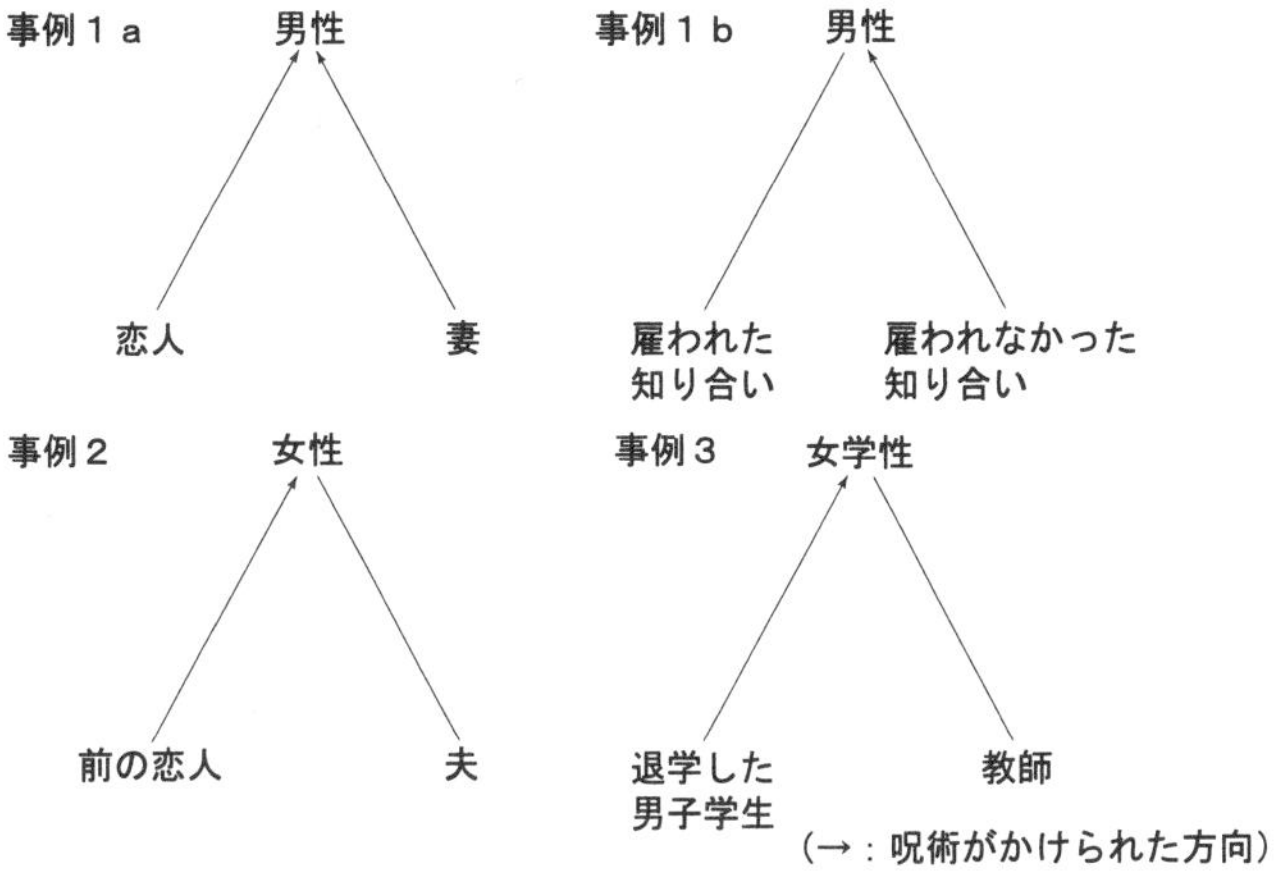


図1　人災病の事例における三者関係と呪術の方向

れず、友人に裏切られたと感じて恨み哀しむ側から発せられた「哀しみの隠喩」である。その呪術は人形もしくは写真に針や釘が打ち込まれた呪具をもちいておこなわれる。

呪術を仕掛けられた病人もジレンマに苦しんでいる。病人の側もまた、苦しみの隠喩を発しているのである。これまでに私が採集した「人災病」の事例は、夫婦や恋人に対する第三者からの介入、富の分配の問題、学校の指導体制の問題、金銭の貸し借りと恋人関係の複合的問題、子供と夫婦とその両親との複合的問題であった。それらは近代化によってもたらされた矛盾の修正を試みる草の根的努力という側面がある。*6 一家で都市に移住した家族の母親と父親とのいざこざ、子供の登校拒否と帰宅拒否が「人災病」として治療された事例がある。働く母親は農村には普通に存在し、

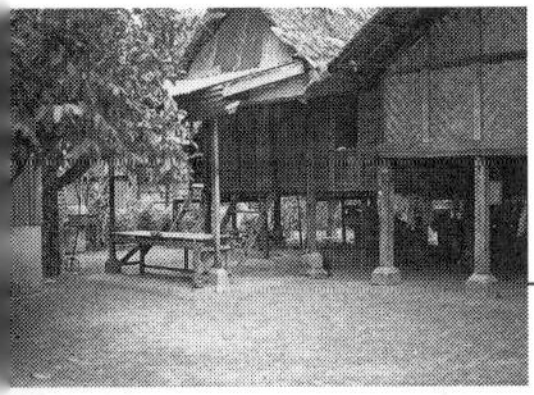

高床式家屋。夕暮れには前面のベンチで人々がおしゃべり

子供たちは近くに住む親族や年長のイトコをふくむ兄弟姉妹といっしょに料理をしたり、遊んだりしている。しかし、都市に出た家族にこのような近隣環境はない。私は病人の父方の叔母三人が「人災病」について討論しているところに居合わせた。叔母のひとりは「母親と父親がけんかしているような家に帰りたい人はいないよ」といい、同席したひとびともそれに賛成し、病人に同情的な分析であった。三人は呪医を訪れて相談し、「人災病」の診断を受けたあと、大ボモの助言を参考にしながら、両親の不仲の原因、母親の母親が介入しすぎること、具体的な対策として母親は最低限なにを料理すべきかを討論した。そこで、彼女らは、子供の発言をいくつかひろいあげ、「母親はチュンパダ（ジャックフルーツの一種）の揚げ物くらいは手作りしなければならない」ということになったのが興味深い。それは主食ではなく、おやつだったのである。その後、しばらくして「母親はチュンパダの揚げ物をして、子供はなんとか学校へいっている」という電話がかかってきた。

両立できない要求に苦しむ人にかかっている相矛盾した圧力を取り除くには、人間関係の交差の理解が鍵となる。権力関係があり、お互いに好意を抱き、思いどおりに相手を操作したい関係、たとえば親子、夫婦、上司と部下、教師と生徒、友人、恋人などの組み合わせが二つ交差するとき、答えのない隠喩的呪術的圧力をつくり出してしまう。恋愛の三角関係はその一例である。

## 3　不調の訴え

不調の訴えと病因の関係全体のなかでの「人災病」をみるとその特性がより明らかになる。マレー人農村の住民は、対症療法だけでなく、さまざまな病因をみたて対処する治療法を確立させている。このような地域に伝承された病因論を西洋科学的な病因論と区別して、民族病因論という。ケダ州マレー人農村で採集された民族病因論は熱冷バランス理論、血液理論、デキモノ、内部と外部の傷、毒、微生物などの身体理論、気（セマンガット）理論、邪霊理論、人災理論に分類できる。身体理論をもちいて治療される病気が、身体部位の名称や痛い熱いといった感覚的な訴えをもとに診断されるのに対し、「人災病」として治療される病気では行動の異常の訴えが全体の五〇％を占めた。とくに対人関係における異常行動は他の病気の症状としては見られないのが特徴的である。また、治療の経緯からみた人災病の特質は、診療所の化学療法によっては症状改善がみられなかったことである。[*7]

実際にどのような症状がみられたのかを検討しよう。村人一三七人に病気の体験について聞き取りをしたところ、二七五個の心身的苦痛の表現を得た。これらの表現によって言及される項目は、部位、感覚、形状、行動、病因、病名、年齢、程度、時間帯、性別の一〇項目である。

具体的には、「部位」とは、頭、顔、足など身体の各部分の名称であり、「感覚」とは病人自身が感

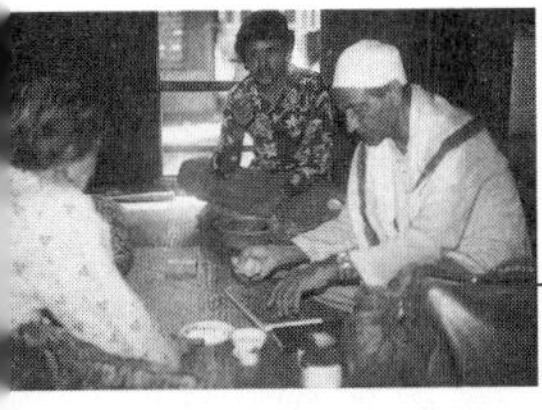

スリランカ系のボモに相談する病人

じる感覚や感情で、熱感、冷感、寒さ、痒み、痛み、膨満感、動悸、息切れ、目眩、恐怖、気持ちが悪いなど、「形状」は腫れ、むくみ、発疹、折れ、捻れ、破れ、切れ、出血、色の異常など、「行動」の異常は他人にも観察できる変化で咳、下痢、便秘、不眠、食欲不振、疲労、卒倒、吐血、月経不順、嘔吐、喀血、多汗、性的異常、虚弱、泣き叫ぶ、引きつけ、身体硬直、声の変調、顔つきの変調、歯を食いしばるなどである。「人災病」とみたてられた病気に特徴的な「対人行動の異常」は、学校へ行きたくない、寝たままで起きあがらない、話さない、声を出さない、耐えられないとしか言わない、飛び跳ねる、口のひきつれ、家にいられない、家から出られない、仕事が手に付かない、言ったことやしたことを覚えていない、人の見分けがつかない、人に挑みかかる、人を怒る、話しつづける、笑わない、笑いすぎる、ものを破壊する、配偶者を恐れる、人の顔が動物にみえる、理由なく離婚したがるなどであった。マレー人は二七五個もの用語をもちいて苦痛を表現し、それが病気とみとめられ治療を受けている。とくに身体的な異常と行動の異常が同時に発生したとき、病気は呪いによる「人災病」とみなされ、すでに述べたように病人と病人を取り巻くひとびとの感情を和らげたり、精神的な苦痛の原因を取り除いたりする努力がなされる。行動の異常はひとびとの感情と結びつけて考えられ、伝統的な医療の専門家がこの解決に乗り出す。感情を出発点として治療をほどこすシステムが構築されているのである。

## 4　想像された隠喩

文化人類学の分野では、道具や呪文といった象徴や記号をもちいる呪術以外に、道具をもちいないでも体内にある神秘的な力によって他者を病気にすることができる妖術が報告されているが、[*8] マレー人の人災病は妖術ではなく呪術であることが重要である。妖術の場合、妖術師の身体そのものに発病の原因があるので、彼／彼女の身体に処置をほどこすことにより治療が成り立つという理論があり得る。妖術信仰は普通のひととは異なる不気味な力を秘めた身体的に異常な存在がいるとするもので、呪術的というより人間の分類をする思想である。ウィリス[*9]は中央アフリカにおける妖術師の告発と無力化について伝え、マクファーレン[*10]は妖術師の血を流すことが病気の治療になるという信仰によって妖術師への物理的攻撃が盛んになったと報告している。また、インドネシアの人類学者によれば、インドネシアでは政敵が呪術を仕掛けたと告発し、暴力的衝突に至ることがあるという。

呪術を仕掛けたという告発には目撃証言はなく、信憑性が薄い。そのようなあやふやな基礎に立って、社会的制裁をくわえるならば、呪術システムは社会不安をそらすためのスケープゴートを差し出し、政治的宗教的対抗勢力を潰すために利用されるだけの危険なものとなる。

ケダ州マレー人農村では、なぜ呪術の告発と制裁がないのだろうか？　それは、実は不思議なこと

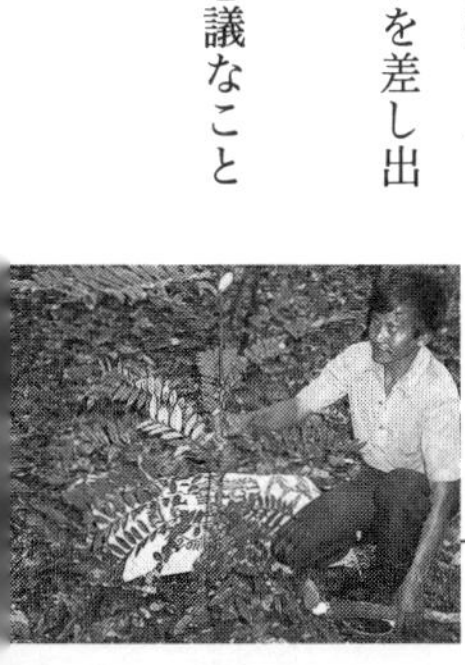

森で薬用植物を示す木の根のボモ。植物は強壮剤として有名なトンカットアリ

ではない。「人災病」をもたらす呪術は治療する側、被害を受けた側が想像した呪術だからである。想像された呪術にこめられたメッセージは病人に対する哀しい思いである。マレーシアの人災病にみられる呪術は、哀しみの隠喩であるばかりでなく、病人の側が他者の哀しみを受信するために想像した隠喩だったのである。

当然、マレー人農村の人災病治療のプロセスに、仕掛けた者に対する告発と制裁は含まれていない。それればかりでなく、マレー人農村の人災病の構造と、呪医である大ボモの行動のなかに制裁を抑制する仕掛けが組み込まれている。[*11]

## 5 日本人の〝感情の隠喩〟

マレー人のコミュニケーションの特質は、対等な関係を維持しつつ時間をかけて関係者の満足を得ることにある。上位者からの命令や決まりによって強制的に人を動かすことは奨励されない。コミュニケーションに時間を割き、食物や収益などの分かち合いや共に過ごす時間(タイミングと長さ)などによって表現される愛情の流れに心を配り、適切で美しい言葉、めりはりのある表情や、笑いによって関係者の心を安らかに保つことは、人生を豊かにする技法のひとつである。関係者の心が安らぎを失っている場合、村人はそれを問題として認識する。しかし、村人は言い争いを好まないので、問題についての言語的コミュニケーションは封じられる。問題はあいまいにされ出口を失う。それが「人災病」というかたちをとって顕在化する。

共に生きてゆくために病気の背景を解明し、文化を、ひいては国家の方針を修正してでも対処しようとする。呪術を使った人に制裁を加え、殺してしまうことはないのである。

大貫恵美子[*12]は、日本人が有給休暇をあまりとらないが病気療養休暇を多くとることや、持病、体質を心得、よく話し合うという特徴を指摘した。また、彼女はコーディル[*13]を引用しながら、「日本の母親は赤ちゃんのお腹の具合その他について、親身で気配りのゆきとどいた表現を間接的にすることによって、彼女の愛情を伝えている」という。

日本において哀しみはどのように発信され受信されるのか、ある大学の学生二〇人に、哀しみの隠喩と思われるものをレポートしてもらったところ、表1のような結果を得た。上から件数が多い順に並べてある。具体的な質問としては、自分が苦しいとき哀しいときにとった行動を日記などを参考にしながら思い出し、そのなかから隠喩と考えられるものを書き出し、考察を加えなさいというものである。学生たちは、自分の日記から行動をひろい上げたり、友人に聞きとりをした。報告されたものは隠喩として文化的に了解されているものばかりではないので、表1の題は「哀しみの隠喩・行動」とした。報告された隠喩・行動のうち「びんぼうゆすりはいらだちを表わす」というような苦しみ哀しみと直接関係しないものを除く残りのものを表1に示した。

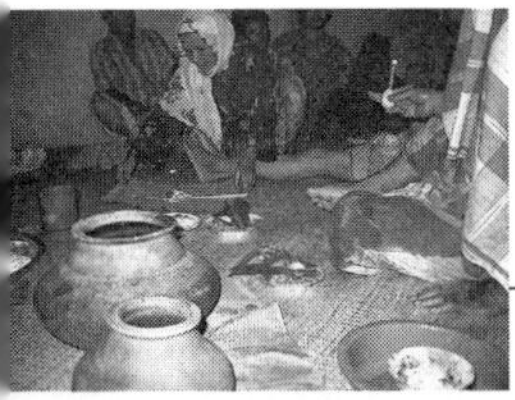

大ボモの呪具除去儀礼の一場面。邪霊を誘い出す蝋燭付きの卵を手に持つ

表1　哀しみの隠喩・行動

| 隠喩・行動 | 件数 |
| --- | --- |
| 哀しい感じの曲、音楽、カラオケを聞く・歌う | 6 |
| 徘徊する、歩き回る、うろうろする | 4 |
| 無口になる、しゃべらない | 4 |
| 友人に電話する、メールする、手紙を書く | 4 |
| 食欲がなくなる、食べない、食べるのを拒否する、痩せる | 3 |
| 学校へ行かない、仮病を使って学校へ行かない、活動に参加しない | 3 |
| ため息をつく、深呼吸をする | 3 |
| ふとんに入る、眠る | 2 |
| 普段よりもハイになる、普段よりも元気になる | 2 |
| 声のトーンが低くなる、大声を出す | 2 |
| 泣く、涙を流す | 2 |
| やつあたり、自分をひっぱたく | 2 |
| うつむく | 1 |
| 音楽の音量を上げる | 1 |
| 気にしていないと言い過ぎる | 1 |
| やけ食い、やけ酒 | 1 |
| 甘いものを食べる | 1 |
| トマトジュースを飲む | 1 |
| ギターを弾く | 1 |
| 神に祈る | 1 |
| 勉強する | 1 |
| 暗い色の服を着る | 1 |
| 電車の一番前にのって朝日を見る | 1 |
| 掃除する | 1 |
| 海を見に行く | 1 |
| 川を見に行く | 1 |
| 葬式用の菊の花を贈る | 1 |
| 写真を撮る、飾る、捨てる、破る | 1 |
| 顔の表情が変わる | 1 |
| 計 | 54 |

彼らにとって、音楽が重要な表現媒体であることが判明した。また、徘徊したり、無口になったりすることも、食欲に変化が起きたり、学校やクラブ活動に参加しなくなるという行動の変化も、ため息や眠るという行動も哀しみを表わす隠喩として挙げられた。眠りについては、「眠ることによって哀しみから逃れるが、逆に起きあがるとふたたび哀しみに立ち向かうことになるので、ふとんから出られなくなる危険がある」ことが指摘された。友人に電話をかけたりメールを送ったりすることが、哀しみの表現になることがあるという。新しいツールが使用されていることも興味深い。三八ページにあげたマレー人の「人災病」とみられた病気に特徴的な「対人行動の異常」とこの表の行動を比較すると、上位例（やっあたりまで）のうち音楽と電話（メール・手紙をふくむ）とため息を除く九例が共通している。

葬式の菊の花を隠喩としてもちいた事例は、「いじめ」としてレポートされた。マレー人農村の「人災病」とこの事例の相違点は、菊の隠喩が想像されたものではなく、公然とおこなわれ、目撃されている点である。「葬式の菊を贈る」という隠喩（死、あるいは見えるところから消えてくれというメッセージを運ぶ）を創作した側はそれが呪術として批判されることのない文化に安住しながら、呪術的手法で恨みを表現している。それによって受け手の心のなかのイメージ世界に傷を与え、苦しめることができる。こうした行為は、受け手にとっては、そのような環境から避難するなどの行動を起こす動機付けとなる。しかし、隠喩の恐怖を受け止めてくれる専門家も身近に存在せず、みずから対処する

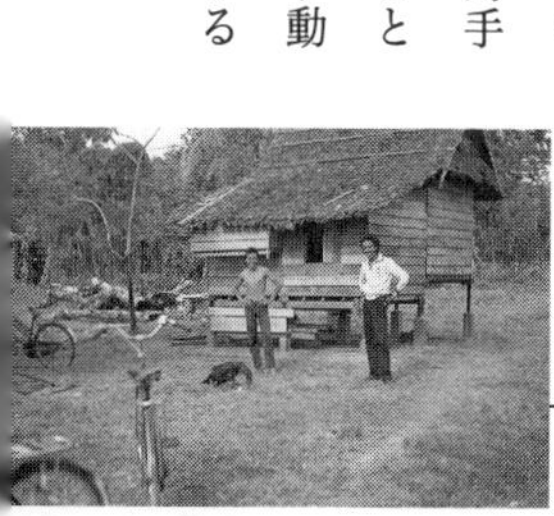

村はずれの家

回路は第三者（組織、行政、家族など）によって阻まれ、それを突破する方法が文化的に用意されていない場合、恨みの情念だけが表現され蓄積していく。目撃されない呪術であったからこそマレー人農村では復讐はなかったが、邪悪な呪術に対する強い憎しみを考慮すれば、マレー人ならその場で菊の花を引きちぎり踏みつぶすかもしれない。呪術の道具を破壊することは、呪術返しとなるからである。それ以上に、マレー人はひとびとからの批判と大ボモからの対抗呪術を恐れ、公然と呪術を行使するなどできないと思われる。大ボモとの呪術戦に破れると、最悪の場合死亡すると考えられているのだ。

日本の場合、論理的には御祓いにカウンター呪術の機能をもたせることが可能である。葬式の菊の花のような不快な隠喩を受けた場合、御祓いによってその隠喩は発信者に返され、発信者自身が不幸に遭遇するという論理である。しかし、隠喩を抑制しながら、人間関係を再検討して独自の対処をすることが必要である。また、御祓いが身近なもので適正な価格であることも重要である。五寸釘を打たせるのみ屋がテレビで紹介されたり、わら人形セットがインターネットで販売されているが、呪いや祟りの概念だけが残存し、信頼できる対処法が失われれば不安のみが増大していく。そして、ひとびとの不安を利用した悪質な商法が発生する。

苦しみの発信があるとき、それを受信する装置がなければ問題は解決されないし、人を苦しめる文化も変わらない。伝統的であれ近代的であれ、良質な対処の装置が医療や宗教的活動として地域に組み込まれることが重要である。

呪術は言語的象徴的イメージ世界の仕掛けによって組み立てられていることはすでに述べた。日常生活のなかでは言語を生き生きとした身体活動すなわち身体世界に結びつけることは必須であるが、呪術的操作による攻撃を受けた際など、個人としては、言語的イメージ世界が視覚的あるいは言語的に受けた傷と身体世界をひとまず別のものとして対処するべきときがあることを理解する必要がある。そのためには、言語的イメージ世界と身体世界のバランスをとることが必要である。[*14]

注

＊1　Leach, Sir Edmund, *Culture and Communication*, Cambridge University Press, 1976（E・リーチ『文化とコミュニケーション』紀伊國屋書店、一九八一年）

＊2　Leach, ibid.

＊3　Bateson, *Steps to an Ecology of Mind*, Harper and Row Publishers, 1972

＊4　板垣明美「西マレーシア・ケダ州農村の『人災病』に関する人類学的研究――メタ・コミュニケーションとしての呪術療法――」一九九八年、本書所収

＊5　Bateson, ibid.

＊6　板垣明美「マレー人農村の民間医療に関する文化人類学的研究――『人災病』の療法と文化社会的機能――」東京外国語大学アジア・アフリカ言語文化研究所、一九九五年、本書所収。Itagaki, A Metaphor of Sadness: An Anthropological Study of Folk-Medicine in a Malay Village, *Psycho-somatic Responses to Modernization and Invention of Cultures in Insular Southeast Asia*. Someya, Yoshimichi (ed.) 科学研究補助金研究報告書２００１

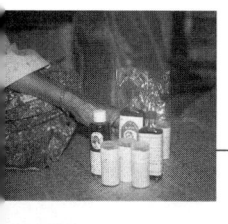

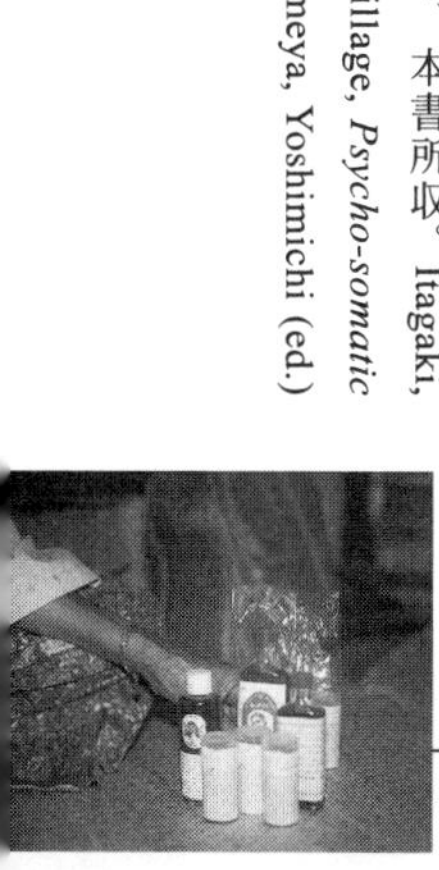

＊7　板垣、前掲「西マレーシア・ケダ州農村の『人災病』に関する人類学的研究――メタ・コミュニケーションとしての呪術療法――」

＊8　Evans-Prichard, E.E., *Witchcraft, Oracles, and Magic among the Azande.* Clarendan Press 1937 [1976]

＊9　Willis, R.G., Instant Millenium: The Sociology of African Witch-cleansing Cults, *Witchcraft Confessions & Accusations*, Mary Douglas (ed.) Tavistock Publications 1970

＊10　Macfarlene, A., Witchcraft in Tudor and Stuart Essex, *Witchcraft Confessions & Accusations*, Mary Douglas (ed.) Tavistock Publications 1970

＊11　この点については、本書「ケダの人災病」に詳述してある。

＊12　大貫恵美子『日本人の病気観――象徴人類学的考察――』岩波書店、一九八五年

＊13　Caudill, W., The cultural and interpersonal context of everyday health and illness in Japan and America. *Asian Medical systems*, C. Lislie, (ed.) University of California Press 1976

＊14　板垣明美「マレーシアのマレー人農民にみられる『癒し』の文化――養生法から大ボモ（偉大な治療師）まで――」『講座道教　第六巻』雄山閣出版、二〇〇一、Novac, C.J.,1990 *Sharing the Dance: contact Improvisation and American Culture*, University of Wisconsin Press

# 三

# 戦いと癒し

## 伝統医療の文化社会的フィードバック機能

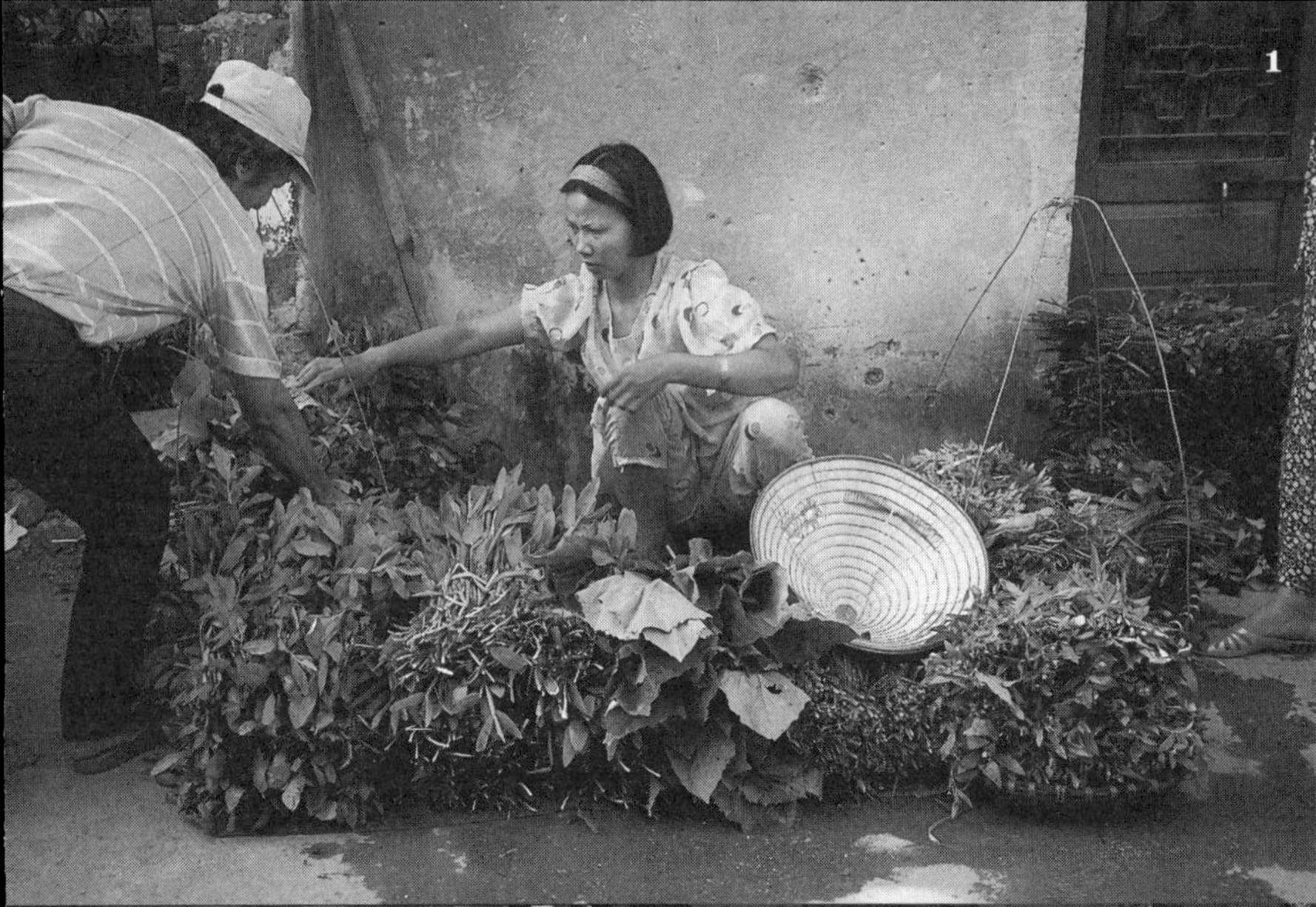

1

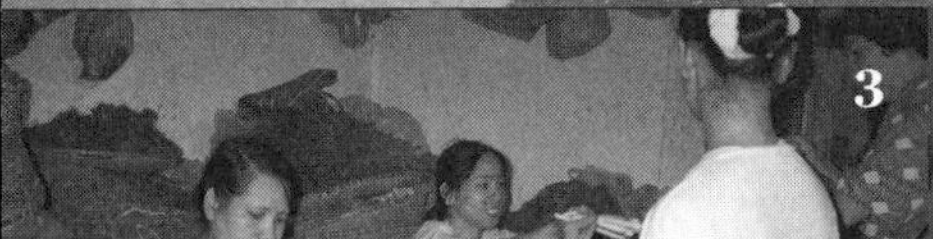

3

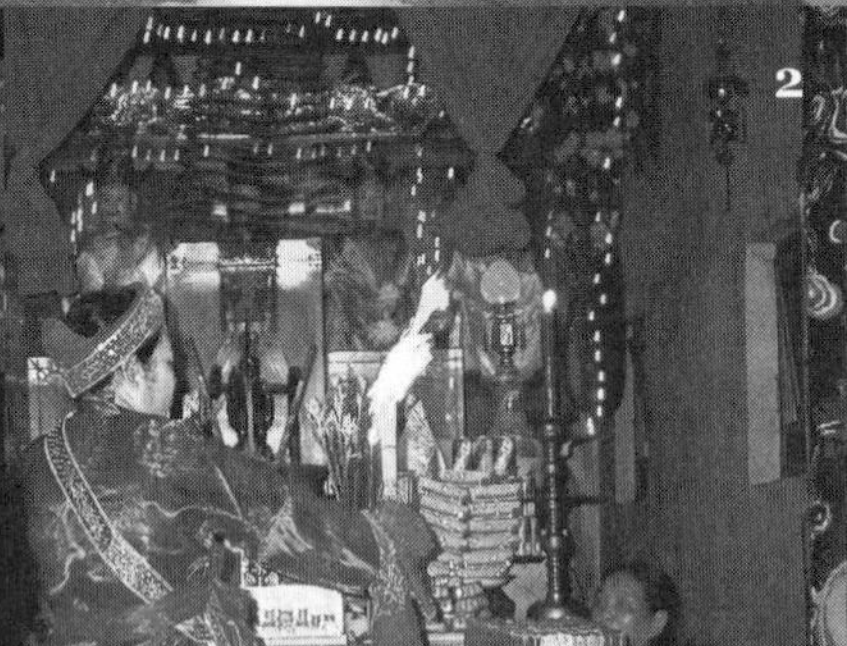

2

**1**－D 村の朝市でハーブ類を販売する女性たちの一人。建物のないこの形態は市場の古い形だという。

**2**－ベトナムのベト族と少数民族の神々を次々に宿して踊る女性シャーマン（バードン）。供物の菓子は、バードンが祝福した後、参加者に振る舞われる

**3**－ハノイ市内の常設市場で南薬を販売するD 村の女性たちと客たち。売り物はレモングラス、ホーリーバジル、エゴマ、越南カ

## 1　民間医療の役割

　ここでは、ハノイ市における現地調査によって得られた聞き取りをもとに、多種多様な技術が集積したベトナムの公的医療体制、ある村での滞在調査で観察された民間医療、そして呪術の事例を提示する。そこに、経済的な戦い、儒教的規律、「情感」のからまりに疲れはてたひとびとを癒す伝統医療を垣間みることができる。マレーシアにおける呪術療法との比較を加えながら、ベトナム人の民間医療の役割について考察したい。

　医療には基礎としての「マニュアル的な理論」と、治療者が対面している病人とともにマニュアルを微調整し治療を実践する「応用」の側面がある。マニュアル的理論は医療に不可欠な要素ではあるが、それのみでは不完全である。個別特殊的な病人の情報を加えてはじめて治療理論は完成する。ところが完成したかに見えたその瞬間、理論は個別化し、力となって文化社会的現実のなかに進んでいって、理論としての体裁は失われる。理論としての体裁をもたない動体を治療者はふたたび把握して理論をつき合わせ、力となる言葉や薬を選び出すのだ。私は、医療人類学の立場から、そのような医療と病人と文化社会的なシステムの動的関係を検討したいと考えている。

　社会が新しい制度や技術を取り入れ変化するとき、予想外の不都合が発生することがある。産業

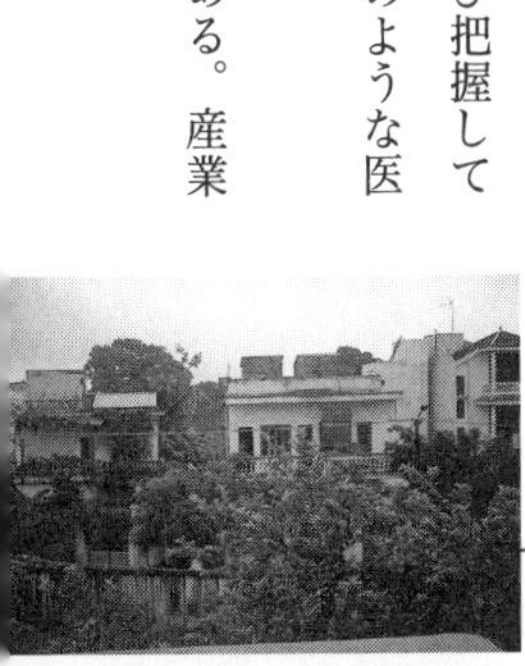

D村

革命後のヨーロッパにおける悲惨な労働環境をその事例として挙げることができよう。戦後日本の職場、学校、子育てにみられるストレス状態、そして公害病は現代社会の制度的技術的な変化とともに発生した不都合を示唆している。それらの不都合に対して、病人の心身の不調を癒すという立場から行動するのが治療者である。病気は個人に発生する。しかし、病気に対する処置が、病人の職場、住居、身近な他者との関わりについての見直しを内包するとき、医療そのものがミクロなレベルから社会システムに対する突き上げ型の文化社会的フィードバック装置となる。一九八〇年代の現地調査により、マレーシアのマレー人農村においては呪術療法を通した文化社会的フィードバック装置が確認された。[*1] 現代医療においては心身医療、および疫学的な調査をともなう医療がフィードバック機能を担っている。職業病、公害病についての医学からの発言が問題解決のために重要な役割を果たすことは我々がすでに経験していることである。

ところが、この機能が弱体化している社会がある。水俣病において、医学的に十分な情報が公開された後も十年の長期にわたって対策が遅れたことにみられるように、医学からの発言は直接に文化社会的なフィードバックにつながるとは限らない。このタイムラグが水俣病患者を増加させる結果になった。医学的な情報はなぜ早期の対策につながらなかったのだろうか？

コモナー[*2]は、科学技術は独立した問題解決だけを目的とするが、自然状態にあってはすべての部分が生態学的な網目でつながっているために、必然的に副作用が生じることについて考慮しないゆえに不完全であると指摘している。これは科学技術だけの特色ではなく、現代社会の各種組織の性格でもある。企業は利潤の最大化という目的を果たすために行動することが許されており、その副作用について法で定められた範囲を超えて考慮することに積極的ではない。社会全体がマネー経済の最大化を目的とすると仮定すれば、マネーの獲得に役立つ人間を育てる教育が望まれ、マネーを獲得する人間が優遇され、マネー経済の進展を妨げる病気などは卑しまれる。病気についての情報は負の価値を与えられ、隠蔽され、フィードバックの回路は弱体化するのである。このような社会は下からの突き上げ型フィードバックが機能しにくい硬直化した社会である。

この悪循環は、組織もしくは個人がマネーの獲得を目的としていることと関連している。現実には生命体も人間の生活も多面的であり、多くの命題を同時に満たしてはじめて成立している。

マレー人の場合は[*3]多くの命題を抱えて生きることが評価される。父親は、仕事のことばかりを考えていれば、好ましい人とは思われない。仕事のこと（快適に効率的に働き成果をあげる）、食べ物のこと、住居、妻、子供、近所のひとびとのことなどをバランスよく考える努力をしている。マレー人のこのような多面的思考は、ある程度の現金獲得を維持しつつ、一方的な近代化を抑制して自然環境の質を保ち、労働時間を四時間足らずにおさえて豊かな休み時間とつきあい活動を確保することを可能にした。

掛合誠[*4]は、動物行動学で採用された「エナジー・マキシマイザー」と「タイム・ミニマイザー」と

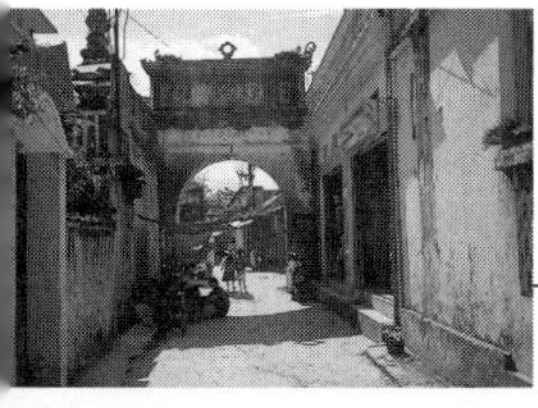

D村の門

いう概念を人間に応用し、労働時間を減らす努力をする、採集狩猟民サン、ピグミー、そしてタンザニアの焼き畑農耕民トングェなどを「タイム・ミニマイザー」の系譜に属するとした。大量生産とマネーの最大化をめざす現代社会は「エナジー・マキシマイザー」に属する。「マネー・マキシマイザー」ということも可能である。

掛谷は、トングェ族の呪術とその治療を、限られた富のイメージと、妬みの解剖学の知見を採用して、「制度化された妬み」ととらえた。「タイム・ミニマイザー」は妬みを恐れ、富をため込むことなく放出するひとびとであり、それによって収穫物などがひとびとに配分され富の平準化が発生するという見解である。「エナジー・マキシマイザー」は、妬みを競争に置き換えた競争社会であるという。

ところで、マレー人は、農業の近代化にもかかわらず労働時間を四時間足らずにおさえていることからすれば「タイム・ミニマイザー」である。掛谷の見解に賛同しつつも、私は「タイム・ミニマイザー」という言葉をもちいることを留保したい。[*5] なぜならば、マレー人は、すでに述べたように何かひとつのものをミニマイズしたり、マキシマイズしたりするひとびとではないからである。マレー人はマネーの獲得、家族と楽しむ時間、友達とのつきあい、昼寝などのひとりの楽しみといった各種の事象を同時に満たすことに挑戦している。とはいっても、マレー人ひとりひとりがこのような多面的な価値観をつねに意識しているわけではなく、文化のなかに組み込まれた各種のフィードバック回路がこのような考え方を喚起するのである。病気の処置、紛争の処理、喧嘩の仲裁などを通して微調整がなされ、命題群は均衡をたもって成立しているのである。

ケダ州マレー人の病気の事例を検討した結果、呪術を仕掛ける側は富む者に対して妬みを感じている人ではなく、愛（言葉、共に過ごす時間、ものやお金の動きをふくむ）が得られず傷ついている人であり、仕掛け人は親しいはずの人の気持ちを自分に引きつけるために呪術をもちいていることが判明した。そして、呪術を仕掛ける人が仕掛けられた人の愛を求めずにはいられない経緯がその背後にある。とにかくお金持ちでさえあれば妬むというわけではなく、ある人のとった行動によって傷ついた人が呪術を仕掛けるのである。マレー人の呪術は単純な二者関係の対立ではなく、三者関係によって特徴づけられる。呪術を仕掛けられた病人の事例には、二人（呪術の仕掛け人をふくむ）から二律背反の要求をつきつけられダブル・バインド状態となった、三者拘束が見られた。すでに述べたようにマレー人はいくつかの命題を同時に成立させようとする傾向があり、つねに二律背反の拘束状態に陥る危険を背負っている。そのようなコミュニケーションの問題点を調整するために起動するのが呪術療法である。呪術療法はコミュニケーションにひそむ問題点を検討するメタ・コミュニケーションであり、愛や言葉、時間、モノの動きを調整するフィードバック・ループの起点でもあった。

中部アフリカにおける妖術現象の解決過程で告発と制裁が発生することが報告されたが、マレー人村落においては告発と制裁は観察されなかった。

呪術を行使する（と考えられている）者は、キリスト教地域において一時期「魔女狩り」の対象と

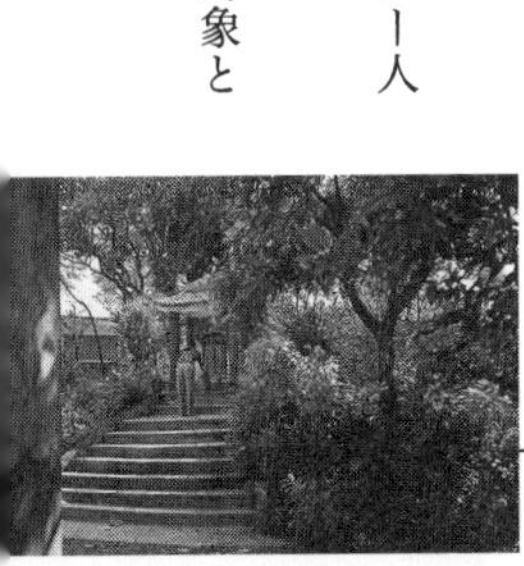

玉花公主の墓。お参りの女性がみえる

なることがあった。しかし、ギンズブルグ[*6]によれば、伝統的な信仰体系の下では、呪術的活動をする者たち（ベナンダンテ）は告発の習慣をもっていなかった。宗教裁判の過程において、[*7]あるベナンダンテは、「敵であれ味方であれだれを告発することもできない」と語っている。ギンズブルグは民衆的な信仰が「審問官たちの圧力の下で徐々に変容してゆき、ついには魔術の輪郭を帯びるにいたった」ことを示した。

ベトナムにおいてひとびとはどのような行動様式をもつのか、そして社会的変化の過程にある現在、伝統医療はどのような役割を果たすのか。現地調査から得られた資料をもとにして検討したい。現地調査[*8]は一九九五年八月～九月、同年一二月～一九九六年一月、同年五月、同年八月～一〇月の総計約八か月間にわたって実施された。

## 2　医療の集積

ベトナム社会主義共和国は一九九四年現在、面積約三三万平方キロメートル、人口約七二五一万人（ベトナム統計局、一九九五[*9]）である。

ベトナムのひとびとの医療にはベトナム固有の医療、中国の医療、西洋の医療、東南アジアなどの影響がみられる。そこには技術的側面においても宗教的側面においてもシンクレティズムあるいは集積現象がみられる。[10] ベトナムは外来の医療理論を取り入れながら、それぞれの理論がもつ個性を尊重し、理論間の差異を維持したままで、相互の矛盾は深く追求することなく同居させる方法をとった。その結果、中国の北薬（漢方薬）、フランスの医療（西洋薬）などその時代にもたらされた新たな医療を受け入れると同時に、在来の医療（南薬）を温存することになった。西洋医学をおさめた上に東洋医学を学び、北薬や南薬を使用して治療する医師として東医が存在する。家伝の中国系医学を実施する治療者も存在し、それを家伝の東医という。

同様の現象は宗教にもみられる。[11] 私がハノイで奇遇した家庭には、観世音菩薩像、神と家祖と父方の祖父母それぞれの香炉があり、ベトナム固有の信仰といわれる聖母、さらにその全体を守るという五虎がまつられている。本棚に次々と本が並んでいくように、ベトナムのひとびとの営む暮らしの物質的および理論的枠組みのなかに、さまざまな文化が肩を並べ集積したのである。

現在のベトナムにおいては古典医療と西洋医療の融合を奨励する傾向が認められる。ハノイ国立病院の東医チャン・トゥイによれば、古典医療病院で使用される医薬品の八〇～九〇％は植物薬（北薬および南薬、植物起源の薬品は日本では一般に生薬《しょうやく》という）であり、残りの一〇～二〇％が合成化学薬品である。西洋医であっても、二〇％は生薬を使用するように指導されているが、東医の理論を知らない西洋医が生薬を使用するのは難しいようである。

このような医療の集積は、ベトナムの伝統医療の歴史と関連がある。以下は、チャン・トゥイ医師

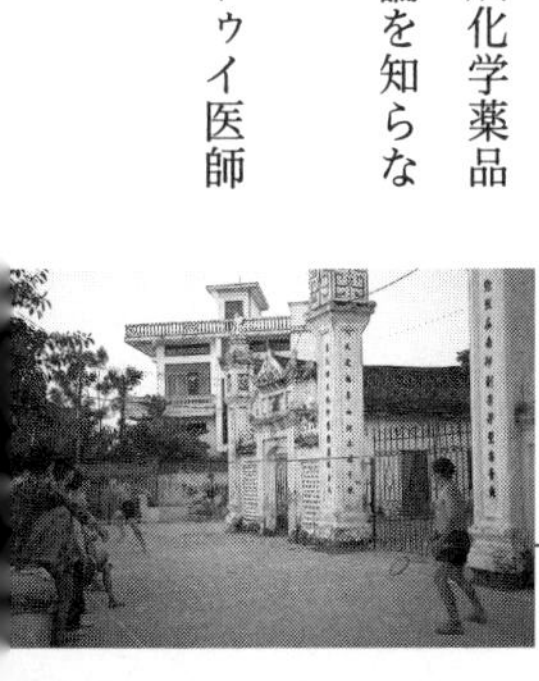

亭の門と前庭

の談話および Hoang[*12] などの情報をまとめたものである。彼らによれば、ベトナム伝統医療の歴史上には、傑出した二人の古典医が存在する。すなわちトゥエ・ティン（一四〜一五世紀、『南薬神効』などの書物を記した）とラン・オン（一八世紀）である。二人は医療教育の面でも功績があり、ベトナムにおいて独自のシステムで医師が養成され、一九世紀には数多くの医学書が出版された。この時代、中国の内服薬すなわち北薬を使用する伝統医と、ベトナムの南薬および塗薬、貼薬、軟膏、吸玉吸血法、小切開法などを使用する伝統医がいたが、なかでも優秀な者は両方をもちいることができた。[*13]

一八八九年に伝統医の養成所は閉鎖され、一九〇二年にインドシナ地域の西洋医を養成する機関が設置された。西洋医療の導入によってベトナムのひとびとの知識は増加し、医療水準も上がったが、フランス植民地時代には養成される西洋医の数は限られていた。したがって、伝統医が地域住民の健康管理に大きな役割を果たしていた。一九四五年以前の植民地時代には、官吏や学者は肉体労働に就くことはなく、その妻、娘、姉妹などを肉体労働に従事させ、彼ら自身は教師や伝統的医薬を扱う医師、風水師などとして働き、同時に地主層を形成していたという。[*14] また、南薬と薬師と民間宗教、北薬をおもにもちいる家伝の東医と儒教という組み合わせが想定される。しかし、実際の村では、これらの要素は錯綜し一体となっていたらしいと宮沢千尋[*15]は指摘している。

このような状況は革命によって大きな転換をせまられる。地主層であった伝統医は否定され、ある村では祈祷師《タイクン》のひとりが鎖につながれた事例があるという。[*16] そして一九七五年に迷信・異端として占いやシャーマニズムの儀式が禁止される[*17]と同時にベトナムの伝統医療から表面上は民間宗教の色彩が消されたことが推定できる。

そのような流れを背景として、宗教ではなく純粋に医学としての南薬および北薬、そして鍼灸などの各種技術と理論が、「民族医学」として西洋医学と肩をならべて公的医療体制に組み込まれていったのである。ベトナム固有の医療は、社会主義体制下で独自の展開を遂げる。民間で南薬をおもに扱う薬師、北薬を扱う家伝の東医が家業を続け、また非公式に祈祷師やシャーマンが活動を続ける一方、公式に認可された医師として西洋医学を修めた上に南薬、北薬、鍼灸などの知識を身につけた東医が出現した。伝統医療関係の公的施設であるベトナム古典医療病院（The Institute of Traditional Medicine Vietnam、この他に Institute of Oriental Medicine 東医院、The Institute of National Medicine 民族医学院ともよばれる）は、ディエン・ビエン・フーにおけるフランス軍への勝利から三年後の一九五七年、ハノイに建設された。さらに、一九八二年に鍼灸院が設置された。また、軍医院（The Institute of Military Medicine）には民族医療部門があり、ホー・チ・ミン市には民族医薬学院がある。[*18]

しかし、解放後は政策が変化し、一九七〇年代中頃から八〇年代初頭にかけてあらゆる伝統医療は一時期軽視された（上述の迷信・異端が禁止された時期と重なる）。そして、人によって意見はまちまちだが、七〇年代後半から八〇年代中頃、徐々に南薬、北薬そして古典医療に対する信頼が回復したという。それは、宗教的建造物の修復がはじまる時期でもあった。一九八〇年代後半の政治的な刷新（ド

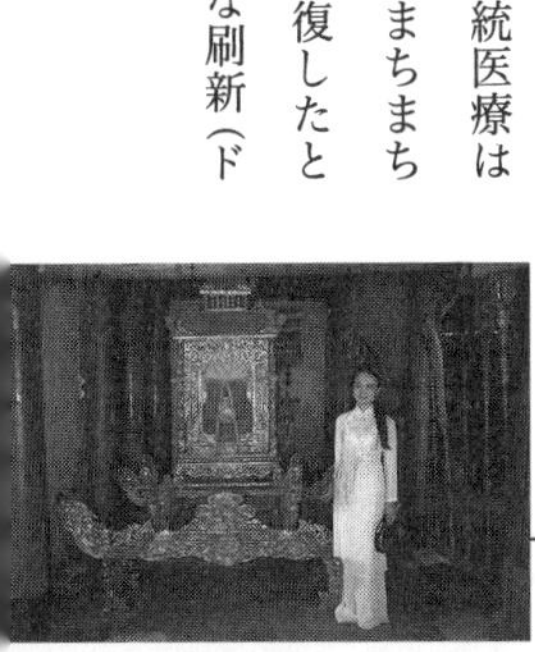

D亭玉花公主の例祭のための御輿

イモイ）の動きに先行して、さまざまな文化が息を吹き返していた。

そして、ドイモイ以降、民間宗教と民間医療が見直されつづけている。日本におけるいわゆる近代化の過程は伝統的技術と理論の否定の過程でもあったが、ベトナムにおけるドイモイの場合、少なくとも民衆レベルでは社会主義の見直しにともなう伝統的文化の再編をその一部としているのである。

## 3　D村の信仰

つぎにD村の生活の内部に生きる信仰と民間医療について検討しよう。

私はハノイ郊外のD村において約四か月（二か月半は近くの宿舎に宿泊。一か月半は村の家に下宿）の現地調査を実施した。なおここでは、ベトナム語の Làng を村と訳す。現在は村という名称は使用されていないが、住民はD村という名称を常用しているのでここでもこの名称を採用する。

行政的にはD村は現在、ハノイ市バーディン群ゴック・ハー行政区（phường）の第七地区（cụm）にほぼ相当し、地区長によれば現在の戸数約六〇〇戸である。地区は、さらに組に分かれ、組は六〇から一五〇戸で構成される。近年、この地区はハノイで働くひとびとのベッドタウンとなりつつあり、急速に戸数が増加、南薬畑は減少した。D村の元共産党書記によれば、村の在来の主要家族は約六〇家族、その他は外来の新住民であるという。

D村には村の城皇神の玉花公主がまつられている亭（đình）と尼僧たちが居住する八塔寺がある。八塔寺の前庭に美しく咲く薄桃色のハスの花形の飾りをあしらった外壁や螺旋階段を備える気品豊かな門があるが、残念ながら破壊の形跡が残っている。また、近くにD殿がある。

D村の亭にまつられている城皇神は玉花公主という十九歳で亡くなった少女であり、亭の中心部にまつられている神像は女性である。亭の内部から二体の神像が紛失した（村人はこれは社会主義革命によって破壊されたのではなくフランス人が持ち去ったという）が、他に破壊された形跡はない。村人によれば、一九四五年八月一七日に革命政府がこの亭に集まり政権を奪還するための会議を開いたという。

村人の語りと亭に掲示された玉花公主の物語を以下に要約する。彼女は一〇九五年に生まれ、一一一四年に死亡した。ここの生まれではないが、母親はこの村の出身だった。彼女は李朝の時代MANAとの戦いにさいして、父親と共にLý Thường Kiệt将軍の軍隊に参加した。子供であったにもかかわらず、キンマとビンロウジ売りに姿を変えて敵の陣地へ赴き、情報を入手した。その功績が認められ李王家の養女となった。しかし、その後まもなくこの世を去ってしまう。亡くなった後、彼女の死体はなく、小さな丘だけが残っていた。その丘が、現在のD村の亭裏手にあり、玉花の真新しい墓が建っている。当時の村人は十分な資金がなかったので、その近くに小さな祠（miễu）を作り、ベンガルボダイジュの木を植えた。ベンガルボダイジュは現在は大木となり、祠はその幹深く喰い込んで、小さな洞穴状になり、神聖な雰囲気を醸し出している。その後、亭が建造された。村人は亭は古いと

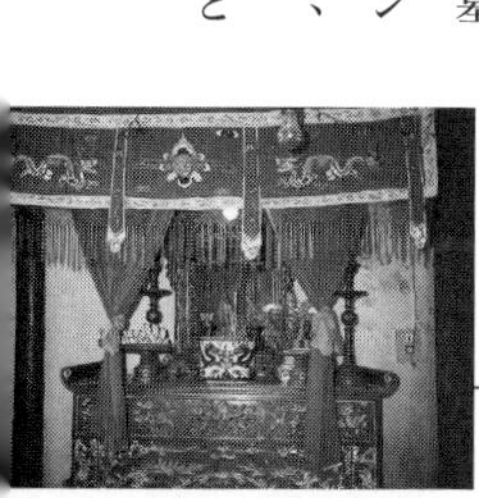

D亭の内部

いうが、建造された年を知る人はいない。一九九一年に、前述の丘の上に玉花公主の墓が村人の寄付によって建造された。D村における玉花公主の信仰は、ベンガルボダイジュの幹の祠から出発して、やがて亭を形成し、近年に墓が建設されるという医療技術と同様の集積的展開を示している。古いものが残されるだけではなく、新しいものが次々とつけ加えられている。

亭の前には井戸がある。二世代ほど前までは、この井戸は飲料水、洗濯用水、沐浴用水として使用されていた。現在は、夕方には亭の前庭に多くの子供たち、少年たちが集まりバドミントンなどの遊びをしている。私がカメラを抱えて通りかかると、若者がポーズをとって写真をとるようせがむ。十数年前には、亭は幼稚園として使用されていたという。村に住むある女子大学生によれば、亭は地理的にも精神的にも村の中心である。亭の前庭とボダイジュと井戸は人が住む村を示す三種のシンボルである。

玉花公主の例祭は誕生日の陰暦三月一四日に実施される。亭内部に保存されている御神輿に神像を入れて村人がかつぐという。D村の開祖はHoàng家の若者と言い伝えられている。村人は彼とともに、D村をふくむ一三集落（trai）を形成し、現在それらは村々に発展したという。そこで、例祭の日にはこの一三の村からひとびとがD村D亭に駆けつけることになっている。

普段は開祖の一族の子孫である薬師のK老人が亭に泊りがけて管理している。旧暦の一日、一五日にはひとりまたひとりと村人が亭にやってきて線香を供え、礼拝する。

旧暦七月一五日の中元節の観察によれば、一四日の晩には、茶色の上着とズボンを身につけた村の年長の女性たちが三〇人ほど集まり、最初に亭の内部で城皇神に向かってお経を唱え、つぎに外に出て、亭の左側にお粥や果物などを供え、衆生・無縁仏のための唱えごとをする。他村では女性は亭に入れないという報告がみられる。[*19] 村人によれば、D村においても仏領時代は女性は亭に入ることが許されなかったが、その後（ある長老は一九五六年頃からという）、許可されたという。中元節のこの日、亭における行事の中心は女性たちだった。なお、各家庭の仏間においても、供物が供えられ礼拝が実施される。私が奇遇した家庭では、供物を供えた仏間の香炉に向かって真ん中に母がたち、その左右に娘たちと私がたち、母が代表で線香をあげ、娘たちと私は母親の所作にあわせて合掌した。

旧暦八月の中秋節の観察によれば、その前々日の夜、亭の前庭に二百人ほど村の子供を集め供物（中秋月餅）を下げて配ったり（phá cỗ）、歌ったりするという催しが実施された。これは人民委員会が主催し、老人会と婦人会が実施している。中秋節当夜は各家で神仏祖先に供物を捧げ、月が高くのぼる夜半一一頃に下げ、みなで分け合って食べる。ハノイ市内のハンマー通りにはおもちゃの屋台が立ち並び、子供のためのお祭りを盛り上げる。子供たちのグループによる獅子舞が家々を訪れ、五〇円程度の祝い金をもらって帰る。五〇代のある男性によれば、彼が子供の頃は獅子舞をすると各家でごちそうしてくれるので、家に帰る頃には満腹だったという。

以上のようにD村においては各種の信仰が日々の生活のなかに組み込まれ、実践されている。宗教

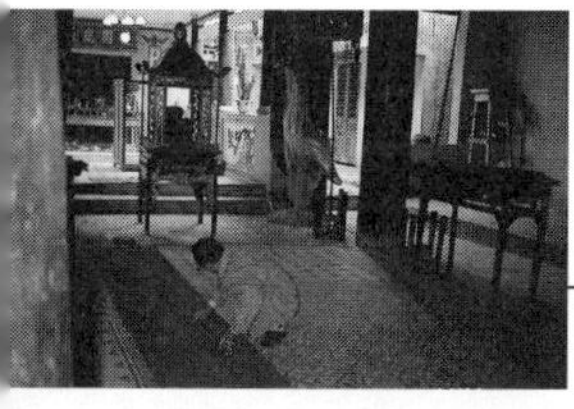

亭の内部

活動は子供に、死者に、そして生きている人の心にやすらぎを与える社会的活動としての価値がおかれており、それを実践する人にも敬意が払われることに注意しておきたい。

## 4　母の薬膳と「情感」

D村で観察した民間薬について簡単にみてみよう。[*20] 日常的に使用される「南薬（ベトナム産生薬）」はシソ属、ハッカ属、オオバコ、ドクダミなど住宅の庭にも生育するごく一般的な植物であり、これらの植物が生でもちいられる、いわゆるベトナム・ハーブである。植物としては必ずしもベトナム特有のものではないが、その処方、使用法には特徴がある。南薬はたたいてジュースにしたり、蒸気浴療法にもちいたり、煮出して飲んだりする。毎日の食卓にハーブサラダとして登場もし、とくに病気治療を意識した薬膳にもちいられることもある。洗髪剤として使用する場合も煮出すそうである。また、風油とよばれる油剤は（私が観察した風油はユーカリ油にメントール、カンファーなどが配合された緑色の油剤であった）、風邪などの症状が出たときに直接身体に擦り込み、さらにさじ状のもので引っかくという治療法に使用される。[*21]

「北薬」はいわゆる漢方薬で、乾燥生薬である。南薬と北薬はハノイ市内に数多くある市場のどこでも売られている。南薬の店先には青々とした生のハーブが並び、北薬の店先は飴色の乾燥生薬が並んでいる。化学合成薬を販売する薬店も見られ、村人は各種の痛み止め、総合感冒薬をもちいている。
家族のなかで日常的な南薬の使用を仕切っているのは、薬膳をととのえ、ハーブの購入に出向く女性である。ある男性は病気のときに母親が薬膳を用意してくれたことを喜びの体験として語った。私が下宿した家の娘たちは母の薬膳の準備を手伝い、蒸気浴療法のためのハーブを集めてくる。家庭の治療は母の「情感（Tình cảm）」とともに発生すると説明された。商売においては戦い、長幼の序、親への礼節、各種の儀礼にあってはその手順など、規則による緊張が支配する日常生活のなかで、病気治療はそのような戦いと規則をこえた、癒しの次元を用意する。癒しの次元における母の情感とは、駆け引きや規則を一時停止し、病人の側に寄り添う感情といえよう。

　情感という言葉はベトナム人がしばしばもちいるもので、その使い方もさまざまであり、今後いっそうの研究が必要と思う。「情感豊かな文章」ということもある。また、私が頼まれごとを断った場面で「情感がある人と思っていたのに（みそこなった）」といわれ、「あなたにもベトナム人にとっていかに情感が大切であるか、ゆくゆくわかるだろう」と激しい口調で指摘されたことがある。あとから考えれば私がきっぱり断ったのはベトナムを知らない行動であった。聞こえなかったふりをして無視したり、まったく別の会話をはじめてしまったりしてもかまわなかったのである。そのほうが、まだ情感を感じてもらえるのだ。竈神の伝説には、夫に疑われた妻が自殺し、その原因を作った元の夫が自殺し、妻を疑って自殺に追いやった夫も自殺するというくだりがあるが[*22]、このとき彼らが死をも

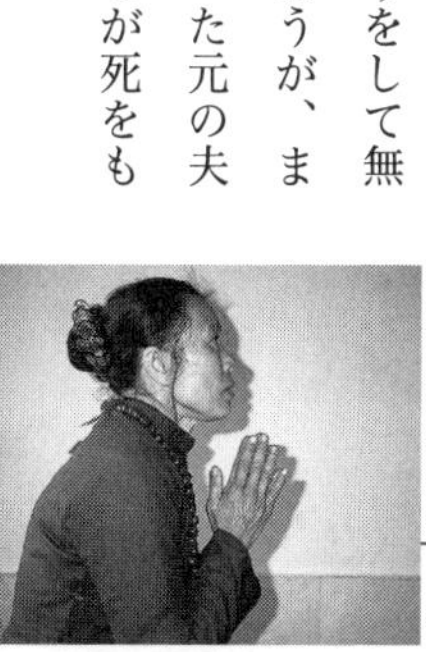

婦人仏教グループのリーダーの祈り

って表現したのが情感である。情感とは、簡単には日本語に訳せない言葉である。

また、この情感は誰にでも同量に発生するものではない。母子など身近な存在の間とは別に、不断に行動によって関係を再構築しつづけるひとびとで構成される情感関係がある。末成道男[*23]はあるゾンホの親族から、最初の忌祭に招かれなかったことについて、「呼ばれると期待しているのに呼ばれないと関係は情感を失う」という発言をとりあげ、Malarney[*24]は共食を情感による結びつきの確認の場としている。これらのことからも情感関係の存在が推定される。情感関係は、つきあいによって親密さの度合いが増減する関係で親族のように生得的に決定される関係とは異なると考えるべきであろう。

治療はしかし、情感関係に根ざしながらもそれを越えて実施され、それとは異質な側面をもっている。治療には症状の観察、適切な処置の選択など世代を超えて伝承された知識にもとづく決断が要求される。病気の処置は命にかかわるので、治療はつねに真剣である。処置のための知識として、数十種類にのぼる植物の所在や利用法[*25]、病人の心身の特性と植物との適合性、かけるべき言葉や表情、日常とは違う行動（仕事をせずに横になっているなど）をとることの支持などがあげられる。植物の利用に関しては、一般のひとびとは基礎的な知識をもっているが、判断が難しい場合は市場の南薬売場の女性たちや村の薬師に助言を求めることができる。

民間において、治療は処置のみではなく、情感が土台となっている。治療を必要としていることを他者にわかってもらうためには、病人は適切に（情感と処置の両方を刺激するように）苦痛を訴える必要がある。「疲れた」という言葉もベトナムでは不調用語としてもちいられ、それに対する処置は横になることを認め、強壮作用のある「補」の食物を食べさせるというものである。[*26] 家族のような親しい間柄では、訴えと情感と処置がかみ合ったときに、癒しが成就する。

上述のような民間の養生法は、労働と休憩のバランスをとる効果があり、それは訴えと情感と処置によって構成される文化社会的フィードバックととらえることができる。

しかし、身近な人と良い情感関係が形成されない場合は、次の事例にみられるような苦労が発生する。経済的苦悩や人間関係に内包された規範と情感に疲れはてた人を救うために、専門の治療者、そして宗教者が登場する。

## 5　信仰と南薬

D殿を守っている七七歳（一九九五年八月現在）のJ婦人のライフ・ヒストリーを聞き取ることができた。以下は聞き取りを再構成したものである。

Jさんは九歳のときに母が死亡、その後父は再婚したが、継母はJさんをしばしば打つような人で

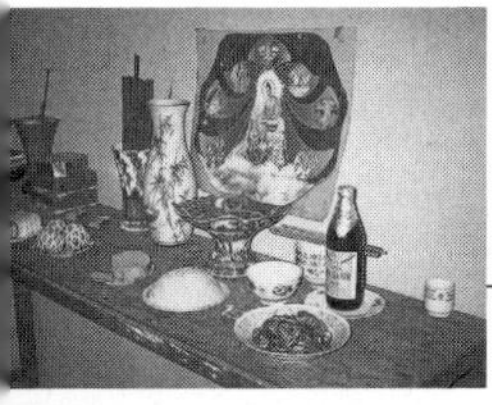

仏間右側の祖先の祭壇。
肉やビールが置いてある

あった（彼女に打たれた部分が現在も痛む）。

それから、Jさんは D村の南薬市場で南薬を購入し、ハノイ市内の道路脇で販売して生活費を得た。最初は洗髪用の生薬のセットを売り、独学で処方を覚え、薬のレパートリーを増やした。

Jさんは、神として信仰されている玉花は、戦争中に植物をもちいて治療し、その処法（南薬）を村人に教えたと語った。玉花が南薬と結びつく語りは、彼女以外の村人から聞き取ることはできなかった（私の観察によれば、彼女は玉花と南薬が結びつくことを誇りに感じているようであった）。治療法を知っている村人は、死の直前にその方法を別の人に伝授する。Jさんもこのようにして治療法を知った。継母も南薬の仕事にたずさわり、多くの知識を有していたが、それを彼女に教えようとはしなかった（それほど、Jさんと継母の関係はよくなかったのだ）。

Jさんは二一歳で結婚、南薬の仕事から離れた。が、五年後に夫を亡くし、ふたたび南薬の販売をはじめた。夫との間に三人の子供を授かったが、そのうちの二人が亡くなり、ひとり残った娘は病弱だった。ある日、レンドン（シャーマン）に聞いたところ、継母が呪術をもちいているという判断が出た。そこで、護符（yểm）を自分の家に仕掛けて身を守った。娘はニンビン省の老女に呪術を無効にする治療をしてもらった。

継母は、亡くなるとき、ひとりだった（ベトナムでは死ぬ瞬間にひとりであることは大変な不幸と考えられている）。「天、仏、神が罰をあたえたのだ」とJさんは考えている。

Ｊさんは一九七九年まで南薬を売ったり、事務所で働いたりしたが、心は安らかではなかった。そのころ近くの寺に来ていた仏教僧が「あなたはどこかの寺へ行かなければいけない」といった。いくつか寺へ行ってみたが、そこが自分自身に適しているという感じは得られなかった。ところが、この殿に来て清掃したとき、最初からとても気持ちが良かった。他の人がこの寺に住み込もうとすると悪夢をみるが、Ｊさんには悪夢が起きなかった。この殿は自分を受け入れていると思い、一九八〇年からこの殿に住み込んだ。まず破壊されていた殿を清め、改修した。現在は神聖な殿で、安心して暮らしていられる。

この語りから、母の死、継母との不和、夫の死、子の死、娘の病気などの困難を経験しながら、南薬を売ることで生計を立て戦いつづけた女性の半生が浮かび上がる。呪術、神、信仰にまつわるイメージによって戦いが豊かに語られている。戦いのさなかに登場するシャーマンは、彼女の戦いを支援し、戦いを終えるべきときに宗教家があらわれ殿に住むことを示唆する。殿に住み込むことによってＪさんは心の平安を得た。Ｊさんにとって、この殿は、癒しの空間であった。

しかし、彼女が癒されたのは、その空間が風水的、霊的に神聖であったからというばかりではない。殿が地域住民の心のなかで聖なる場所と位置づけられ、礼拝に訪れるひとびとの行動によって尊敬の念が表現されつづけていること、その仕事がひとびとのまなざしの下にあることによって彼女は癒さ

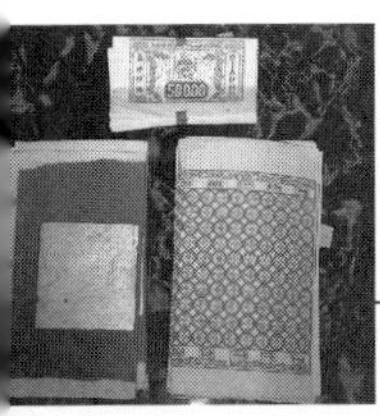

紙銭。これを燃やしてあの世へ送る。死者が使う

れたのである。

宗教はひとびとの心の平安のために重要な位置を占め、開放政策が実施される以前の一九八〇年にはすでに民間において活気をとりもどしていたことが推察される。

多くの村人は、一九七〇年代に迷信・異端として禁止された呪術や魔（mà）について、注意深く口を閉ざしているが、ある婦人の病気について語り合う雑談のなかに、「魔の仕業（mà làm）かもしれない」という声が聞こえたり、タイクン（祈祷師）の紹介で村の伝統医のところへ行ったという話が出たり、占いで星が悪いと出れば家の改修を中止するといった行動が今回の調査中に観察された。

タイクンについて言及した村人に、タイクンへの聞き取りを実施したいと申し出たところ、タイクンに危険が及ぶ可能性があるので、調査者である私に紹介することはできないと断られた。これは、村人が私の誠意を疑っているのでも、調査に非協力的なのでもない。過去の体験から大切なものを守るためには注意深くならなければならないことを知っているだけである。タイクンおよびバードンの数は公的に禁止された時代にも減少しなかったし、いまも変わらず活動をつづけていると村人は語る。

今回の調査で婆童（バードン）、翁童（オンドン）などのいわゆるシャーマン、そして祈祷師（タイクン）などによる治療が、身体的な不調だけでなく、人間関係の問題、心の問題にも対処する可能性を秘めていることが判明した。

## 6 計算と情感のはざまで

村の養生の様子からは、ベトナムのひとびとは激しく働く一方で、みずからの身体をみずからの感覚でとらえ、みずからの手法で対処する習慣を身につけていることがわかる。調子が悪いときには、不調を表現する発言と、横になるなどの身体表現をする。不調の表現に対して周囲はおおむね愛情豊かで真剣な反応を示す。ハノイのひとびとは情感（日本語としては薄情、情のある人、というときの「情」に近い意味をもった言葉であるが、死をもってそれを示すこともあり、「情」と「忠」の意味を併せもっている）を豊かにもつことは人間の基本的要件であるという。成人であっても、薬膳を用意する母の情感を懐古する。

ハノイのひとびとは喜怒哀楽を表情と言語ではっきりと表現する。町を歩き商売の現場をのぞけば、ベトナム人の顔が、不満と怒りと戦いをあらわす凄い顔に豹変するのを目にすることができる。彼らは、相手の言動をすばやく分析し、少々のフィクションとウィットを配合しつつ巧みに反応することをめざしている。彼らの行動を観察していると、商売のきびしさのなかで養われた「計算」とすでに述べた「情感」が拮抗しつつ働いていることに気づく。計算は自己の生命の保存や経済的合理性を追求する論理であり、情感はそのような合理性に反する深い情動に支えられた思考である。情感の

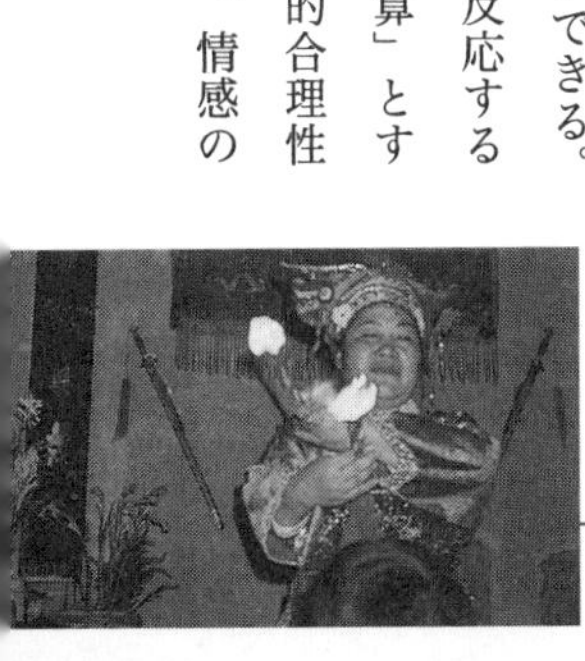

婆童の儀礼

論理は、相手の経済的利潤追求を非難し、相手が自分に対して有利な行為を示すとき賞賛するものである。他者が経済的合理性に従って行動することを非難するという意味で、人間が経済の僕になることを防ぐ論理である。その働き方、最大の利潤を上げるための努力などから判断すれば「マネー・マキシマイザー」の性格が強いと思われるハノイのベトナム人だが、それに情感の価値観が拮抗して、休息と治療の方向に向かうルートがある。これを文化社会的フィードバックと位置づけることができよう。

しかし、計算は自己のメリット追求に立脚しそれを最大化する思考で、情感は他者のメリットに感情を移入し自己のメリットを省みない思考である。すなわち、どちらか一方に視点が固定されている。ここで課題となるのは、自己のメリットと他者のメリットを調整し両立させる文化的な装置である。病気治療のさいに必須となる、自己と他者の関係性についてのメタレベルの考察を、ベトナムのひとびとはどのように展開するのだろうか。

私は、マレー農村ではひとつの生業に依存しない重層的な生業構造、労働時間の短縮化の傾向、対等主義的互酬的人間関係が、伝統医たちのになう呪術的世界を媒介として、民間医療と結びつく構造を明らかにした。[*27] マレーシアの経済発展のなかで、ひとびとは一方的な近代化に邁進することなく、人と人との関係性を大切にしている。その根底に、個人的な不調感が伝統医の診断、治療をとおして社会化され人間関係の問題として処置されていくプロセスが見いだされた。マレー人は人間関係についてのメタレベルの思考を、呪術的世界を媒介として民間医療の病気治療の場面において展開する。

社会変化の時期は、予期せぬ不都合が発生する時期でもある。人間の幸せを求めたはずの文化がいつしか、マネーの最大化の道具となり、個人を追いつめる。マネーの最大化に反撥する文化には否定的な価値づけがなされ、個人としても集団としても心身の状態に鈍感になり、問題をとらえることも対処することもできなくなってしまう。これは、個人の不調を表現する各種の言語と、それを社会化し処置する療法が衰退することによって、個人の生理的心理的な状態と生存環境の間の微調整が不可能になった状態としてとらえることができる。そこでは、法や警察に頼る以外に民間での細かい調整ができない。このような状態を社会の硬直化とよぶことができる。硬直化した社会においては、対処が遅れ、問題の拡大を招く結果になるだろう。

ベトナムは、個人の不調を表現する言語が豊富であり、また情感豊かな対処を高く評価することで、硬直化を防ぎ、医療をとおして問題点を解決することができる可能性を秘めている。Malarney[*28]は、革命によってさまざまな儀礼の簡素化が実施された時代にも共食が存続した理由を、ベトナム人の情感による結びつきを確認する機会として共食が必須であったためと分析している。

マレー人農村には出自集団、年齢階梯制、年齢や身分の上下を強調する呼称や挨拶はなく、上下関係がある集団も存在しない。宴会の席順は男女を空間的にわけることがあるのみで、一緒にやってきた仲の良い者同士を同じお膳（四～六人一組で円座になって床に座り、共通の皿からおかずをとる）につ

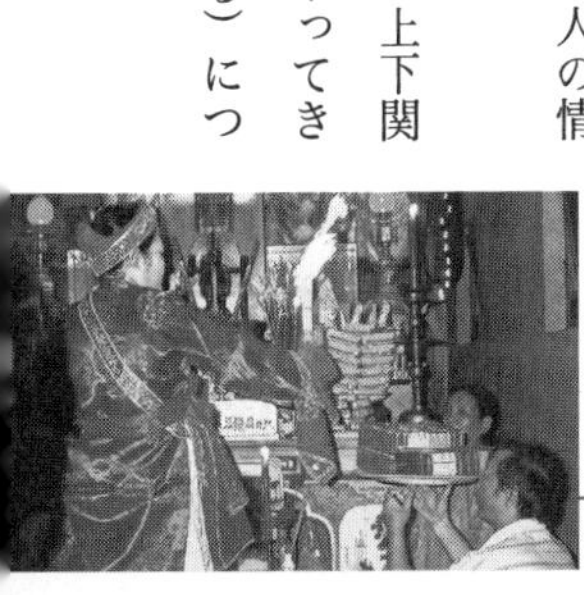

婆童の儀礼

けるという対等主義的な社会である。結婚式の招待状にはご家族ご一同様どうぞおこしくださいと書かれ、葬式の宴会は招待されなくても行って良いことになっているので、結婚式や葬式に子供だけのグループがやってきても丁寧にもてなされる（どこの誰なのかは確認される）。

彼らは外からの枠組みによって決定される集団を構成せず、日常的なコミュニケーションによる良好な関係の保持と共食会におけるネットワークの再認識というプロセスをとおして対等な人間関係の網を形成している。そのような社会における共食は、つながりを確認する唯一の公式な機会である。共食会に招待しない、招待されても行かないという行為が紛争の表現として意図的におこなわれるのはそのためである。[*29] マレー人の人間関係の特徴は人間を階級化する外側からの枠組みをもちいないことである。そのような対等主義的な社会における共食の重要性とベトナムにおける共食は異なった意味あいがあるのではないか。ハノイの村内に暮らしていてもマレーシアにはあった近隣や友人との濃密な関係[*30]がみられない。ベトナムの共食は、階級、親族関係などの規範と情感が出会い、拮抗する場である。そこに、それらをメタ・レベルで思考し、ひとりひとりの気持ちを鎮める適切な采配が極めて重要になる。席順や、あいさつ言葉など、巧みな対応ができる人物が必要となるのである。

ベトナムには儒教的な上下関係があり、それ以外の格差も態度や言語で表現される。年齢の格差だけではなく、雇う側と雇われる側、財力や地位についても態度で表現される。ベトナムの人間関係はより制度的であるといえよう。また、商売を成功させるのは女性の甲斐性であるといった社会的な期待は、マレーシアではみられなかった現象であり、期待に応えられなかった場合の女性の苦しみは深い。ベトナムにおける共食はその席順などによって階級を強調し、身近な縁者による小さな共食会は母をはじめとする限られた親族のあいだの平等性を示すに過ぎない。マレー人の行動にはみられなかったこのような特性が、病気治療にどのような影響を与えるのだろうか。

ラン・オンは人間を階級化する文化と病気治療の関係にすでに言及している。東医からの聞き取りによれば、ラン・オンは病気治療のさいに、(一)病人をその財力、家系によって区別してはならない、(二)性的に清廉潔白な態度を保持しなければならない、(三)同胞との友情を守らなければならない、(四)つねに研究を続けなければならない、(五)臨床においてつねに患者の健康を医師の幸せと考えなければならないといった訓辞を残している。

経済性や規範にもとづく計算から、計算と情感をメタ・レベルで思考する巧みさへ、そして、苦しむ人に寄り添う情感へと、ベトナムのひとびとはそれぞれの個性により、場面によりさまざまな論理を展開するのである。

南薬の販売にも、その他の商売とは異なった特徴がある。市場のあちらこちらで、なるべく高く売ろうとする売り手と値切ろうとする買い手の戦いがくりひろげられるなか、南薬売場に関してはこのふっかけと値切りの修羅場がない。南薬には、相場があり、買いやすい値段に定まっている。静かな空気のなかで、売り手はアドバイスをし、ハーブは病人の手に渡る。南薬商人は貧しいが、清い商売

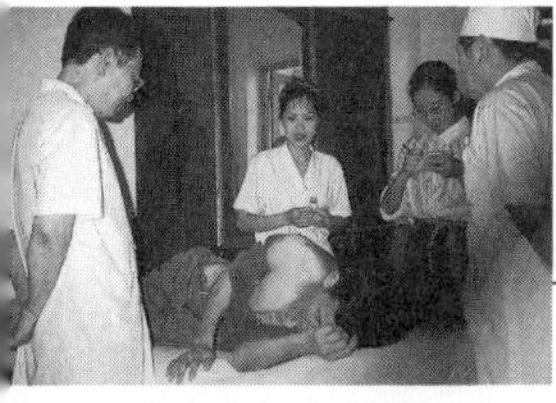

古典医療病院での治療の様子

をしているという誇りが感じられる。戦いも規範も退いた、「癒し」のための努力がそこにはある。

注

＊1 板垣明美、一九九五『マレー人農村の民間医療に関する文化人類学的研究』東京外国語大学アジア・アフリカ言語文化研究所、本書所収。同、一九九六「マレー人農村の技術変革と伝統医療の役割」『医道の日本』六二二〜六二四、医道の日本社。同、一九九八「西マレーシア・ケダ州農村の『人災病』に関する人類学的研究——メタ・コミュニケーションとしての呪術療法——」『横浜市立大学紀要 人文科学系列』第五号

＊2 Commoner, Barry, 1971 *"The Closing Circle: Nature, Man and Technology"* Alfred A. Knopf, New York, p.217.（一九七二『なにが環境の危機を招いたか——エコロジーによる分析と解答』講談社）

＊3 板垣、一九九一「マレー農村は変わったか」『族』一五、筑波大学歴史・人類学研究科

＊4 掛合誠、一九八三「妬みの生態人類学」、大塚柳太郎編『現代のエスプリ 生態人類学』至文堂

＊5 板垣、前掲「マレー農村は変わったか」

＊6 Ginzburg, Carlo, 1968 *"I Benandanti: Ricerche Sulla Stregoneria e sui culti agrari tra Cinquecent e Seicento"* Giulio Editore, Tirino（植村忠夫訳『夜の合戦——一六一一七世紀の魔術と農耕信仰』みすず書房）

＊7 ibid. pp.18-22

＊8 現地調査は五か月のうち一か月はハノイ市内の宿舎に滞在、二か月半は村から五分程度の宿舎に滞在し、一か月半は許可を得て村内のある家庭に寄宿した。一九九六年の現地調査はトヨタ財団から資金援助を受けた共同研究の一環としてなされた。現地調査に当たってはD村の皆さんにお世話になった。また、調査の初期には通訳としてベトナム民間文化研究院所員の協力を得た。末成道男先

生にはベトナム調査の発端を作っていただき、先生が主催するベトナム社会文化研究会から多くの示唆を得た。記して謝意を表する。

*9 Socialist Republic of Vietnam General Statistical Office, 1995 *Statustucal Year Book*, Statistical Publishing House

*10 板垣、一九九六「ベトナムの伝統医療に関する人類学的研究」一〇八－一一三頁、末成道男編『人類学からみたベトナム社会の基礎的研究』一〇七－一一三、平成六・七年度科学研究費補助金研究成果報告書

*11 田村克己、一九九七「ヴィエトナムにおける民間宗教の特色」四七頁、末成道男編『東アジアの現在』

*12 Hoang Bao Chau, Pho Duc Thuc and Huu Ngoc, 1993 Overview of Vietnamese Traditional Medicine, *in Vietnamese Traditional Medicine*: 5-29, Hanoi: The Gioi Publishers

*13 ibid. p.13

*14 Malarney, Shaun, 1995 *Ritual and Revolution in Vietnam.* Doctoral dessertation (University of Michigan)p.110

*15 宮沢千尋、一九九七「ベトナム村落構造の歴史的変化の過程における伝統医療のあり方について」トヨタ財団共同研究報告書（未発表）

*16 宮沢千尋氏の談話

*17 大西和彦、一九九六「最新・ベトナム『信仰』事情」『別冊宝島　ベトナム』

*18 *Vetnamese Traditional Medicine* 1993:256 The Gioi Publishers

*19 田村、前掲「ヴィエトナムにおける民間宗教の特色」

*20 板垣、一九九八「ベトナム・ハノイ地域の南薬に関する医療人類学的研究」『東洋文化』第七八号、東洋文化研究所、本書所収

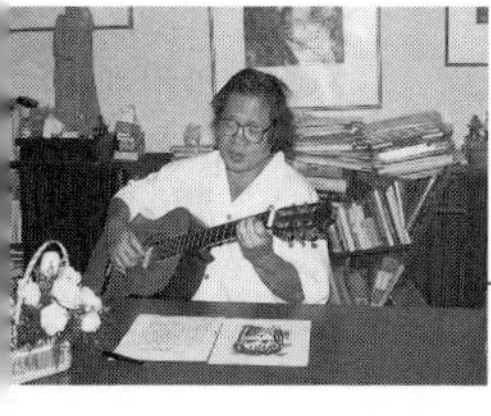

東医。「音楽は人を癒すこともできる…」

＊21 マレーシアにも風油（*minyak angin*）がある。その基材はヤシ油あるいは白樹油である。私がマレーシアのケダ州で手に入れたサンプルに緑色の風油があり、ベトナムの風油と似ているが、基材がユーカリ油ではなく白樹油である点が異なっている。地域で生育する樹種の違いを反映していると考えられる。

＊22 Phan Ke Bình, 1990 *Việt Nam Phong Tục*, Nhà Xuất Bản Tổng Hợp Đồng Tháp（雑誌『東洋』に一九一三－一四年に投稿）

＊23 末成道男、一九九八「ベトナムの父系集団――ハノイ近郊村落の事例より」『東洋文化』第七八号、東京大学東洋文化研究所、六三頁

＊24 Malarney, ibid.

＊25 板垣、前掲「ベトナム・ハノイ地域の南薬に関する医療人類学的研究」

＊26 同、一七〇頁

＊27 板垣、一九九六「ベトナムの伝統医療に関する人類学的研究」、末成道男編『人類学からみたベトナム社会の基礎的研究』平成六・七年度科学研究費補助金研究成果報告書。一九九八「西マレーシア・ケダ州農村の『人災病』に関する人類学的研究――メタ・コミュニケーションとしての呪術療法――」『横浜市立大学紀要　人文科学系列』第五号、本書所収

＊28 Malarney, ibid.

＊29 板垣、前掲「マレー農村は変わったか」

＊30 板垣、一九九六「マレー人農村におけるおしゃべり活動とその成員」『横浜市立大学紀要　人文科学系列』三

# 四

# ハノイの南薬

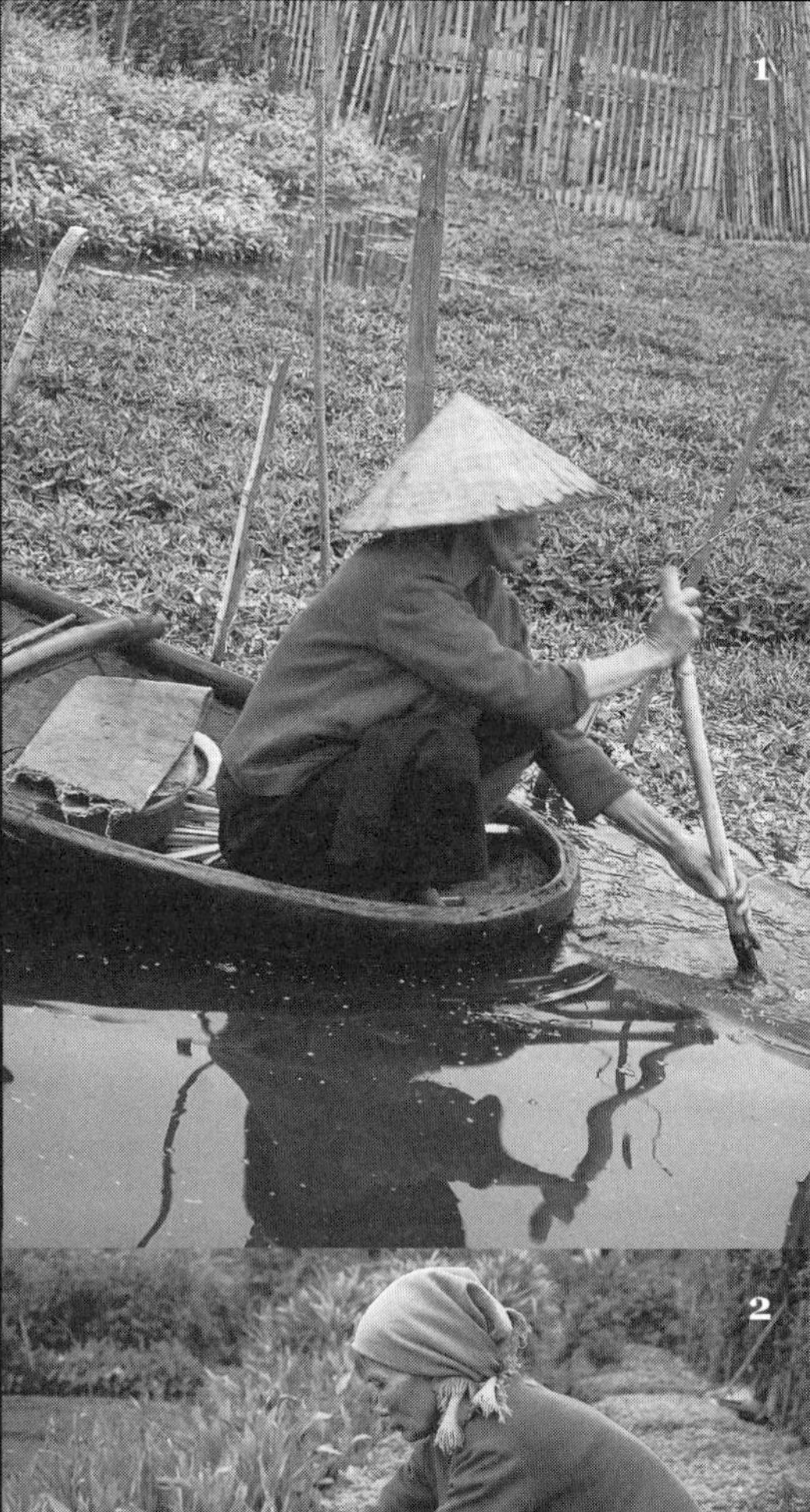

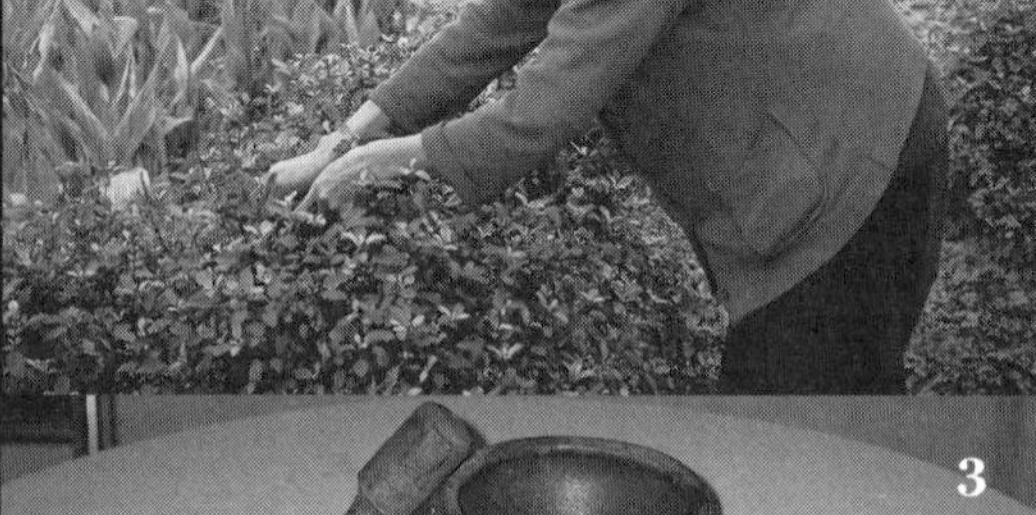

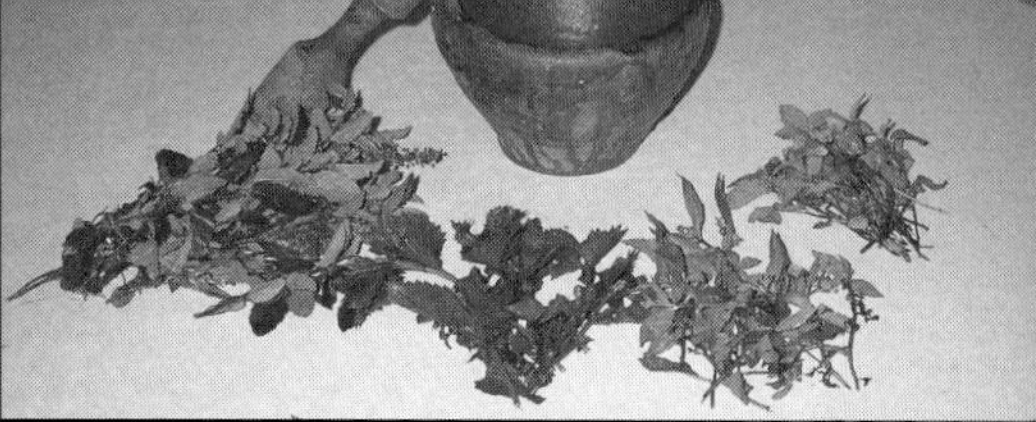

**1** －D 村の湿地帯の池でボンザと呼ばれる薬草を採集する F さん
**2** －ホーリーバジル（カミメボウキ）を採集する F さん
**3** －咳止めのハーブ（ホーリーバジル、ミント、アンボンジソ、シソ属エゴマ）。真ん中の鉢と棒はハーブを潰してジュースをとる道具

## 1　適正技術としての伝統医療

地域に継承された伝統的な医療は、実際に治療効果をもつ知恵の源であるとともに、地域に固有の自然と文化に組み込まれた治療形態であることが近年の医療人類学的な研究によって明らかになりつつある。病気とは、不調の訴えである。不調の訴えを受けとめ、その背後の構造を調査し、対処することによって我々はよりよい生活環境の模索をつづけることができる。その意味で病気は人間の生存を脅かすものであると同時に、よりよい生活環境への糸口でもある。不調の訴えは病人に身近な文化的サイン、すなわち言語、行動によって、または身体的（顔色など）に表現される。これらの不調を訴える文化と訴えを受けとめる文化がかみ合うことが効果的な治療のために必要である。したがって、医療の分野に急激な変化を起こすときには十分な慎重さが要求される。

また、伝統医療が、当該社会の問題点に対処するために変化しつづけること、[*1] 地域によって程度の差はあるが、ひとびとは在来の伝統医療と西洋医療を横断的に使用することが[*2]明らかにされた。マレーシアにおいては調査地の村人が過去五年間に試みた治療の四五％を伝統医療が占め、治療効果を上げているとともに、一方的な近代化を抑えて人間同士の関係性を見直す回路としても再評価されている。[*3] 現在ベトナムは急激な変化のなかにある。文化的、生態学的諸条件の異なる地域においては、適

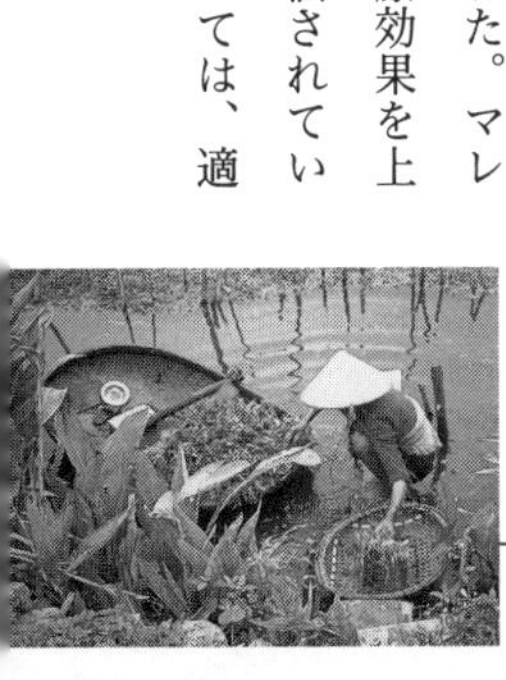

湿地でボンザというハーブの採集

切な発展の方向も異なる。他地域の技術・制度をとりいれ変化しつつある社会においては、自文化に適するよう外来システムの微調整が必要とされる。このような状況下にあるベトナムにおける伝統医療の役割を解明することがねらいである。

ここでは、多種類の技術が集積したベトナムの医療体制を概観した上で、ベトナム固有の医療といわれる南薬の栽培と使用法について紹介し、日常レベルでひとびとの苦痛の訴えを感知し、地域で手に入る材料をもちいて対処する適正技術[*4]あるいは適地技術として再評価する。

研究は、一九九五年八月〜九月、同年一二月〜一九九六年一月、同年五月、同年八月〜一〇月に実施された総計約八か月にわたる現地調査[*5]を中心とし、補助的に文献を使用した。栽培および販売される薬用植物は標本を作製し、Đỗ、コーナーと渡辺、原色中国本草図鑑編集委員会、堀田他、メイビー、三橋他、WHOとInstitute of materia medica Hanoi[*6]の資料にもとづき仮同定を実施した。

## 2　変化するベトナム

私が現地調査を実施したハノイ市は人口密度二三八三人（一九九四年現在）の都市である。ベトナムは近年八％台の実質GDP成長率[*7]を示し、変化のただなかにある。ハノイ市内の各所に建設中の建物がみられ、一九九〇年代のはじめまで不足しがちだったという各種生活必需品もそろっている。

一九九六年夏の調査時には、ハノイ市内の輸入商品を扱うスーパーマーケットが買い物客でにぎわっていた。

注目すべき点は、一九八六年のドイモイ（刷新）以来の市場開放と社会主義との整合性である。白石[*8]によれば、ベトナムが意図する「市場メカニズム」「多セクター商品経済」は、あくまでも「社会主義」を実現するためのものであり、かつ「国家管理」のもとに機能すべきものであることが、九六年の共産党大会において再確認されたという。私が調査したハノイのひとびとは、政府の動きをにらみながら柔軟に、しかし、注意深く新たな経済活動を展開し、一九七五年に迷信・異端として禁止された民[*9]間宗教、一時期衰退した民間医療を維持・復活させている。

このように、相矛盾する理念を同居させ、そのなかで生き抜くベトナムのひとびとの柔軟な姿勢は近年にわかに出現したものではない。諸外国からの影響を同化し蓄積してきた社会の柔軟性と還元不可能性は、ベトナム地域のひとびとの自立と存続の鍵概念だと考えられている。[*10]ベトナムは歴史的に、中国、フランスによる支配を経験した。また、共に国を形成する諸民族、および隣国の文化が影響し合っている。ひとびとはこれら外部の影響を受けた諸文化と在来の文化を独自にブレンドしてベトナム文化を形成してきたのである。

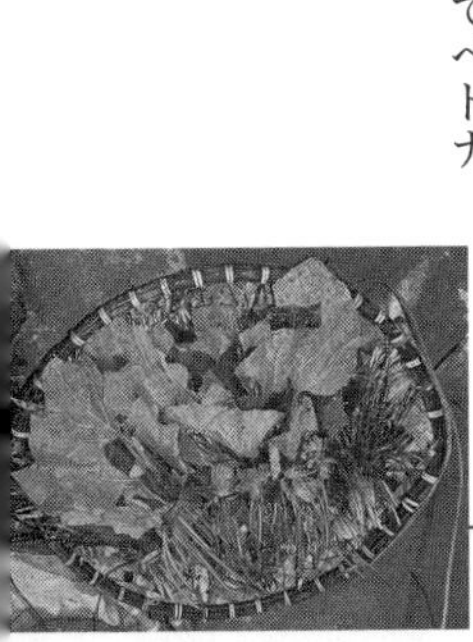

販売用に整えたハーブ

## 3　ベトナムの医療体制

ベトナムの医療は大きく西洋医療セクターと伝統医療セクターに分類することができる。政府が管理する公的医療と、村で活動する伝統医などが担う民間医療に分類することも可能である。公的医療の大きな部分を西洋医療が占めているが、民族古典医学を教育する公的な場があり、西洋医療とベトナム古典医学の両方を身につけた「公的東医」も存在する。[*11] 西洋医療と伝統医療は、理論的には整合性は必ずしも得られないにもかかわらず、同時に公式に認められているのである。

ベトナムの西洋医療はフランス植民地時代からの歴史がある。ベトナムにおける平均寿命は男六三歳、女六七歳。乳児死亡率は千人あたり三七人で、一九六〇年の千人あたり一四七人という数字にくらべ大きく改善された。一九九四年の全国の病院数は一八九六か所、各地域に診療所が一万八三六か所あり、ベッド数は一九万一二〇〇床である。医療従事者は医師が二万九七〇〇人、アシスタント・ドクターが四万四八〇〇人、看護婦が五万八〇〇〇人、薬剤師が一万二〇〇〇人である。医師一人当たりの人口は二八六〇人（一九九〇年）で、一人当たりのGDPがベトナムよりも高いタイ、インドネシア、フィリピンをはるかに上回る水準を示している。[*12]

ベトナムの伝統的医薬には、南薬と北薬という二つの流れがある。ベトナムのひとびとは中国を「北

(bắc：バック)」とよび、これに対して自国を「南(nam：ナム)」という。自国で生産されるハーブ類は「南薬（Thuốc nam）」とよばれ、中国医療でも西洋医療でもない独自の医療と位置づけられる。他方で「北薬（Thuốc bắc）」は中国起源の医療、「西薬（Thuốc tây）」は西洋起源の医療と位置づけられる。

一般のひとびとは医薬として南薬、北薬、西薬の三種類を弁別し、これらすべてを利用する。また、中国とベトナムは合体して「東」を形成し、西洋の「西」の対立概念となる。ここに、西洋の医療をもちいる西洋医に対比して中国とベトナムの医療をもちいる「東医」が成立する。このように、南薬、北薬、西薬、および東医という語はベトナム人の世界観と関わっている。

ベトナムの伝統医療は、宗教とも結びついており、婆童《バードン》、翁童《オンドン》などのいわゆるシャーマン、そして祈祷師《タイクン》などによる治療がみられる。これら宗教的治療者の治療の詳細は現在自由に調査できる状態にないが、ひとびとは南薬と民間宗教はわかちがたく結びついていると認識している。

こうしてベトナムの医療は、公的医療の西洋医（臨床検査によって診断し、おもに西薬で治療する）と公的東医（臨床検査と脈診を併用し、北薬と南薬と西薬、そして鍼灸で治療する）、民間の家伝の東医（おもに脈で診断し、北薬を使用する）、村の薬師（観察と問診で診断し、おもに南薬で治療する。北薬も使用することがある）、宗教的治療者、一般のひとびとの養生法（おもに南薬と薬膳）、市販の西薬に分類することができる。

私の調査地では東医と薬師と宗教的治療者を判別できたが、別の村では漢文の書物を解する薬師も

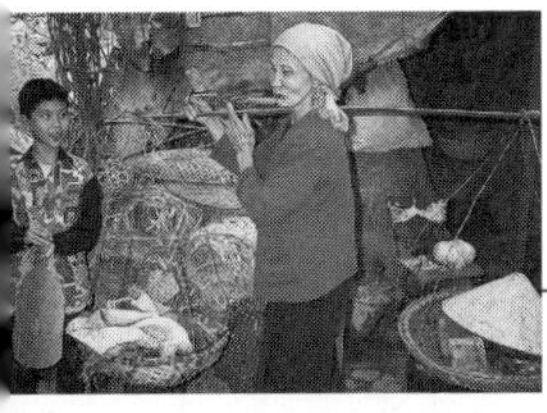

ハーブ採集に出向くおばあちゃんと孫

存在し、東医と薬師は分かちがたい。[*13] さらに、現在のベトナムにおいては古典医療と西洋医療の結合が奨励され公的東医が誕生している。このように、ひとりの治療者の手の内に南薬と北薬、公的東医においては加えて鍼灸と西洋医療の知識が集まっている。私はこれを「集積」とよんだ。[*14] 相異なる理論と技術を別々の医療者が担うマレーシア[*15]と比較して、このようにひとりの医療者に多種類の理論と技術が集積している状況はきわめてベトナム的といえよう。

一般のひとびとはこれらの多様な医療を横断的に利用している。たとえば、西洋医を試み、それで治らない場合に村の薬師や宗教的治療者を訪れるという事例が採集された。西洋医→祈祷師→薬師という経路をたどった事例もある。薬師の治療が効果的であることをすでに知っている場合、病院で臨床検査を受け診断を確定した上で、薬師の治療を受け、ふたたび病院で臨床検査を受け治癒を確認した事例もある。西洋医療と伝統医療がどの程度の頻度で利用されているのか、また、病気の種類と選択される治療法の相関関係については、今後、詳しい調査が必要である。

## 4　D村と南薬

私は南薬がどのように栽培され、販売され、使用されるのかを明らかにするために、ハノイ郊外のD村において現地調査を実施した。D村は南薬の生産と販売を業とする村（Làng）である。

D村の史跡委員長（男性、六八歳）によれば、D村のひとびとは李朝の時代（一一～一三世紀）すでに王からハノイの一画で草木を採集することを許可され、それ以来南薬の仕事に携わっているという（これについては歴史家によって諸説あるが、ここでは立ち入らない）。一九四五年と五四年の土地改革のさいにも、D村は、社会主義政権によってふたたび南薬栽培の村に指定された。村の各所に南薬の畑があり、ハノイ市内の市場で村出身の女性が南薬を売っている。また、この村で私は南薬専門の伝統医三人（女性二人、男性一人）、北薬を使用し、脈診と八卦の理論をもちいて男女の産み分けの援助をする家伝の東医（男性一人）、北薬とタイ族の生薬を使用するタイ族出身の肝炎治療専門の女性一人を確認した。これらの専門家治療法は別の機会に報告することにして、ここでは市場の南薬売場と一般人の家庭医療における南薬の使用法について述べる。

## 5　市場の南薬

ハノイ市にはおびただしい数の市場がある。ハノイの三か所の市場を観察した結果、ホム市場で二人、モ市場で五人、ハン市場で四人の合計一一人のD村出身女性が南薬を販売していることを確認した。「南薬売りは女性の仕事」といわれている。

ホム市場とモ市場で客数を数えたところ（表1）、それぞれ一時間の観察で二三名と二〇名の客が

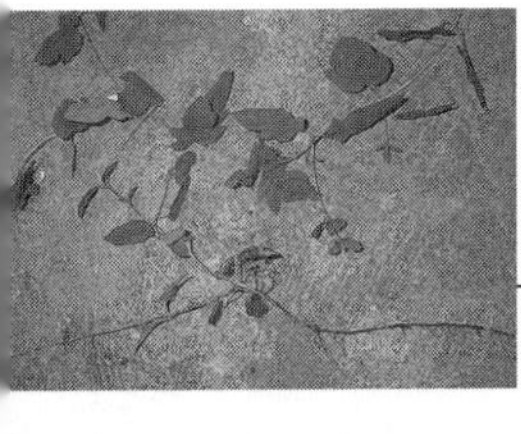

表1　南薬売り場の客　男女別人数

| | Hôm market<br>31Aug. 1995 16 : 45~17 : 45 | Mơ market<br>1 Sep. 1995 10 : 40~11 : 40 | 合計 |
|---|---|---|---|
| 女性 | 22 | 12 | 34 |
| 男性 | 1 | 8 | 9 |
| 合計 | 23 | 20 | 43 |

あった。男女別の内分けは女性三四名、男性九名であった。この結果により、南薬売場は繁盛していること、おもに女性が南薬の購入にあたっていることが確認された。ハーブを使用して薬膳を整えたり、子供に薬草治療をほどこすのがおもに女性の役割であることを考え合わせれば、この数字は納得できるものである。また、南薬を販売する女性たちは客の症状を聞き取り、それに適したハーブを処方し、使用法を説明するので、いわば伝統的な薬剤師の役割を果たしている。また、古典医学病院に所属する公的東医も彼女らから治療用の南薬を購入している。

D村の内部にも夕方の五時頃に南薬の夕市が立つ。南薬を販売しているのは九名の女性と一名の男性である。彼らは、村のなかにある畑で栽培された南薬と村の外から仕入れた南薬を夕市で販売する。夕市は村の一般のひとびとが自己治療のための南薬を買う場所であるばかりではなく、ハノイ市内の市場で南薬を販売する女性たちが仕入れをする場所でもある。

市場で購入した南薬の使用目的を聞き取ったところ（表2、表3、表4）、南薬は薬用だけでなく洗髪剤として、あるいは料理の材料として購入されることが判明した。カントンレモンの葉の購入例は合計五例であったが、これは細切にして茹でた鳥肉の切り身の上に散らしたり、中秋月餅の餡に入れるためである。中秋節を控えた八月終りから九月という調査時期の季節的特徴が表れている。レモングラス、カントンレモン、サイカチ属、ヘクソカズラ属、カユプテなどを洗髪剤として購入する例が四例観察されたが、これは煮出してその汁で髪の毛を洗うと芳香が得られ、髪と頭皮が健康になるというものである。薬草の蒸気を浴びて感冒を治す蒸気治療用の薬の購入が三例あるが、それについては後述する。乾燥生薬をもちいた利尿剤は煎じて飲む。アンドログラフィス・パニクラータ、ナギナタコウジュ属、コリアンダーなどの発疹の痒み止めの購入が二件ある。これらの生薬を煮出した汁で沐浴すると痒みがとまるという。その他に、ヘクソカズラ属を卵と炒めて下痢の薬としたり、喉痛の場合スホウを塩とともに噛んで、露を少しづつ飲んだり、膝のズレと痛みにはハマオモト属の葉を暖めて膝にあてたり、腰痛には塩を炒めてヨモギ属の葉と交互に重ねその上に腰をのせて横になるといった処方が一例ずつ観察された。

　以上の例から、南薬がひとびとの日常の暮らしのなかに組み込まれていることがわかる。料理用と生食用にももちいられる南薬は、我々の日常用語に置き換えるならば「ハーブ」が適当であろう。とくにひとびとは薬味サラダ（ハーブの盛り合わせ、rau sống）を好んで食べる。南薬の基礎は日常的な食事のなかにある。

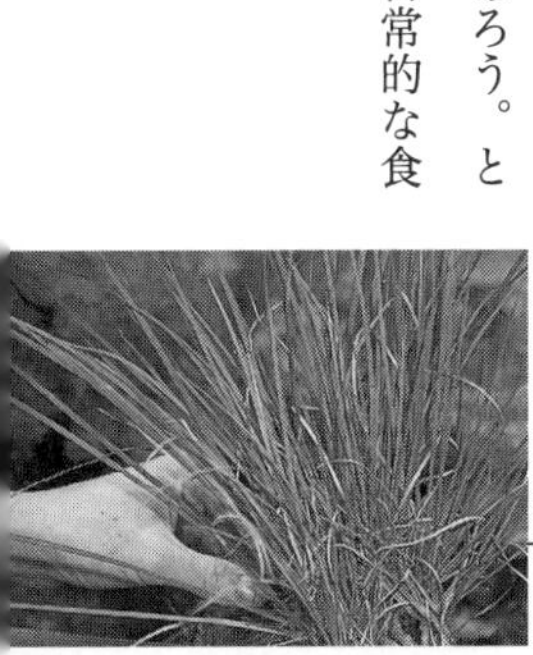

表2　ハノイ市ホム市場における南薬の処方例（1995年8月31日）

| No. ベトナム名 | ラテン名 | 日本名 | ケース / 用法 |
|---|---|---|---|
| 1. Lá chanh | *Citrus limonia* Osbek | カントンレモン | 3 / 鳥肉料理、中秋月餅 |
| 2. Lá sả | *Cymbopogon citartus* (DC) Stapf | レモングラス | 2 / 牛肉料理、薬用、洗髪 |
| 3. Lá sả | *Cymbopogon citratus* (DC) Stapf | レモングラス | |
| Lá chanh | *Citrus limonia* Osbeck | カントンレモン | 2 /? |
| 4. Tía tô | *Perilla ocymoides* L. | シソ属 | |
| King giới | *Elsholtzia ciliata* (Tsunb.) Hyland | ナギナタコウジュ属 | 1 / 薬味サラダ用 |
| | *Elsholtzia cristata* Wild. | ナギナタコウジュ属 | |
| 5. Lá sả | *Cymbopogon ciratus* (DC) Stapf | レモングラス | |
| Cỏ mán trầu | *Eleusine indica* (L) Gaertn. | 牛筋草 | |
| Trám/Trầm | ? | カユプテ？ | 1 / 感冒蒸気浴治療 |
| 6. Bồ kết | *Gledischia australis* Hemsl. | サイカチ属 | |
| Cỏ mán trầu | *Eleusine indica* (L) Gaertn | 牛筋草 | |
| Trám/Trầm | ? | カユプテ？ | |
| Hương nhu(tía) | *Ocimum sanctum* L. | カミメボウキ | 1 / 洗髪 |
| 7. Bông mã đề | *Plantago asiatica* L. | オオバコ | |
| Lá cối xay | *Abutilon indicum* (L) Seet | シマイチビ | |
| Trám/Trầm | ? | カユプテの根？ | |
| Nhân trần | *Adenosma caeruleum* R.Br. | ？ | |
| Cam thảo nam | *Scoparia duleis* L. | 越南カンゾウ | |
| Râu ngô | *Zea mays* L. | トウモロコシの毛 | 1 / 利尿薬 |
| 8. Lá chả cay | | ？ | 1 / 薬用料理用 |
| 9. Lá răm | *Poligonum odoratum* Lour. | タデ属 | |
| Kinh giới | *Elsholzia cristata* Willd. | ナギナタコウジュ属 | |
| Tía tô | *Perilla ocymoides* L. | シソ属 | 1 / 薬味サラダ用 |

7のみ乾燥生薬

表3　ハノイ市モ市場における南薬の処方例（1995年9月1日）

| No. ベトナム名 | ラテン名 | 日本名（部位） | ケース / 用途 |
|---|---|---|---|
| 1. Lá chanh | *Citrus limonia* Osbec | カントンレモン(葉) | 3 / 調理用、中秋月餅 |
| 2. Lá sả | *Cymbopogon citartus* (DC) Stapf | レモングラス（茎） | 2 / 洗髪用 |
| 3. Cơm nếp | *Pandanus odorus* Ridl. | ニオイタコノキ(葉) | 2 / 米飯の芳香剤 |
| 4. Lá mơ | *Paederia tomentosa* L. | ヘクソカズラ属 | 1 / 葉を卵と炒めて下痢の薬膳とする |
| 5. Lá mơ | *Paederia tomentosa* L. | | |
| Lá tre | ? | タケの一種 | 1 /? |
| 6. Lá mơ | *Paederia tomentosa* L. | ヘクソカズラ属 | |
| Kinh giới | *Elsholtzia cristata* Willd. | ナギナタコウジュ属（地上部） | 1 /? |
| 7. Nhân trần | *Adenosma caeruleum* R.Br. | ？（葉） | 1 / 茶用（冷却作用） |
| 8. Xuyên tâm liên | *Andrographis paniculata* (Burn.f) Nees. | アンドログラフィス・パニクラータ（葉） | 1 / 薬浴用（発疹） |
| 9. Ngải cứu | *Altemisia vulgaris* L. | ヨモギ属（葉） | 1 / 頭痛の鎮痛薬 |
| 10. Lá bưởi | *Citrus grandis* Osbec | ブンタン（葉） | 1 / 感冒蒸気療法の一部 |
| 11. Lá sả | *Cymbopogon citratus* (DC) Stapf | レモングラス（茎） | |
| Kinh giới | *Elsholtzia cristata* Willd. | ナギナタコウジュ属（地上部） | |
| Hương nhu tía | *Ocimum sanctum* L. | カミメボウキ（地上部） | |
| Lá chanh | *Citrus limonia* Osbec | カントンレモン(葉) | 1 / 鼻感冒用蒸気治療薬 |
| 12. Húng chanh | *Coleus aromaticus* Benth. | アンボンジソ | |
| Hẹ | *Allium odoratum* L. | ニラ | 1 /? |

7のみ乾燥生薬

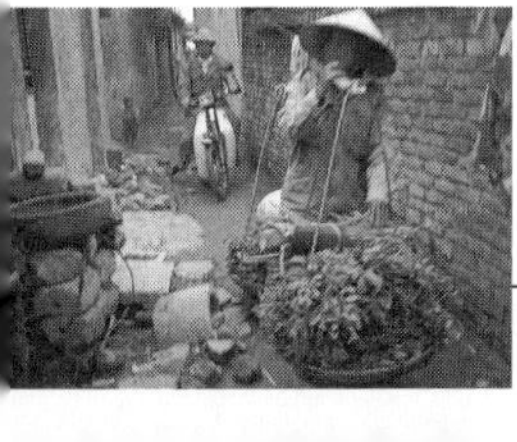

ハーブを売りに出発

表4　ハノイ市ハン市場における南薬の処方例（1996年5月4日）

| ベトナム名 | ラテン名 | 日本名 | 用途（価格） |
|---|---|---|---|
| 1. Lá chanh | *Citrus limonia* Osbeck | カントンレモン | |
| Lá mơ | *Paederia tomentosa* L. | ヘクソカズラ属 | |
| Lá sả | *Cymbopogon* sp. | レモングラス | |
| Bồ kết | *Gledischia australis* Hemsl. | サイカチ属 | |
| Lá trám | *Melaleuca leucadendron* L. | カユプテ | 洗髪用（5円） |
| 2. Lá nếp | *Pandanus odorus* Ridl. | ニオイタコノキ | 米の芳香剤 |
| 3. Kinh nhu | ? | ？ | |
| Cỏ mán trầu | *Eleusine indica* (L) Gaertn | ？ | |
| Lá bưởi | *Citrus maxima* (Burm) Merrill | ブンタン | |
| Sả | *Cymbopogon* sp. | レモングラス | |
| Trám | *Melaleuca leucadendoron* L. | カユプテ | |
| Lá nếp | *Pandanus odorus* Ridl. | ニオイタコノキ | |
| Bồ kết | *Gledischia australis* Hemsl. | サイカチ属 | 洗髪用（10円） |
| 4. Tô mộc | *Caesalpinia sappan* L. | スホウ | 喉痛（40円） |
| 5. Sả | *Cymbopogon* sp. | レモングラス | エビ料理用（2円） |
| 6. Lá láng | *Crinum asiaticum* L. | ハマオモト属 | 膝のズレと痛み |
| 7. Ngải cứu | *Arthemisia vulgaris* L. | ヨモギ属 | 腰痛（5円） |
| 8. Kinh giới | *Elsholtzia cristata* Willd. | ナギナタコウジュ属 | |
| Lá bân | ? | ？ | |
| Mùi (Khô) | *Coriandorum sativum* L. | コリアンダー | 痒み止め浴用剤 |
| 9. Rau má | *Centella asiatica* (L.) Urb. | ツボクサ | |
| Sái đất | *Wedelia calendulacea* (L.) Less | ？ | 清熱 |

すべて一例ずつ観察された

## 6　各種要素のバランスによる養生法

### 芳香・熱冷・「補」

村人は私に料理を教えながら「この料理には○○（というハーブ）を入れなければならない」と断言する。彼らは香りに敏感である。使用する食材とハーブの相性が世代を越えて伝承される。相性の良い組み合わせは、鳥肉とカントンレモンの葉、豚肉とネギ、犬肉とハナミョウガ属のアルピニア・アフィキナルム、牛肉とニンニクなどである。これらの食品とハーブの組み合わせは、韻を踏んだ詩の形態をとって伝承されていて、誰でも知っている。その他、牛肉のウドンにはバジル（Húng quế）、鯉のスープにはイノンド（ディル）の葉（Thìa là）、鳥肉スープにはセリ科の *Eringium foetidum* L.（Mùi tàu）を入れなければならないと考えられている。

フォーというウドンを食べる時には各種生ハーブの盛り合わせが必ず食卓に上るが、ある村人はウドンは身体を冷やす「冷」の食物なので身体を熱するハーブとともに食してバランスをとるという。ある母親は寒い時期には身体を暖める「熱」の物を、暑い時期には「冷」の物を食べるという。

また、疲労時には体力を増強すると考えられている「補」の食物を摂取する。観察によれば、C婦人は仕事から帰った九月のある日、不眠を癒すためにハスの実を生で食べ、その数日後、疲労が激し

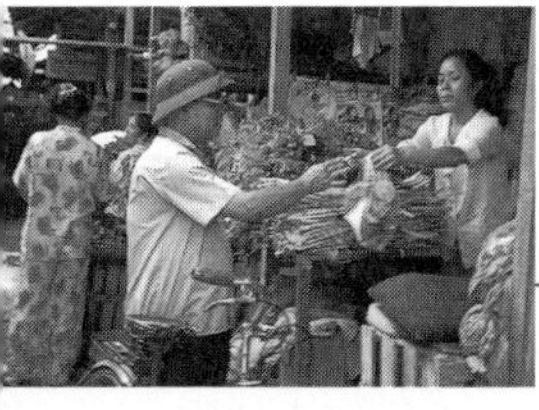

市場の南薬売り

いので、孵化前のアヒルの卵とヨモギの料理、つぎに生卵、さらに数日後にはウズラのスープを食べた。一〇日ほど後に、一日休暇をとりハナミョウガ、ウコンとともに煮込んだ豚足料理を食べた。これらの食物はいずれも体力を補う「補」の食物と考えられている。これらをまとめて「医食同源」の文化とみることができる。

ひとびとは食物をよりおいしくするために、食物がもつ有害な副作用を予防するために、さらに、気候および体力を考慮しながら健康を保つためにハーブを使用するのである。

### 労働と養生

一般的にベトナムのひとびとは朝が早い。D村の場合は朝五時頃から市場に関係者が姿を現しはじめる。六時には子供たちが起き、村市場の屋台でフォーなどの朝食をとり、七時前に学校へ出かける。七時頃には大人たちが家々からバイクで出勤したり、常設の店を開けたりする。学校へ行った子供たち、勤めに出たひとびとが一二時前に帰宅して、昼食をとった後、二時頃まで昼寝をする。この昼寝の時間帯、村のなかは静かである。その後またひとびとは仕事に出かけ、四時過ぎから五時頃に帰宅する。仕事から帰った後の夕方はひとびとにとって、ゆっくりできるわずかな時間である。夕方は心身を癒すのに適した時間と考えられていて、ひとびとはこの時間に思い思いの養生法を試みる。

ベトナムでは女性も仕事をもつのは当然とされ、家族が食べていくために女性が重い責任を負っている。そのためか、彼女らは過労に陥る場合があるが、それに対処する文化も存在する。村内の生活の観察によると、うまく苦痛を訴え、それを聞き入れてもらうことが労働と養生のバランスをとるために重要である。不調を訴える言語（言葉と身体表現の両方をふくむ）の文化の上に、南薬をもちいた病気の予防と治療が生きる。言葉の文化と技術的文化がセットとなって養生法が完成するのである。

　村のなかに滞在した一か月半の間に私が観察した言葉による不調の訴えの代表例と、それをもちいた人数（一人が複数回、複数日にわたって同じ言葉をくりかえした場合はダブルカウントしない）は、「疲れた mệt」三名、「痛い đau」三名（二名は頭痛、一名は胃痛）、「病気 ốm」一名、「カゼ cảm」一名などである。観察した事例において「疲れた」という発言は、横になるという身体表現をともなっていた。「疲れた」というと周りのひとびとも彼女が横になり休むことを認める。「痛い」も重要で、頭痛や胃痛などで耐えられない場合はこの言葉を発し、痛い部分にさわったり、横になったり、顔の表情を歪めたりするという身体表現をする。これに対して、ひとびとは薬を用意したり、マッサージをほどこしたり、それでも快癒しない場合は病院につれていくなど緊急の措置をとる。「病気」と訴えればそれ以上は働くことを強制されない。

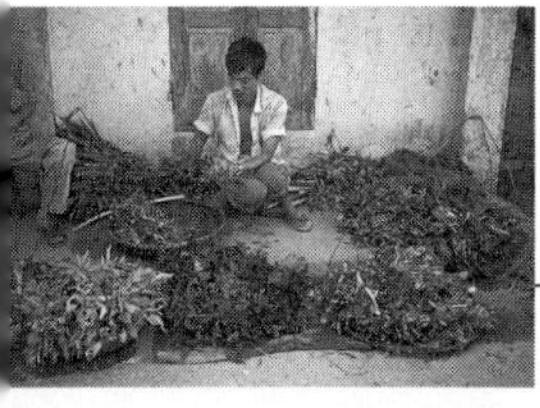

D村の夕市の南薬売り

## 7　南薬の栽培

D村のFさん（六六歳）と夫（六九歳）は南薬の栽培と販売を生業としている。Fさんが南薬を採集するのは自宅周辺の南薬畑と村の南にある湿地の南薬畑である。村のなかにはしばしば湿地がみられ、ここが巨大な紅河デルタの一部であることを思い出させる。湿度が高いことは関節炎などのある種の病気に影響するだろうし、水害の心配もある。しかし、一方で湿地は南薬栽培のための水を供給し、多様な南薬を栽培する環境を提供している。湿地と湿地の間にはさまれた水はけの良い畑ではわずかな落差を利用した細かい水路をつくり、畝をたて、キク科、シソ科などの南薬を栽培する。より水辺に接近したところにイネ科のレモングラス、タコノキ科のニオイタコノキ、そして湿地の池にはボンザ（bồng dạ）など水生の南薬が栽培されている。湿地には生活排水が流れ込み、水が滞留しているので富栄養の状態で、池に肥料を投入する必要はない。このように南薬の栽培は、地域の環境を巧みに利用し、生活排水中の有機物を植物に再利用するという意味でも理にかなったシステムである。しかし、流入する栄養が過多になると、池の分解吸収のサイクルを超えてしまうことは容易に想像できる。実際近年、人口が増えるにつれて湿地の水質の悪化が激しくなる傾向にあるという話が聞かれたので、何らかの対策が必要となるかもしれない。また、界面活性剤、工場排水等の流入を避ける対策を講ずる必要もあろう。

Fさんは、午前中は村の南の湿地、午後は自宅の周囲の畑で仕事をする。湿地の畑と自宅近くの畑の違いは、栽培植物の多様性にある。湿地においてはボンザ、ニオイタコノキ、ヨモギ、そしてカミメボウキの四種類が集中的に生産されているが、自宅近くの畑では五二種類の南薬が少しずつ生産されている（表5）。したがって、自宅近くの畑はその日に販売する商品の品数を増やしたり、やってきた病人に南薬を処方したりするのに適している。D村で栽培される植物の多様性を把握するために、表6に薬師K氏の南薬園の植物リストを提示する。猛毒を含有するチョウセンアサガオ（薬として服用するには適切な処方が必要）、高価なオタネニンジン属、乾燥生薬にも配合されるカンゾウ属などが栽培されていることが特徴である。三番目に調査したB氏の畑にはこのほかに、竹、バナナ、ジャスミン、バラ、トウダイグサ属などが栽培されていた（南薬畑の調査は現在も進行中）。

Fさんの南薬庭の構成は以下の通りである。庭の中央部には横一～一・六メートル、縦七メートルの畝が五本、横一メートル縦三・五メートルの畝が五本ある。それぞれに、ニラ、アンボンジソ、ニオイタコノキ、サイダット（sài đất：キク科 *Wedelia calendulacea* (L.) Less、和名不明）、ヨモギなどが栽培されている。サイダットとヨモギの畝は、混作の傾向があり、畝のあちこちにカミメボウキが突き出し、オオバコが顔を覗かせ、ドクダミが這い、ハッカ属が転々と散らばっている。庭の周辺部に残りのさまざまな南薬が混作されている。

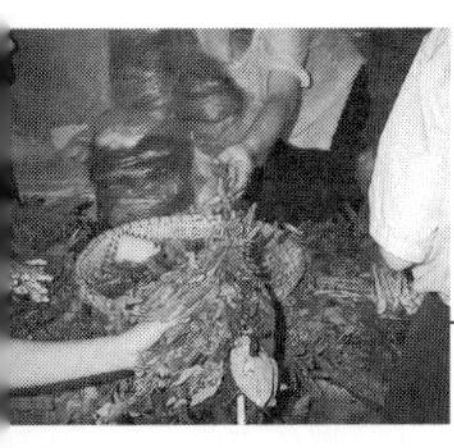

市場の南薬売場

表5　Fさんの自宅周囲の畑の南薬（1995年8月と1996年1月）

| ベトナム名 | ラテン名 | 科名 | 日本名 |
|---|---|---|---|
| 1. Đu đủ | *Carica papaya* L. | パパイヤ科 | パパイヤ |
| 2. Dải quạt Xạ can | *Belamcanda sinensis* (L.) DC. | アヤメ科 | ヒオウギ |
| 3. Xương sông | *Blumea miriocephala* DC. | キク科 | ツルハグマ属 |
| 4. Lá láng, Lá náng | *Crinum asiaticum* L. | ヒガンバナ科 | ハマオモト属 |
| 5. Lá măng | ? | ? | ? |
| 6. Dúa dại | *Pandanus tectorius* Sol. | タコノキ科 | タコノキ属アダン |
| 7. Lá ngã ngựa | ? | ? | ? |
| 8. Xuyên tâm liên | *Andrographis paniculata* (Burn. f) Nees. | キツネノマゴ科 | アンドログラフィス・パニクラータ |
| 9. Thạch xương bồ | *Acorus gramineus* Soland | サトイモ科 | セキショウ |
| 10. Sản đắng | *Cranga amara* Juss. | ゴマノハグサ科 | ? |
| 11. Mùi tàu | *Eringium foeticum* L. | セリ科 | ? |
| 12.Kinh giới | *Elsholtzia cristata* Willd | シソ科 | ナギナタコウジュ属 |
| 13. Cây ớt | *Capsicum annuum* L. | ナス科 | トウガラシ |
| 14. Cây na | *Annona squamosa* Lin. | バンレイシ科 | バンレイシ |
| 15. Cây hẹ | *Allium odorum* Lin. | ユリ科 | ニラ |
| 16. Cây cứt lợn tím | *Ageratum conyzoides* L. | キク科 | カッコウアザミ |
| 17. Cây cơm nếp | *Pandanus amaryllifolia* Roxib<br>(*Pandanus odorus Ridl.*) | タコノキ科 | ニオイタコノキ |
| 18. Sái đất | *Wedelia calendulacela* (L.) Less | キク科 | ? |
| 19. Hương nhu tía | *Ocimum sanctum* L. | シソ科 | カミメボウキ |
| 20. Ngải cứu | *Arthemisia vulgaris* L. | シソ科 | ヨモギ属<br>アルテミシア・ブルガリス |
| 21. Dấp cá, Diếp cá | *Houttuynia cordata* Thunb. | ドクダミ科 | ドクダミ |
| 22. Bông lá đề | *Plantago asiatica* L. | オオバコ科 | オオバコ |
| 23. Húng chanh | *Coleus aromaticus* Benth.<br>(*Coleus crassifolius* Benth.) | シソ科 | アンボンジソ |
| 24. Sả. | *Cymbopogon nardus* Rendul.<br>*Cymbopogon citratus* (DC.) Stapf<br>*Cymbopogon glexuosus* Stapf | イネ科<br>イネ科<br>イネ科 | シトロネラグラス<br>レモングラス<br>インドレモングラス |
| 25. Lá mơ | *Paederia tomentosa* L. | アカネ科 | ヘクソカズラ属 |
| 26. Cối xay | *Abutilon indicum* (L.) Sweet | アオイ科 | シマイチビ |
| 27. Lá khoai | *Colocasia sp.* | サトイモ科 | サトイモ属 |
| 28. Lá dong | *Phrynium parviflorum* Roxib. | シュロソウ科 | クズウコン属 |
| 29. Cây trúc | ? | ? | ? |

表5　つづき

| ベトナム名 | ラテン名 | 科名 | 日本名 |
|---|---|---|---|
| 30. Cây me | *Tamarindus indica* L. | マメ科 | タマリンド |
| 31. Tía tô | *Perilla ocymoides* L. | シソ科 | シソ属 |
| 32. Màn tưới trắng | *Eupatorium staechadosmum* Hance | キク科 | フジバカマ |
| 33. Cây bỏng | *Kalanchoe pinnta* (Lam.) Pers. | ベンケイソウ科 | セイロンベンケイ |
| 34. Cây duối | *Streblus asper* Lour. | クワ科 | ムクバナタオレボク |
| 35. Râm bụt | *Hibiscus rosa-sinensis* L. | アオイ科 | ブッソウゲ |
| 36. Mồng tơi | *Basella rubra* L. | ツルムラサキ科 | ツルムラサキ |
| 37. Thầu dầu tía | *Ricinus communis* L. | トウダイグサ科 | トウゴマ |
| 38. Cây chanh | *Citrus limonia* Osbeck | ミカン科 | カントンレモン |
| 39. Thài lài tía | *Commelina communis* L. | ツユクサ科 | ツユクサ |
| 40. Cây vông | *Erythrina indica* Lamk. | マメ科 | デイゴ |
| 41. Lá lốt | *Piper lolot* C. DC. | コショウ科 | コショウ属 |
| 42. Cây riềng | *Alpinia officinarum* Hance. | ショウガ科 | アルピニア･オフィキナルム |
| 43. Cây răm | *Poligonum odoratum* Lour. | タデ科 | タデ属 |
| 44. Bạc hà | *Mentha arvensis* L. | シソ科 | ハッカ属<br>メンタ・アルベンシス |
| 45. Cây lá chàm | *Strobilanthes flaccidifolius* Nees. | キツネノマゴ科 | リュウキュウアイ |
| 46. Tóc tiên (Thiên môn) | *Asparagus cochinchinensis* | ユリ科 | クサキカズラ |
| 47. Húng giổi | *Ocimum bacilicum L. var vacilicum* | シソ科 | メボウキ(バジル)属 |
| 48. Bưởi bung | *Glycosmis pentaphylla* Corr. | ミカン科 | ハナシンボウギ |
| 49. Rau má | *Centella asiatica* (L.) Urb. | セリ科 | ツボクサ |
| 50. Cỏ nhọ nồi | *Eclipta alba* Hassk | キク科 | タカサブロウ |
| 51. Lá bưởi | *Citrus maxima* (Burm) Merrill | ミカン科 | ブンタン |
| 52. Cây dưa can | *Catharanthus roseus* (L.) G. Don | キョウチクトウ科 | ニチニチソウ |

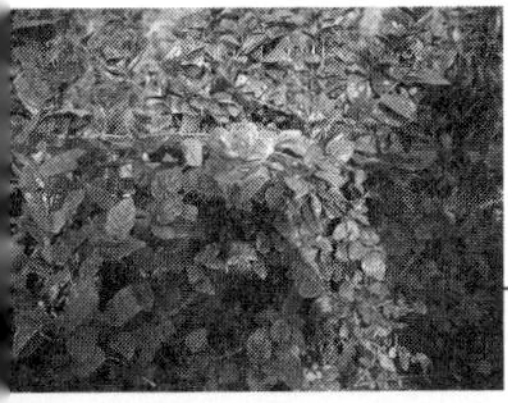

Kさんの薬草庭の一部

表6　Kさんの自宅周辺の畑の南薬（１９９５年8月）

| ベトナム名 | ラテン名 | 科名 | 日本名 |
|---|---|---|---|
| 1. Cà độc dược | *Datura metel* Lin. | ナス科 | チョウセンアサガオ属 |
| 2. Thài lài tía | *Commelina communis* L. | ツユクサ科 | ツユクサ |
| 3. Thuốc dấu (giấu) | *Euphorbia tithymaloides* L. | トウダイグサ科 | ？ |
| 4. Lá mơ | *Paederia tomentosa* L. | アカネ科 | ヘクソカズラ属 |
| 5. Sạ can (Xạ can. dải quạt) | *Belamcanda sinensis* (L.) DC. | アヤメ科 | ヒオウギ |
| 6. Nhài công | ? | ？ | ？ |
| 7. Lá thông | ? | ？ | ？ |
| 8. Lựu (Cây thạch lựu) | *Punica franatum* L. | ザクロ科 | ザクロ |
| 9. Bông lá đề (Bông mã đề) | *Plantago asiatica* L. | オオバコ科 | オオバコ |
| 10. Đinh lăng | *Polyscias fruticasa* (L.) Harms (*Panax fruticosum* (L) Mig) | ウコギ科 | オタネニンジン属 |
| 11. Lá bỏng | *Kalanchoe pinnata* (Lam.) Pers. | ベンケイソウ科 | セイロンベンケイ |
| 12. Trắc bách diệp | *Thuja orientalis* L. (*Biota orientalis* Endl.) | ヒノキ科 | コノテガシワ |
| 13. Cam thảo nam | *Glycyrrhiza glabra* L. | マメ科 | カンゾウ属 |
| 14. Xương sông | *Blumea myriocephala* DC. | キク科 | ツルハグマ属 |

ハノイは一月から二月にかけて摂氏一〇度を下回ることもあるが、雪が降ったり霜が降りたりすることはないので、一年を通して南薬の栽培と収穫が可能である。Fさんによれば、ヨモギは一年中収穫でき、約三年に一度挿し木をする。シソは種が落ちて自然に新しい苗が出るので、木が古くなったと感じたら引き抜き、新しい苗を成長させる。レモングラスは多年草でいつでも収穫できるが、やはり木が古くなったと感じたら新しい苗を植える。カミメボウキは多年草で何年でも収穫できるが、最初は種から育てる。ドクダミは根を植えて育てる。一年中いつでも収穫できる。生食用ハーブのキク科の

サイダットは抗生作用もあるといわれているが、[*16] これは三月から六月に挿し木をして夏の間収穫する。Fさんは南薬に化学肥料を与えることはあるが、病害虫の被害が少ないので農薬を使用する必要はないという。

Fさん夫妻には四人の娘と三人の息子がいる。このなかから二人の娘が南薬の仕事を継承した。この二人の娘たちは、結婚してFさんと別に住んでいるが、毎早朝、ハノイの外に南薬の仕入れに出向き、昼頃に母の家に集合する。仕入れた南薬に母が午前中と夕方畑で採集した南薬を加えて商品を整え、これを彼女たちが、天秤棒でかついで夕方の市場へおもむき、販売する。下の娘はD村の夕市で、姉はハノイ市内の市場で南薬を販売している。

## 8　南薬による養生法

### 南薬ジュース

南薬の薬としての使用法は、蒸気浴療法、叩いてジュースをとって飲む、煎じて飲む、塗布する、薬湯浴などである。風邪や軽い皮膚病などの簡単な病気に対してはハーブが有効で医者にかかる必要はないと村人はいう。その他に産後、痔症などに村の伝統医の南薬療法が有効であると考えられている。

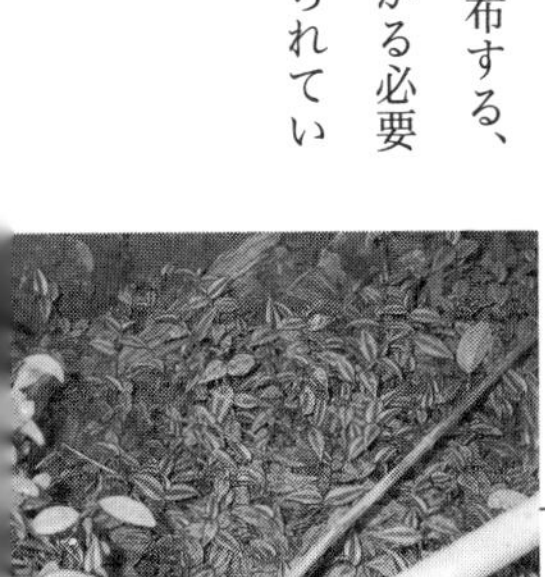

ハーブ畑

夕方はハーブを採集し、摂取するのに適した時間である。暑くて活気がある昼よりも、涼しく静寂がおとずれる夕方が南薬治療に適しているという。夕方、Fさんが家の前の南薬畑で南薬を収穫していると、近所のひとびとが病気治療の相談に来る。ある日、一歳程度の幼児の咳のためにFさんが処方した南薬はシソ科のカミメボウキ、ハッカ属、アンボンジソの葉、キク科のツルハグマ属の四種類だった。一方、大人の咳と微熱には、カミメボウキ、ハッカ、アンボンジソ、シソ属の四種類の南薬を処方していた。二日後、上述の薬で熱が下がりきらないため、タカサブロウ（*Eclipta alba* Hassk：キク科。デング熱と痔に対して治療効果があることが古典医療病院のミン医師によって実験的に確かめられた）を加えてみる。カミメボウキとハッカは「やや熱」の植物だが熱をさます作用（清熱作用）があり、シソ属は「冷」の植物で身体を冷やす作用を有し、フンチャインは鎮咳作用があると考えられている。それらの植物の使用法は、叩いてジュースをとって飲む、あるいは煎じてハーブ・ティーのように飲むというものである。

また、彼女は身体が過熱した場合には、ツボクサとドクダミを叩いてジュースをとって飲むことを勧める。ツボクサとドクダミは「強冷」の植物で身体を冷却するので、身体の発熱、出血、高血圧にもちいる。ドクダミは日本のものよりも小型で薄い葉だった。日本ではドクダミはやや毒性を有することもあって、内服する場合はおもに乾燥してから使用する。ベトナム人による薬用植物辞典[*17]でもドクダミに少々の毒性を認めている。

ここで使用された植物はいずれも表5に記載された植物であり、現地で栽培される身近な植物が南薬として使用されることが確認された。

**蒸気浴療法**

村人たちは鼻風邪、頭痛、顔が赤くなって高熱が出た場合、悪い体液が体内にたまって出られない状態の病気と判断し、蒸気浴療法（xông）を実施するのがよいという。[*18]

表7は鼻づまりや頭痛をともなう風邪の蒸気浴療法に入れるべき薬草の組み合わせについて、村人がもっていた書物（A）とD村の五人の女性（BCDEF）から収集した情報をまとめたものである。Aは C婦人がもっていた書物、[*19] BはD村の市場の女性（三〇代）、Cは四三歳のC婦人、Dは二四歳の大学生、EはDの母親（五〇代）、Fはハーブ畑をもっているFさん（六六歳）である。表7にみるようにレモングラス、シソ属、タケの一種、ナギナタコウジュ属、ヨモギ属、カミメボウキなどは各人が共通にもちいている。とくに目に付くのは、これらの植物のほとんどがQ氏の畑でそろう点、書物の著者がカントンレモンの葉を勧めているのに対し、村人はブンタンの葉を好む点である。これは、入手のしやすさ、各村、各家庭と個人の好みなどによるものであろう。この表により、蒸気浴療法には、ある程度、共通の材料がもちいられていることがわかった。

つぎに表7と表5を比較してみよう。表7の植物のうち、二人以上に使用されているレモングラス、

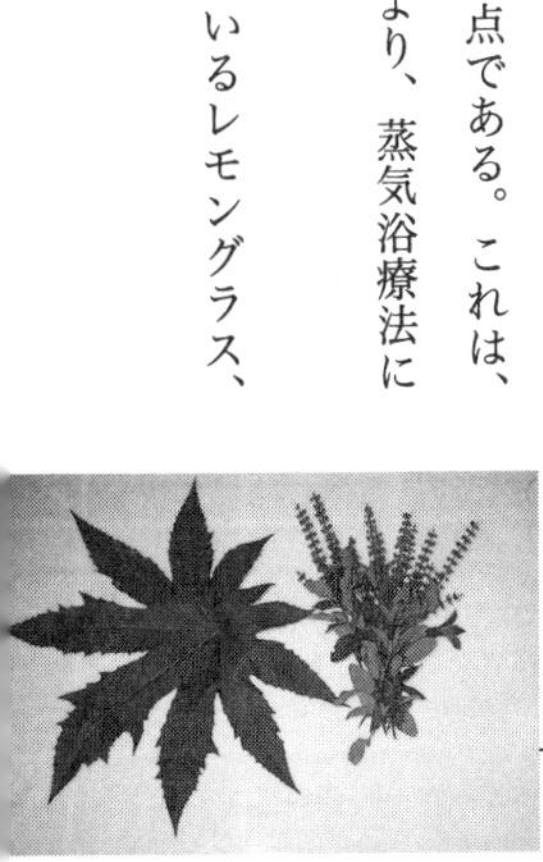

頭痛治療用のハーブ、カミメボウキとトウゴマの葉

表7　蒸気浴療法に使用される南薬（1996年9月　＋：使用）

| ベトナム名 | ラテン名 | 日本名(部位) | A | B | C | D | E | F | 合計 |
|---|---|---|---|---|---|---|---|---|---|
| 1. Lá sả | *Cymbopogon* sp. | レモングラス（茎） | + | + | + | + | + | + | 6 |
| 2. Lá tía tô | *Perilla ocymoides* L. | シソ属（地上部） | + | + | + | + | + | + | 6 |
| 3. Lá tre | ? | タケの一種（葉） | + | + | + | + | + |  | 5 |
| 4. Kinh giới | *Elsholtzia cristata* Willd. | ナギナタコウジュ属（地上部） |  | + | + | + |  | + | 4 |
| 5. Ngải cứu | *Altemisia vulgaris* L. | ヨモギ属（葉） |  | + | + |  | + | + | 4 |
| 6. Hương nhu tía | *Ocimum sanctum* L. | カミメボウキ（地上部） |  | + | + |  | + | + | 4 |
| 7. Lá bưởi | *Citrus grandis* Osbec | ブンタン（葉） |  | + | + |  |  |  | 2 |
| 8. Bạc hà | *Mentha arvensis* L. | ハッカ属（地上部） |  |  | + |  |  | + | 2 |
| 9. Cúc tần | *Pluchea indica* (L) Less. | キク科（葉） |  | + |  | + |  |  | 2 |
| 10. Hương nhu trắng | *Ocium gratissimum* L. | レモンバジル（葉） |  | + |  |  |  |  | 1 |
| 11. Lá chanh | *Citrus limonia* Osbec | カントンレモン（葉） | + |  |  |  |  |  | 1 |
| 12. Lá ổi | *Psidium guajava* L. | バンジロウ（葉） | + |  |  |  |  |  | 1 |
| 13. Qủa bò |  | 水牛の胆石 |  |  |  | + |  |  | 1 |
| 14. Lá cứt lợn | *Ageratum conyzoides* L. | カッコウアザミ（葉） |  |  |  |  | + |  | 1 |
| 15. Lá dứa | *Pandanus tectorius* Sol. | アダン（葉） |  |  |  |  | + |  | 1 |
| 合　計 |  |  | 5 | 9 | 8 | 6 | 7 | 6 | 41 |

シソ属、ナギナタコウジュ属、ヨモギ属、カミメボウキ、ブンタン、ハッカ属の七種と、カントンレモン、カッコウアザミ、そしてアダンの計一〇種類の植物を表5に見いだすことができる。また、B氏の庭にある竹を加えれば、蒸気浴療法の材料のうち一二種類（全体の八〇％）は村内の南薬畑で入手できることになる。

　養生法といってもまったくの個人的なものではなく、地域の植物に根ざした共通の文化がその基盤にあり、その上に個人的な独創が加わる。

　私が寄宿した家庭では、一九九六

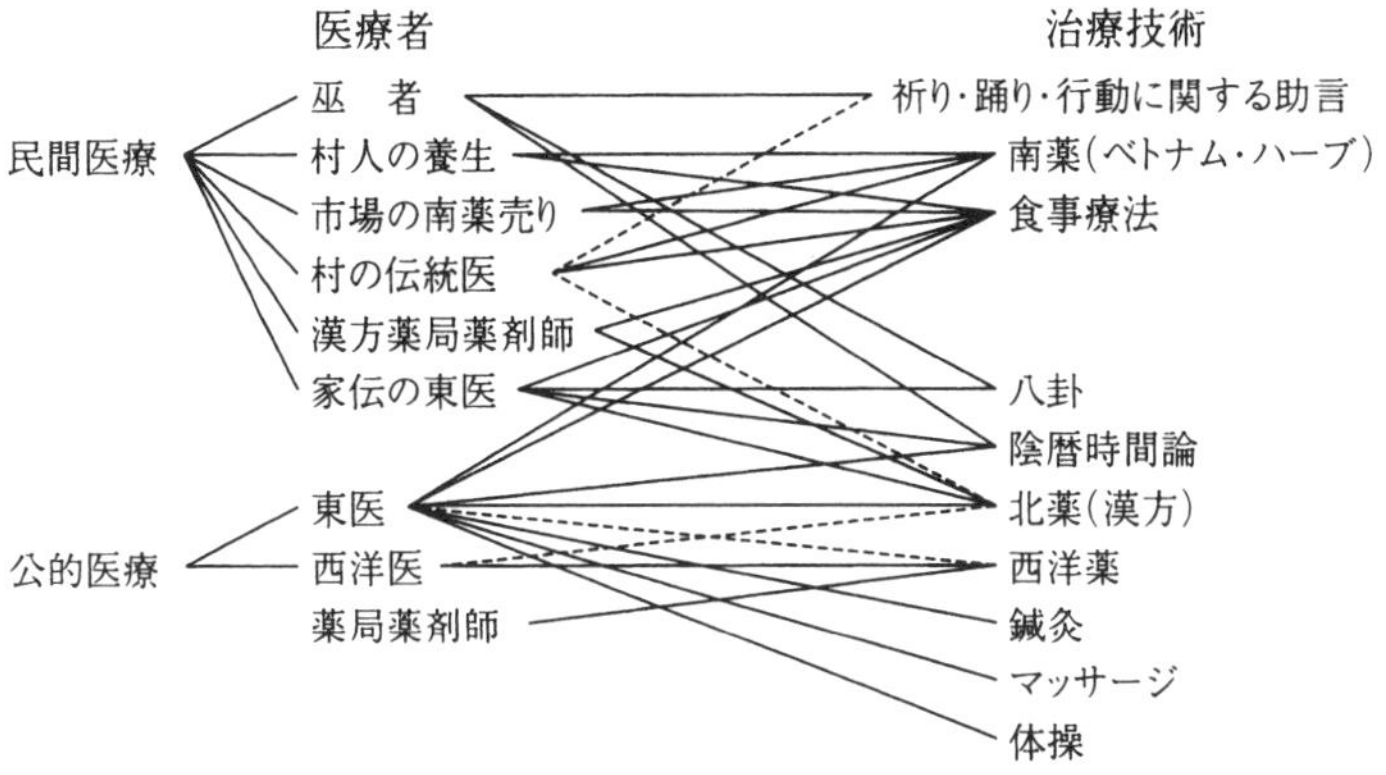


図1　医療者と集積した技術

年の一月から九月の間、一四歳の娘さんの高熱と風邪の治療のために二回の蒸気浴療法を実施したという。蒸気浴療法を受けた一四歳の少女に治療にもちいられた植物を尋ねたところ、「レモングラス、シソ、カミメボウキ、ハッカ、ミカン属の葉、タケ」と答えた。ハーブ治療は確実に次世代に継承されている。

村人は蒸気浴治療が適さない場合として、内臓疾患に起因する熱、体力が著しく落ちている場合などをあげた。この治療で治らない場合は専門家に相談するという。

## 9　地域と療養

現在のベトナムにおいて私が観察した各種の治療者とその技術の結びつきを図1に示す。家庭で

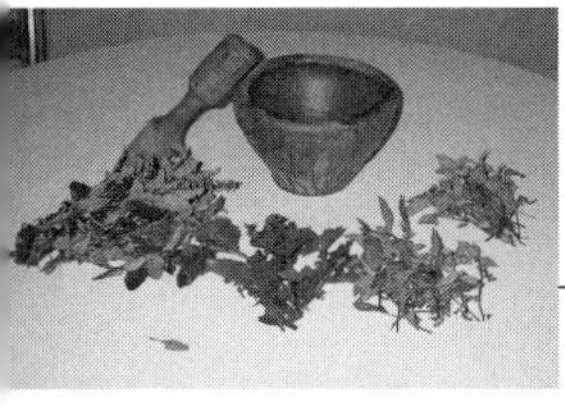

微熱と咳に効くハーブジュースをつくる

の自己治療においてはおもに自宅および市場の南薬と薬局で購入した西洋薬が使用されている。それでも治らない場合は西洋医、東医、村の伝統医（薬師《くすし》）、巫者などの専門家に治療を依頼する。古典医学の東医の手中に南薬、北薬、西薬、鍼灸、マッサージ、体操などあらゆる技術が集積している。一般のひとびとの養生法には比較的単純な南薬療法があり、専門家になるほど複雑な技術が多数集積している。現代西洋医療において、専門家がある狭い分野について詳細な知識を身につけているのとは対照的である。

D村で栽培されている植物と養生に使用されている植物を検討した結果、南薬による治療法は、地域の資源を利用した、地域に発生する病気への対処技術と結論づけることができる。それは、現地のひとびとにとって必要不可欠なもので、持続的な生産・供給も可能という性質をそなえている。

村の養生の様子からは、ベトナムのひとびとは利潤追求のために激しく働くばかりではなく、みずからの身体をみずからの感覚でとらえて対処する習慣をもっていることがわかる。調子が悪いときには、不調を表現する発言と、横になるなどの身体表現をする。不調の表現に対して周囲のひとびとは情感豊かで真剣な反応を示す。

ベトナムの豊かな感情表現と伝統医の治療の関係、宗教的な治療の実体などのさらなる掘り下げが求められよう。

注

*1 末成道男、一九八三「台湾プユマ族の治療儀礼にみられる志向性」『儀礼と象徴――文化人類学的考察』九州大学出版会。板垣明美、一九八九『マレー人農村の民間医療と伝統医』筑波大学歴史・人類学研究科修士論文。同、一九九五『マレー人農村の民間医療に関する文化人類学的研究』東京外国語大学アジア・アフリカ言語文化研究所、本書所収。同、一九九六「マレー人農村の技術変革と伝統医療の役割」『医道の日本』。武井秀夫、一九九六「マレー人農村の民間医療の一つの読み方」『医道の日本』六二六、医道の日本社など

*2 波平恵美子、一九八二「医療人類学」『現代の文化人類学4　現代のエスプリ別冊』至文堂。板垣、一九八八「マレー・カンポンの医療システムの概観」『人類文化』七など

*3 板垣、前掲『マレー人農村の民間医療に関する文化人類学的研究』、「マレー人農村の技術変革と伝統医療の役割」

*4 Dickson, D.1981, The politics of alternative technology, *Science for people* May/Jume1981:10-14,32-24, p.11

*5 本書「戦いと癒し」注8参照

*6 Đỗ Tất Lợi (1995) *Những cây thuốc và vị thuốc Việt Nam*, Nhà Xhàt Vản Khoa Học và Kỹ Thuật. WHO: Institute of matiria medica Hanoi, 1990, *Medical plants in Vietnam*, Science and technology publishing house、Hanoi.　E・J・H・コーナー、渡辺清彦、一九六九『図説　熱帯植物集成』廣川書店。原色中国本草図鑑編集委員会、一九八六『原色本草図鑑』雄軍社。堀田満編集委員代表、一九八九『世界有用植物事典』平凡社。R・メイビー、一九九一『ハーブ大全』小学館。三橋博監修、一九八八『原色牧野和漢薬草大図鑑』北隆館

*7 国際協力推進協会、一九九六『ヴィエトナム：開発途上国国別経済協力シリーズ第二版』財団法人

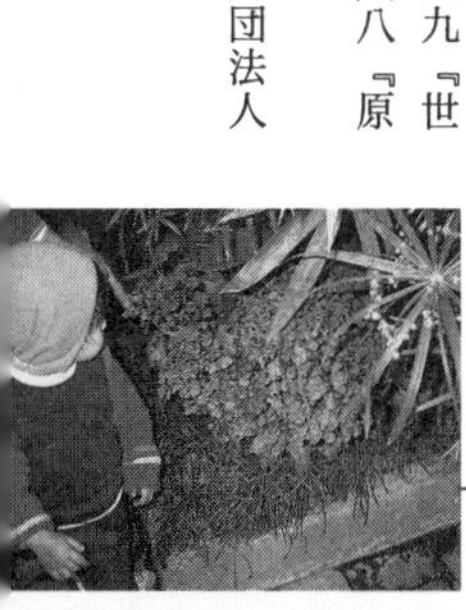

ハーブ庭

国際協力推進協会
＊8　白石昌也、一九九六「ベトナム共産党第八回大会と今後のドイモイ政策」『ＪＡＩＳ　アジア中国情報』二〇
＊9　大西和彦、一九九六「最新・ベトナム『信仰』事情」『別冊宝島　ベトナム』二一八―二一九頁
＊10　Hoang Bao Chau, Pho Duc Thuc and Huu Ngoc, 1993, Overview of Vietnamese Traditional Medicine, *in Vietnamese Traditional Medicine*: 5-29, Hanoi: The Gioi Publishers. p.15
＊11　板垣、一九九七「ベトナムの伝統医療――東医と南薬――」『医道の日本』六三一、六三二、医道の日本社
＊12　国際協力推進協会、前掲『ヴィエトナム：開発途上国国別経済協力シリーズ第二版』四〇頁
＊13　宮沢千尋、一九九七「ベトナム村落構造の歴史的変化の過程における伝統医療のあり方について」トヨタ財団共同研究経過報告書（未発表）
＊14　板垣、一九九六「ベトナムの伝統医療に関する人類学的研究」、末成道男編『人類学からみたベトナム社会の基礎的研究』平成六・七年度科学研究費補助金研究成果報告書
＊15　板垣、一九八八「マレー・カンポンの医療システムの概観」、『人類文化』七。同、前掲『マレー人農村の民間医療に関する文化人類学的研究』
＊16　Đỗ, ibid. p.120
＊17　ibid. p.60
＊18　薬草を大きな鍋で煮立て毛布をかぶって蒸気を浴びる蒸気浴療法の手順については板垣、前掲「ベトナムの伝統医療――東医と南薬――」を参照
＊19　Vương Thừa Ân, 1995 *Phòng và Chữa Bệnh Bằng Món ăn Hàng Ngày*, Nhà Xuất Bản Tổng Hợp Đồng Tháp.

# 五

# ケダの「人災病」

## メタ・コミュニケーションとしての呪術

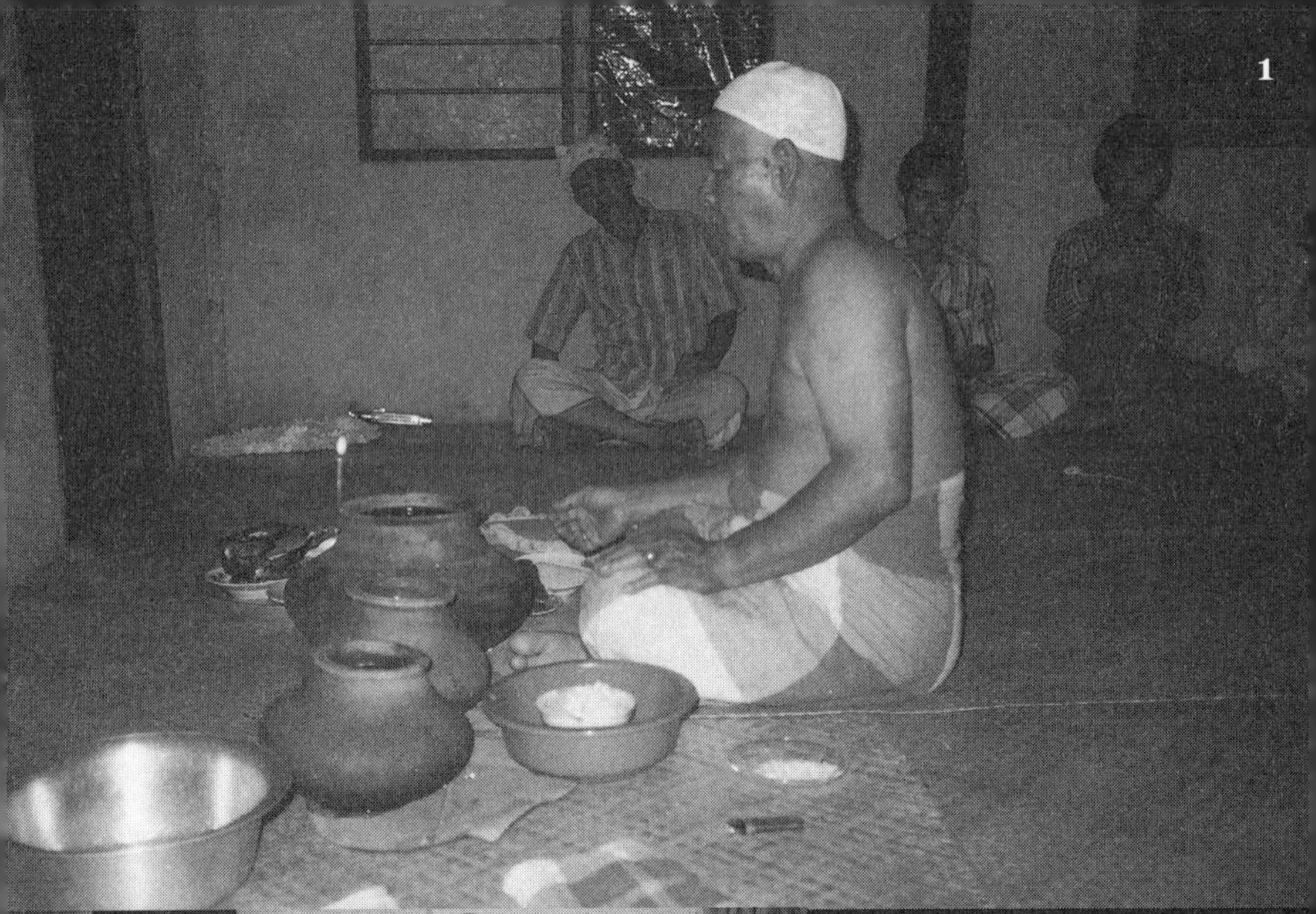

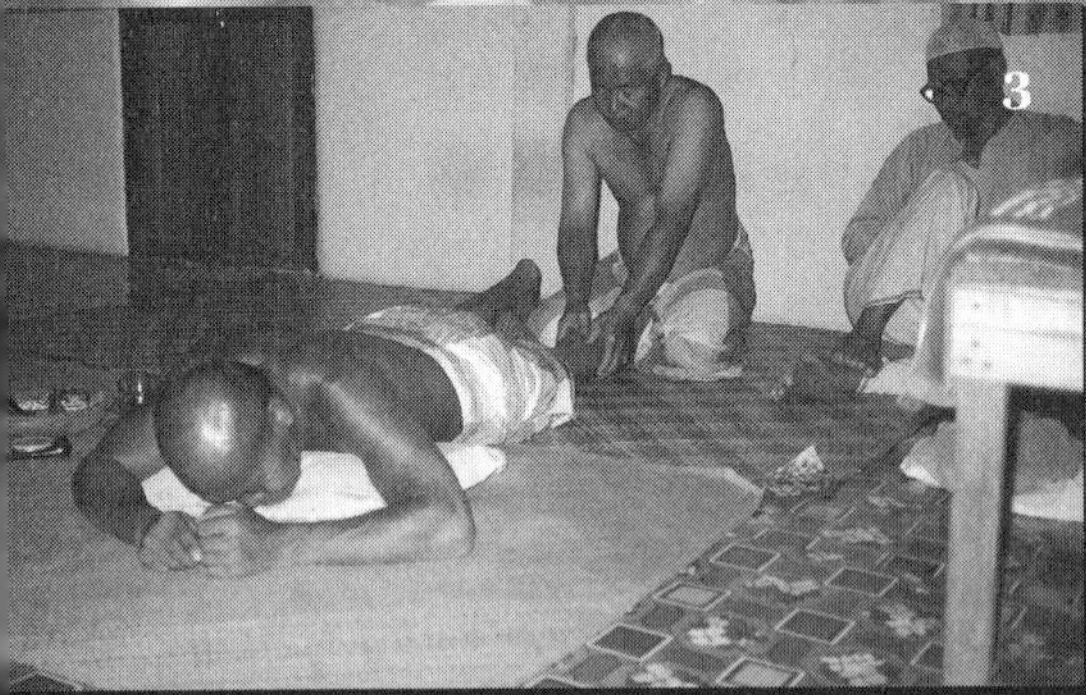

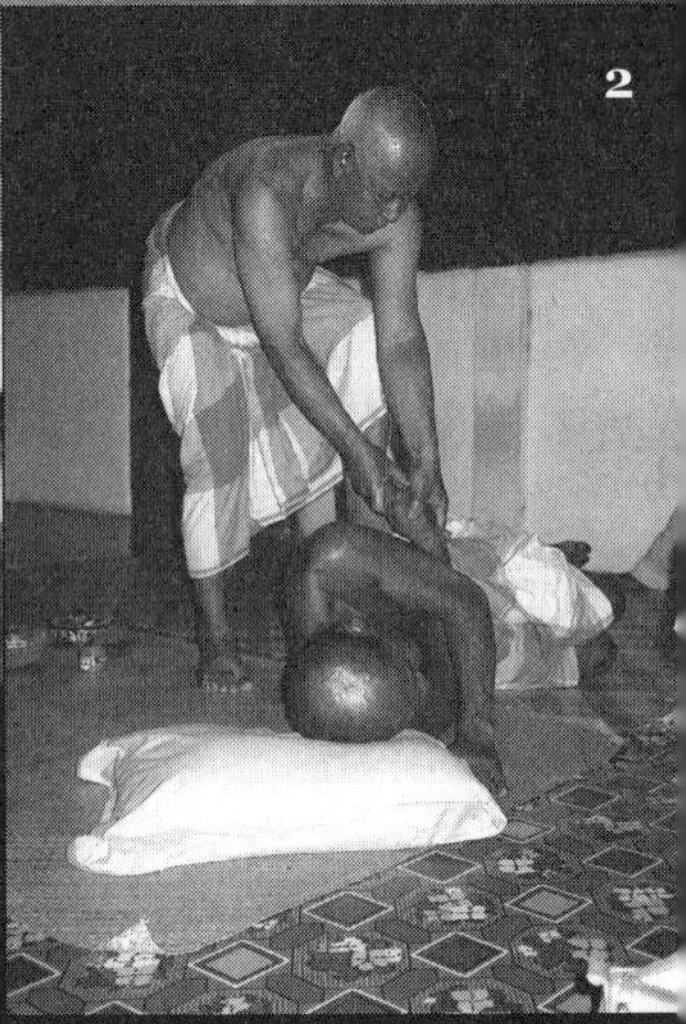

**1**－23時00分。大ボモは供物の前に座り、呪具除去の儀礼を開始する
**2**－呪具除去の儀礼に先立って、病人は何日間か大ボモ宅を訪れ、じっくりと話し、マッサージを受ける。大ボモは、病人と語り合い、病人の身体を動かして柔らかくすると病人の痛みが和らぐという
**3**－大ボモのマッサージ。注意深くふくらはぎの筋（オラット）を探り、痛みを和らげる。治療がうまい人は「筋を探すのがうまい」

## 1　はじめに

本章は西マレーシア北西部ケダ州のマレー人農村における約一四か月間（広域調査等を含めると約二一か月）の現地調査で得られた「人災病（人の呪術によってもたらされる病気）」の事例について、呪術を仕掛ける人間と仕掛けられる人間の社会的位置関係を分析した結果の報告である。現地調査の方法は、人災病が発生した村における関係者の行動の観察とそれについての聞き取り、および人災病の治療を得意とする呪医の家（S村）における治療の観察と治療理論の聞き取りである。

主な調査地であるG村はケダ州クバンパス県の稲作農村で、戸数は二〇三戸、人口は九一一人（一九八三年プンフル調べ）、村人の宗教はイスラム教である。この村は西側にマラッカ海峡を望むムダ平野の東端、海岸から約一四km、海抜約一五kmに位置する。この地域は熱帯モンスーン気候で、降雨に恵まれている。植民地時代から村人は自給用の水稲一期作とゴムの樹液の販売を主な生業としていたが、戦後のゴム価格暴落に伴い現金収入の不足に直面した。この状況に対処すべく、マレーシア政府は、水田用水を確保するためのダムと水路を整備した。このプロジェクトに世界銀行が資金を提供、政府指導のもとに、村は一九七〇年に水稲の二期作化を開始した。現在の主な生業は水稲の二期作である。

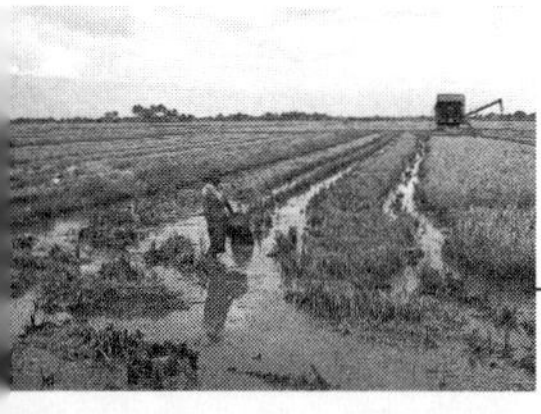

収穫後の水田で魚獲り

この地域の医療システムには村に伝承された民間医療、近代医療（政府のクリニックと病院は無料）、漢方をふくむ市販の医薬品が併存する医療複合がみられる。村人はこれらの医療を横断的に利用している。村人一三七人への面接調査によれば、過去五年間に村人は六二三件の治療を試み、それぞれの治療法が占める割合は民間医療四六％、近代医療四五％、市販薬一〇％であった。[*1] 民間医療と近代医療は同等の割合で利用されている。

村人は伝統医をボモ、産婆をビダンとよぶ。伝統医は専門ボモと総合ボモと大ボモに分類できる。専門ボモは接骨ができる骨折のボモ、できものを治すデキモノのボモ、蛇毒を中和できるヘビのボモ、薬用植物で治療する木の根のボモがいる。総合ボモと産婆は、ほぼ村に一人ずつ存在し、治療全般を司る村人の主治医のような役割を担う伝統医である。大ボモは、一つの県に一人程度しかいない、偉大な治療者として尊敬されている伝統医である。ある大ボモは、世襲した精霊を憑依して治療する憑霊型シャーマンである。私が出会った二人の大ボモは、いずれも一〇〇歳前後の高齢の男性で温和な人物だった。村人は高齢まで健康に生きた彼らに、強い生命力をもち、人格的にすぐれ、自他の心身の扱いを知悉する治療者の理想の姿をみている。その一人、ボモ・トクワンはトラの霊の助けを得て、強い呪術を使うことができる一方、長年村の首長を務めて村人から尊敬を集める人物だった。もう一人のボモ・ク・フセインはアチェから移住した王の子孫で、かつては海軍の呪術指導者であった。現在は大ボモとして治療活動にたずさわるかたわら、一族の子供に歴史と呪術を教えるグルでもある。

村人の間では、彼が呪術をもちいて大木を根から引き抜き軽々と運んだという逸話が語られている。彼は、王の偉大さは攻撃力ではなく、動物さえも協力する人徳、切りつけられても傷つかない皮膚、射撃手が恐怖にすくんでねらいが定められないほどの高貴さにあるという。こうした偉大さは彼自身の天性と呪術（*ilmu*：科学あるいは知識といった意味もある）によって得られる。「人災病」を治療できるのは、これらの大ボモである。

## 2　人災病

ここでは、「人災病」（*buatan orang*）という訳語およびこの病気の性質について検討し、村人の病因理論における人災病の位置づけを明らかにする。

村人は、人の力によって人が病気になることがあると考えている。人物Aに対して恨みもしくは愛情をもつ人物Bから、Aに向けて意図的に仕掛けられた呪術によって、Aの心身に病気が発生する。その病気はマレー語で *buatan orang*（人の仕業）あるいは *penyakit orang buat*（人が為した病気）、*penyakit kena orang*（人の被害の病気）とよばれる。上述の三種類の言葉に共通する語 *orang* は、人一般あるいは他者を意味する。*buatan* は *buat*（英語の do）の名詞形で、仕業を意味する。*kena* は、うっかりと何かの被害にあってしまうことを意味する。この語は、人災病の被害ばかりでなく、火傷、か

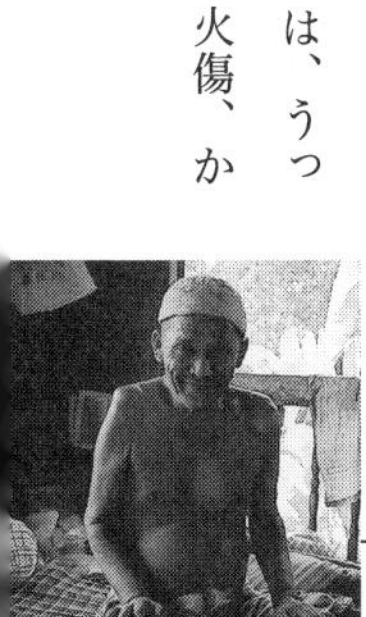

K村のボモのひとり

ぶれ、釘を踏みぬいて怪我をした場合などにももちいられる。

アザンデ族の調査を実施したエヴァンズ＝プリチャード[*2]によれば、アザンデのひとびとは妖術と邪術を区別している。より正確には、妖術（あるいは妖術物質）*Mangu*と呪術*Ngua*を区別し、呪術のうち一部の邪悪な目的のものを邪術（*gbegbere ngua, kitikiti ngua*：直訳は悪い呪術）という。[*3]妖術と呪術の違いは呪文、呪術の道具（以下、呪具とする）、儀札などをもちいるかどうかによって決まる。妖術は妖術師の体内の物質に起因する神秘的な力によって発生し、したがって、妖術師は呪文や呪具を必要としない。呪術は呪文、呪具、儀礼などを通して実施される。

マレー人農村において、呪術をもちいて他者に病気をもたらすのは、一般の人であり、妖術師とは根本的に異なる。人災病をもたらす方法は、呪文や道具をもちいて意図的に実施されるもので、アザンデの呪術*ngua*と同様である。ところが、この呪術は、必ずしも邪悪な意図によるものではないので、邪術とは異なる。村人は呪術をいくつかに分類するが、人災病の原因として聞き取ったのは、愛情を得ようとする「愛の呪術（*pengashih*）」と「憎しみの呪術（*ilmu sihir*）」である。ことに愛の呪術には邪悪な意図はないというのが村人の一致した意見である。

人類学における一般的な語をもちいて*buatan orang*を和訳するならば、「呪術病」とすることが可能である。しかし、そうすると現地語がもつ「人」の意味も、被害を受けたという意味も表現することができない。そこで、呪術による病気であるということを念頭に置きつつ、*buatan orang*を現地語にしたがって「人災病」とする。

村人の病因論のなかで人災病は特別な位置を占める。村人の病因論は身体理論、気（セマンガット）理論、邪霊理論、人災理論に分けることができ、それぞれ以下のように考えられている。身体理論は身体そのものにおける異常、異物の発生および侵入に着目したもので、身体の①熱と冷のバランス、②血液の組成と動き、③フウ（体内の気体）の動き、④骨やスジ（筋）の損傷、⑤体内体外の傷、⑥デキモノ（発疹、潰瘍など）、⑦身体に付着あるいは侵入した微小生物、⑧腹のなかのムシ、⑨塩の不足あるいは過剰、⑩毒、⑪考え過ぎなどによって病気になるというものである。気理論は個々人のセマンガット（*semangat*：生命エネルギー、個体によって固有のレベルがある）と村、配偶者、職業などの相性が合わないと病気になるというものである。セマンガットは個体の生命を維持するために不可欠で、個体に力をあたえる。気力、やる気、元気さなどがセマンガットである。邪霊理論は、邪霊（*hantu*）が体内に侵入することによって発病するという理論。人災理論は、人が他者の心身を操作しようと意図してもちいた呪術によって発病するという理論である。病因論において人災病を他の病気から区別するのは、他者の心身を動かそうとした「人の意図」の存在である。*4

では、病気の訴え（症状）からみると人災病にはどのような特性があるのだろうか。そのほかの身体の過熱、過冷、毒、傷、できものなどによる病気とどのように異なるのか、その弁別特性をとらえるために、不調の訴えの要素分析を実施したところ、「対人行動」の不調の訴えが人災病を特徴づけ

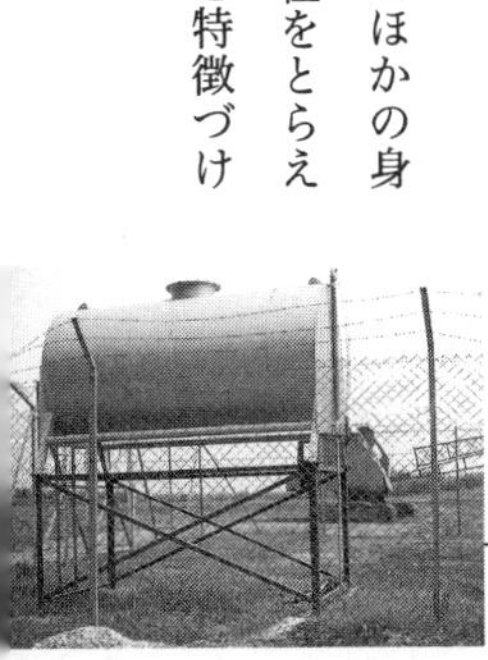

タンク

る差異として抽出された。[*5]「人災病」とは対人行動、すなわち人間関係の不調なのである。[*6]

### 3 「人」を単純化しないネットワークと「あいまい化」

「人」が病気の原因になるという思考の背後に、村人の濃密な人間関係が存在する。村人にとって「人 *orang*」に興味をもち、「人」と時を過ごすことこそは喜びの根源である。彼らは人を好みもすれば、恨みもし、恐れることもある。「人」は村人の文化を理解するための鍵概念である。

マレー人の人間関係の特徴は人と人との対等性を基盤とした平等主義にあるといわれている。[*7] その背景としてコントロールがきかない熱帯の自然、[*8] イスラム教の影響、[*9] 生業形態と人間観・時間観、[*10] コミュニケーションの形態[*11]などが指摘されてきた。序列のない村組織、個人の多様性の理解、時間をかけるコミュニケーションの形態、他者を必要とする共食会や儀礼、ネットワーク的人間関係と互酬性によるその裏打ちなどの総合体として平等主義が成立しているのである。以下に順をおって紹介する。

村には首長がいるが政治的な権力の序列的構造はなく、年齢集団（年齢によって上下を表現する）、親族間の上下関係（たとえば本家分家関係）、また水利組合などのような上下関係のある組織をもたない。この地域の稲作は、もともと水田に溜まった雨水を直接に利用する一期作であり、溜池や川を利用した水利は発達しなかったので水利組合も存在しない。そのような地域に一九七〇年、大規模潅漑施設が完成し、二期作化に伴って、マレーシア政府は水利組合や農民組合の強化をはかったが、村人は組合のような上意下達式の固定的で強制的な組織を容易に形成しようとはしなかった。組合を強化しようとしたリーダーがボイコットされる事件も発生した。他方、共食会のための漆器講のような対等なひとびとの組織、互酬的な慣習は強固である。

村人は相手を傷つけない発言を心がけるので、会話をしている相手によって発言を変える場面依存性がみられる。また、親しい人であっても問題が起きれば絶交するが、一度絶交してもそれが長続きしないという時間変化の激しさも観察された。村全体として一人の人を非難したり「村八分」にする行動はみられなかったし、村八分を意味する単語も検出されなかった。彼らの関係は対等な個人のつながりの連鎖としてのネットワークである。[＊12]

ネットワークを構成するひとびとは互いに対等な関係にあるので、一人の人に何人もの他者が対等な立場で結合することになる。それは、上下関係や命令系統をそなえた組織的な集団ではない。人間関係は、言葉、行動、贈り物、共に時を過ごすなど、すなわちコミュニケーション[＊13]によって修正あるいは維持される。村人は言葉やものを贈り合い、あるいは共に時を過ごし、それを吟味し、ふたたび反応することに時間をかけている。時を共有することは、愛情の表現であり、セマンガット（気エネルギー）を付与することもできるといわれる。ただし、長い時間を共に過ごすだけでは充分とはいえ

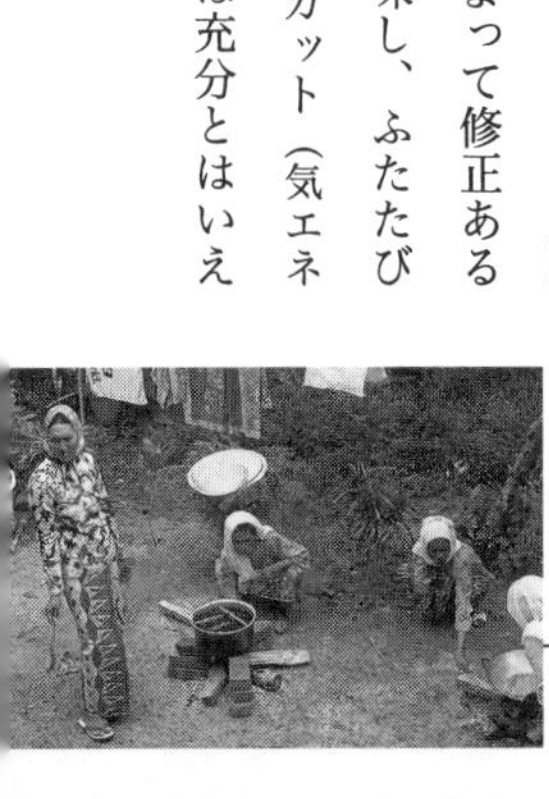

メッカ行きの人を送り出す共食会の準備

ない。共食会、断食明けなどの重要な瞬間に居合わせ、葬式や病気などの突発的なできごとが起きたときは、予定していた水田活動もとりやめてかけつけなければならない。村人は病気についての共通の理論をもっているので、病気は人と人とのコミュニケーションを活性化する。邪霊がつくことによって発生する邪霊病において、ルイスのアフリカ・イスラム教徒についての報告[*14]によれば、病人である女性たちは高価な贈り物を要求したが、村人（ケダ州マレー人）はものよりも時間を要求する。病気の女性たちは、身近なひとびとが彼女らに近づき、彼女らのために時間を費やし、強い気エネルギーを付与してくれることを望むのである。[*15] 村人は個々人の体質気質の多様性を把握する理論を有し、それぞれの人に適した居住地、食物、衣服、職業、配偶者などを得ることがお互いの健康の秘訣と考えている。[*16] 彼らはそのような理論を共有する対等な他者と共に快適な時を過ごすことを喜びとする。

村人にとってコミュニケーションのための時間を確保することは重大事である。二期作化された後も、村の働き盛りの男性の平均労働時間は農繁期の調査で三・八時間／day[*17]（サンプル数九、三か月間の作業日誌より）である。女性が水田作業に出ることもあるがおもに午前中で終了する。男性も女性も多くの時間をおしゃべりなどの付き合い活動に振り分けている。[*18]

彼らの空間的時間的な生活デザインは人とのコミュニケーション（おしゃべりや共食会）がはかりやすい様式が貫かれている。村人はおしゃべりを通して個人間の人的ネットワークを形成している。この人的ネットワークを「コミュニケーション・ネットワーク」とよぶことも可能であろう。そのネットワークは、双系親族、地縁関係、友人関係の複合体であり、ネットワークの核として両親と兄弟姉妹とイトコの共住集団が存在する。[*19]

ネットワークが感動的な形で表現されるのが共食会と断食開けの共食である。村人は誕生、割礼、受験、就職、結婚、出産、メッカ巡礼、病気治療、葬式などの各種儀礼とそれにともなう共食会のために多くのひとびとの助けを必要とし、また多くのひとびとが集うことは村人にとって楽しいできごとである。[*20]

おしゃべりのネットワークは互酬性におけるマンパワーのプールとしても機能する。毎日のようにおしゃべりをするひとびとは共食の加勢に来て、不作の年などには「贈り物」として米を援助してくれることがある。水田作業をお互いに手伝い、労働交換し、仕事を優先的に請け負わせ、不作の年は米を援助し、共同で機械を購入するといった互酬的関係で結ばれている。ところが、水田の二期作化にともなう機械化、直播の導入（田植えをしない）などによって、水田における互酬的慣習は縮小傾向にある。土地をもたない農民、田植えを担当する女性たちが収入を得る機会も減少した。おしゃべりの時間を保持しつつ二期作化を進めるために、機械化は必須だったが、それは同時にネットワークの財政的基盤を危機に陥れた。村人がかかえるジレンマである。[*21]

つぎに人間関係のメンテナンスが難しい場合の問題点の「あいまい化」について、双系的親族関係、財産の分割、政治的立場という側面から順に検討する。

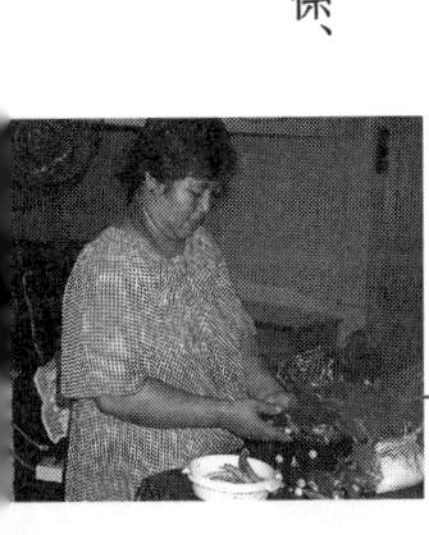

台所で料理をする女性

村人は、夫婦が夫方と妻方の両方の家族に所属すると考える。これが双系的親族関係の基礎である。村人は夫方家族と妻方家族の片方を重視するという価値観をもたず、いずれも同様に重視することを良しとする。夫婦は一時に二か所に存在することはできないので、時間差をつけて妻方と夫方の両方に滞在するように気を配る。実際に結婚直後の新しい夫婦は、数か月から数年にわたって夫方と妻方の実家に交互に居住すること（往復居住とよばれる）が義務づけられている。第一子の誕生の後、彼らはどちらかに居を定めるが、G村二九軒の居住形態を調査した結果、一四軒が妻方、一四軒が夫方、一軒が新処居住であった。妻方と夫方のいずれかに居住することを優先する理念はなく、実際の行動にも偏りはみられなかった。そのうえ、一度定めた居住地に長期間住むとは限らない。病人のケア、共食会、農作業の加勢のために彼らは身軽に移動し、しばらく住み込む。動き回ることによって所属をあいまい化し、夫方と妻方親族の両方に所属するという離れ業をなしとげるのである。いずれかに配慮と存在が偏ることは人間関係を悪化させる原因となる。

財産は理念的には均分相続が望ましいということになっている（イスラム法とは異なるアダットとよばれる慣習）。しかし、実際には農業以外の仕事をもつ人が相続を辞退した事例があり、つねに均分されるわけではない。形式的な平等ではなく、実態としての平等が望まれるのだ。財産を分割しない場合もある。話し合いで合意に至らない場合、誰がどれだけ相続するかは紛争の種になりやすいので、所有者の名前を変えることなく、子供たちが共同所有するというあいまい化の事例が観察された（所有があいまい化された土地は*tama pesaka*すなわち相続した土地とよばれる)。

また、政治においてもあいまい化がみられる。野党を支持する村人と与党を支持する村人の間のいざこざを契機として、野党支持者が新しい共食会の講(パカタン)をつくって分離独立したことがあった。しかし、村の元首長とコーラン教師はいずれの講にも参加しないことにし、村人から尊敬を集める老人Hは野党支持者でありながら新しい講には参加せず古い講に残った。老人Hに従って何人かの野党支持者が古い講に残った。村の中心人物は調整役的、中間的な立場にとどまり、自分の立場をあいまい化したのである。その結果、講は分裂したにもかかわらず、老人Hとの関係および親族関係の都合によって、実際の共食会では村人は互いに混ざって作業せざるをえないのである。

以上をまとめると、村人の慣習は結婚後の居住、財産の分割、そして講における性、年齢、政党などを目安とする文化的な差異化に頼った単純な解決を否定し、交渉と試行そして熟慮を通した決定と、各関係者の尊厳の維持、決定を変えたり従わなかったりすることも容認することを要請している。諍い(コンフリクト)を含んだ状況の処理にみられるあいまい化は、長期的な対処による関係者の納得をめざすものである。問題の構造を理解したひとびとの明確な行動によって成立するあいまい化を「戦略的あいまい化」ということができよう。

しかし、戦略的あいまい化によって、問題が消えるわけではない。村人たちは、日常的には忘れているにしろ、つねに問題をかかえ一触即発の状況に生きることになる。

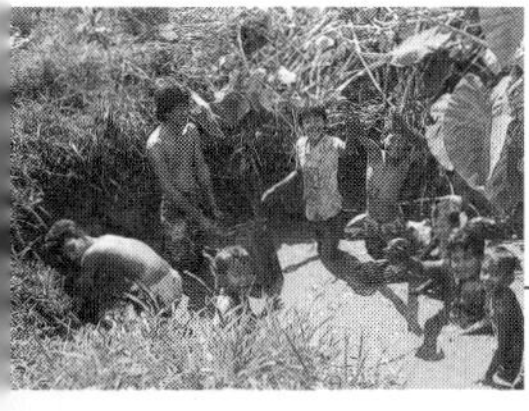

水田脇の水たまりで魚をてづかみ

こうあるべきという先験的な価値観で人を支配することなく、さまざまな個性を受け入れ、戦略的あいまい化によって対立を回避し時間をかけて納得させるといったマレー人のやさしさは、個人Aに結合する複数人の対等な位置とその連続体としてのネットワークを維持する方向に作用する。つまり、誰を重視しすぎても不都合の生じるネットワークのなかで、個人Aはヤジロベエの中心としてあらゆる方向に目配りしつづけなければならないのだ。村人Aと夫方の家族と妻方の家族の対等な関係、大切な友人たちとの関係、隣人たちとの関係はいずれも三角関係の緊張を内包している。彼らは巨大な三角関係の連続体の中心に位置している。

村人は他者とのよい関係を維持しようとするが、それが崩壊したときの悲しみは深い。ものの動き、愛情の表現、時間の使い方などが適切に実施されない場合、それは人の心に深い悲しみを呼び起こす。ここに人をめぐるマレー人の文化があり、これを背景として人災病は発生するのである。

人災病の事例にあらわれた呪術はいずれも金持ちになろうとするものではなく、みずからのつらい気持ちを呪術にこめたものである。村人は、人の心はつかみがたく、思うように動かすことができないことを知っている。それでなお、呪術をもちいてでも他者との良い関係を維持しようとするのである。

## 4　人災病とダブルバインド仮説

人災病は人間関係を悪化させる個人の気質体質を告発するものではなく、人間関係を悪化させるようなコミュニケーション、矛盾した制度をつくりだすひとびとの意志決定を再点検し、新たに創造し直す、文化的フィードバック回路として機能する。人災病療法は、コミュニケーションについてのコミュニケーション、すなわちメタ・コミュニケーションなのである。

文化人類学者のベイトソンはアメリカにおいて分裂病の事例について研究し、ダブルバインド仮説を提唱した。[*22] 分裂病患者をめぐる人間関係にダブルバインド状態が見られるとするこの仮説は、分裂病の発生をコミュニケーション理論によって説明したものである。ダブルバインドは二人あるいはそれ以上の人間の間で起きる。一人はダブルバインドをかけるダブルバインダー、もうひとりはそれにとらわれる被害者である。ダブルバインダーが発した相反する二重の禁止命令と、二重の禁止命令について分析する発言を禁止するメッセージがくりかえされることによって、被害者が他者とのコミュニケーションの把握に混乱をきたし、分裂病の症状を発生する。分裂病の息子と彼の母親の間のコミュニケーションに、以下のような特徴が見られたという。母親が見舞いに来たことに喜んだ息子が母親の肩を抱くと、母親は身体をこわばらせた。息子が手をひっこめると母親は「もう私のことが好き

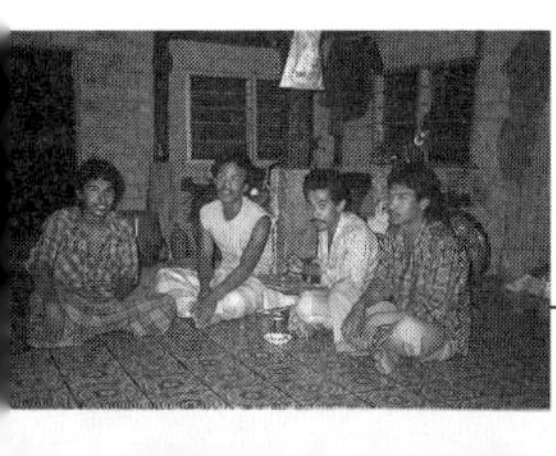

友人の家に集まっておしゃべり

じゃないの？」と尋ね、彼が顔を赤らめるのを見て「そんなにまごついちゃいけないわ」と言い聞かせた。この状態は、息子にとっては母親に触れても触れなくても非難される、いわば正解のない状態である。母との絆を保つためには、彼女に愛を示してはならない。しかし、愛を示さなければ母を失う。これが、息子をとらえた解決不可能なジレンマである。しかも、母親は「そんなにまごついちゃいけないわ」という言葉によって息子が間違っているというメッセージを送り、触れても触れなくても不快を示すという矛盾した行動を彼女が示していることに言及するチャンスを封じている。

ベイトソン[*23]は、ダブルバインド状態においてはメタレベルの議論（コミュニケーションについてのコミュニケーション。以下、メタ・コミュニケーションとする）が封じられているという。上の例では、顔を赤らめた息子に対して母親は「まごついちゃいけないわ」と発言することによって息子の行動こそが間違っていると指摘し、母の行動に対する息子からのメタレベルのコメントを拒否する。「お母さんが不愉快そうだったから手を引っ込めたんだよ。お母さんは僕が何をしても気に入らないんだね」というような議論は封じられている。コミュニケーションのなかに、ダブルバインダーの行動について論評することを封じるメッセージが含みこまれているのである。ダブルバインドが長期間くりかえされることによって、息子は他者の発言が、ただの質問なのか、非難なのか、隠喩なのか、冗談なのか、コミュニケーションの種類を把握することができなくなるという。ベイトソンのこの理論は、ダブルバインドに関するメタ・コミュニケーションが正常になされれば病気が発生しないことを示唆している。

ダブルバインドと似た状況は、「パヴロフの犬」にも見いだされ、実験神経症とよばれている。[*24]

## 5　三者拘束関係とメタ・コミュニケーション

人災病をめぐる人間関係をマレー人はどのようなものと考えているのだろうか。呪術はこれまで、呪術をかける側とかけられる側の二者間で分析されてきたが、マレー人の人災病の事例には三者の拘束関係がみられる。[*25] この三者関係は病人に対して二律背反の要求をつきつけ、ジレンマに陥れるものであり、ベイトソンのいうダブルバインドと共通の性格を有する。

マレー人の人災病をひきおこす人間関係には（図1）、病人Aと、Aに関係があるBとCの三者が登場する。この三者関係は富の配分、恋愛関係あるいは友人関係にあらわれるAとB、AとCの二つの二者関係の複合体である。Aは、Bを優先すればCが悲しみ、Cを優先すればBが悲しむという困難な立場、あちらをたてればこちらがたたずというヤジロベエの支点の位置にある。すなわち、Aにとって正解はない。BとCからはAに対して両立困難な要求が

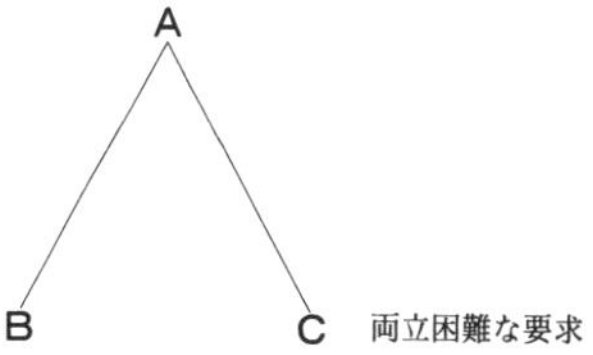


図1　三者拘束

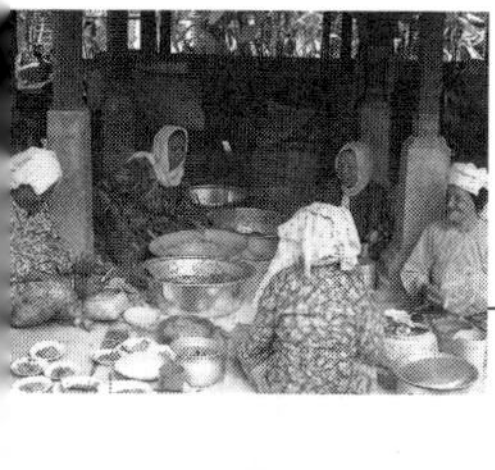

共食会の準備

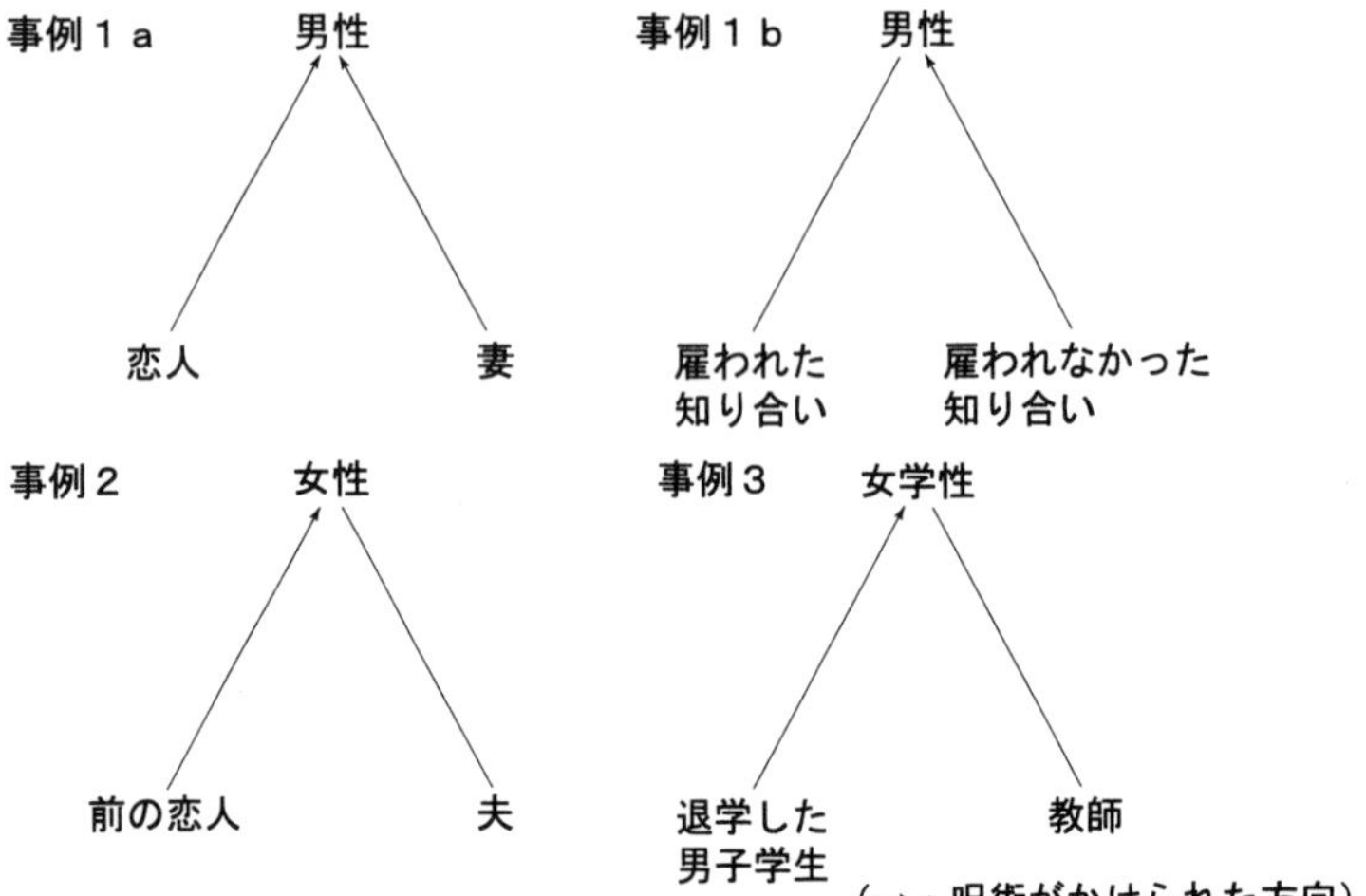


図２　人災病の事例における三者関係と呪術の方向

提出される。

図2に三件の人災病の事例における人間関係を示した。事例1aは男性が発病した事例で、この男性と妻と恋人の三者関係である。夫である男性は妻から配偶者としてもっと多くの時間を共に過ごし愛を示すことを要求される。恋人からは、配偶者になることを要求される。二人の女性のどちらの要求を満たしてもどちらかが悲しみ、家族も男性を非難する。二人との良好な関係を継続するために男性は、二人からの要求を満たさなければならないし、満たしてはならない。

事例1bは男性の病気についての別の三者関係である。彼は雇用者と被雇用者の三者関係も抱えていた。彼が経営する会社で限られた働き口に知り合いの二集団が希望を出した。結局一方の集団を雇用したが、雇用されなかった集団には不満がたまった。そのなかで、彼は脳血管障害とみられる発作で倒れ、両手と言葉の不自由などの後遺症が残った。

事例2はある女性が発病した例で、彼女はある男性と結婚したが、結婚前につきあっていた恋人を忘れることができなかった。悩みつづけるうちに、夫の顔が動物に見えるといって夫を恐れるようになった。結婚を維持するためには夫に近づかなければならないし、夫に近づき過ぎてはならない。

事例3はある宗教学校の女子学生たちが発病した事例で、彼女たちは男女交際を厳しく禁止する教師と恋との狭間に置かれ、また親の希望で宗教学校に入学したため、学校に行けば教師との不和、学校を止めれば親との不和という出口のない状況下にあった。彼女らは、倒れて叫び、ひきつけを起こしたり、学校の窓ガラスを割り、教師に襲いかかるなどの「発作」を起こした。新聞のインタビューに答えて、「そのときの状況はまったく覚えていない。自分たちを精神病のように言う人がいるが、心外だ」などと語った。

図2中の矢印は、呪術が仕掛けられた（と推定される）方向である。呪術はより立場が弱いほうから、ヤジロベエの中心、すなわちAに向かって仕掛けられる。事例1では、三人の呪医が三様の示唆を出した。呪術を仕掛けたのは恋人であるかもしれないし、妻であるかもしれないし、雇われなかった知り合いかもしれないと複数の被疑者が想定された。人災病の治療が進むなかでこの男性は、恋人をあ

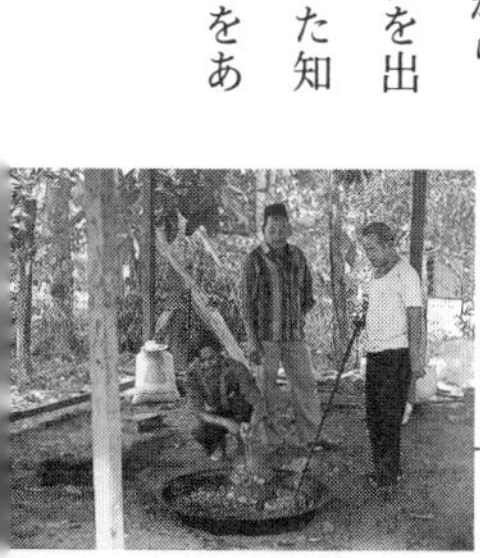

結婚式の共食会のためにカレー料理を用意する村びと

きらめ妻とふたり村を出て森に移り住んだ。一方、娘夫婦の主導で会社での雇用人数を増やし、かつて雇わなかったひとびとも雇用した。この過程のなかで男性の病状は改善した。しかし、五年後、ある事情で元の村に帰り住んだ直後に、男性は死亡した。事例2では妻の女性に元恋人が呪術を仕掛けていると診断され、夫婦の関係を修復する努力がなされた。

事例3では病気の女子学生に学校の敷地の邪霊がとりついているという診断にしたがって治療がなされたが、事態に改善がみられなかったので、つぎに、以前に退学させられた男子学生が呪術を仕掛けているという診断が下された。内科医からは彼女らには異常がないことが発表され、精神科医は「神経症の疑いがある」、また「ストレスによるものかもしれない」といったコメントを出した。同時に宗教学校の規則が厳しすぎることなどが話題となり、全国的な議論に広がった。病気の女子学生は一時的に休学し、その後転校する者もいた。

ベイトソンはアメリカの分裂病の事例にもとづいて、ダブルバインドの特徴として、当事者間でメタレベルの議論、メタ・コミュニケーションがなされない点をあげている。マレー人農村における「戦略的あいまい化」と問題への言及を回避し直接対決をさける傾向をすでに述べた。村人は言い争いをしたり一人を悪者にするような議論をよくないとする文化を形成している。その影響で、たとえ戦略的あいまい化が成功しなかった場合でも、メタ・コミュニケーションが言い争いの様相を呈してしまう場合、それを避けようとする。事例1の娘たちとは親しかったので、発病の何年も前から、男性の人間関係の問題点を私は聞き及んでいたが、男性と家族が向き合ってそれについて議論することはなかったのである。妻は近隣のひとびととのおしゃべりのなかでも、問題に触れることはなく、ある村人は「私ならばあちらこちら話して歩くのに」と私に語っていた。メタ・コミュニケーションは封じられていたのである。

そして病気は発生する。ところが、事例に見たように、人災病治療においては、呪術が発せられた方向とその背後構造を分析する際、病人が抱え込んでいる拘束状態について家族とともに語らざるをえない状況ができあがる。人災病療法によってメタ・コミュニケーションが導かれ、ダブルバインドが分裂病にまで発展することがくいとめられるのである。分裂病のような症状はマレー語で狂気（*gila*）とよばれる。カリム[*26]は、恋患い（恋の狂気）から、呪具をもちいた狂気（人災病）へ、そしてそれが解決されないままに進むと、本当の狂気に至るという考え方を紹介している（ちなみにその論文の題名は「狂気への前奏曲」であった）。

人災病療法はメタ・コミュニケーションを発生させるだけでなく、以下に示すように具体的な社会的規範の緩和、意志決定の見直しをもたらす。それは、社会構造を観察するメタ構造、システムを観察するメタ・システムである。

まず、イスラム教では離婚や一夫多妻が認められているが、上記の事例ではいずれも実現しなかった。別の村に居を移し、ふたりきりの生活を送ることによって夫と妻の関係も修復された。

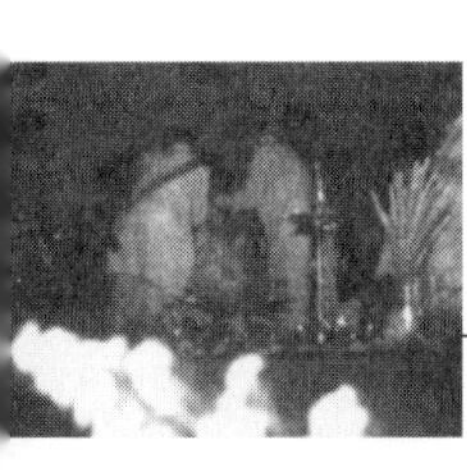

インド系マレーシア人の結婚の儀

第二に雇用の口を増やす修正があった。水田作業の機械化、直播の導入などによって水田での労働機会を失った女性たちに、工場での労働の機会が提供された。

第三に学校の問題がある。学校での問題は教師と生徒の二者間の問題として扱われがちだが、事例にみたように関係者は、教師と生徒と親、教師と生徒と退学者といった三者関係に着目している。教師と生徒、教師と親、生徒と生徒、生徒と親といった関係の複合体として学校が分析され、その問題点が指摘された。また、入学した学校を卒業しなくてはならないという規範がゆるみ生徒の転校が実現した。

## 6　告発の欠如とメタ・コミュニケーション

ここでは、人災病の治療のプロセスと告発の欠如について整理する。

現地調査で具体的な治療の過程があきらかになった人災病（八例）の事例のなかに、最初から人災病として治療された例はない。身体理論にもとづいた治療を試み、症状の改善がみられなかった場合に人災理論が採用されたのである。人災病を治療できるのはカウンター・マジックを実行することができる大ボモとよばれる呪医のみである。大ボモの人災病の診断によって、公式に病因が身体理論から人災理論へ転換する。それと前後して、病人あるいはその周囲のひとびとによる不調の訴えに変化が観察された。それまでは身体の感覚、形態といった症状に着目していたひとびとが、病人の行動に関する言及を始め、同時に人間関係へと視点を広げていったのである。

私が同居して観察した大ボモ・トクワンの人災病の治療プロセスは以下のとおりである。

一、治療の依頼者からの聞き取り
二、霊的存在に病気の原因をたずねる占い
三、人災病と判断された場合には、呪術の方法、仕掛けた理由などの説明
四、呪術を無力化する薬、呪文、マッサージによる治療
五、病人の自宅で、トラの精霊を憑け呪具である人形を捜し出し、呪術を仕掛け人に送りかえす

人災病療法では、人と人の具体的な関係の危機、規範の危機が問われる以上、それは呪術世界をこえてコミュニティの秩序をゆるがす危機を内包している。村人は人災病の治療の過程で病人、家族親族、友人という、病気をめぐる三者関係を探り出し、関係を悪化させているシステムを修正する努力をする。ところが、呪術を仕掛けたと推定された人の告発と制裁は観察されなかった。なぜだろうか。

告発がないことの背景として第一に呪術の完結性と大ボモによる代理戦争、第二に呪術を使うに至った状況を考慮すれば加害者と被害者が逆転する「ねじれの構造」、第三に被疑者の名前を明らかにしない呪医および被疑者をひとりにしぼらない村人の態度などがある（二九八〜三〇六頁参照）。

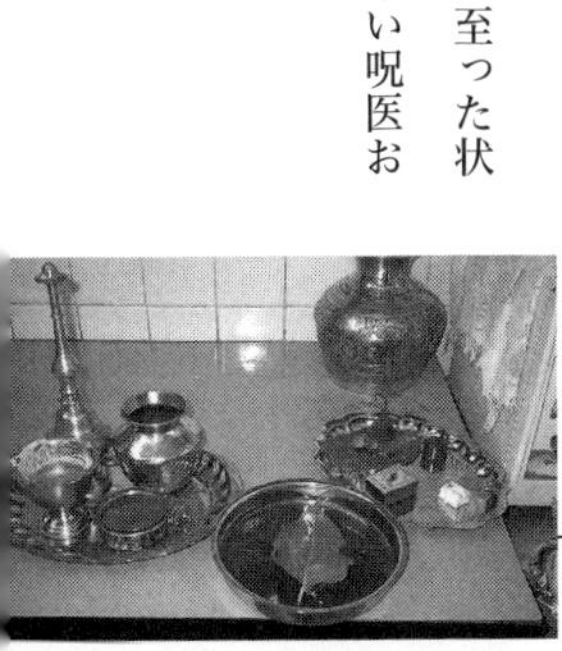

インド系マレーシア人の結婚式のための道具

## 呪術の完結性と大ボモの代理戦争

大ボモの治療の過程を観察してみよう。まず、大ボモの治療体系のなかに、仕掛け人の告白や仕掛け人に対する物理的処置を要求する理論はない。呪術には呪術で対抗する。つぎに、大ボモの診断によってはじめて、人災病は公式に認められ、村人が自分だけで人災病や加害者を判断することはできない。人災病の療法が進んでいくにつれ、相手の呪術の仕掛けを請け負っている大ボモとして他州あるいはタイなどの遠方のボモが登場し、相手方が雇った大ボモの呪術に病人が雇った大ボモがカウンター・マジックで対抗するという展開がみられる。治療を依頼したひとびとの間には、大ボモ同士による呪術的な代理戦争のイメージがふくれあがる。大ボモは戦いを助ける精霊をもち、相手方の大ボモは邪霊を使っていると考えられている。人災病の療法の構造は、人と人との対立と、それを支援する大ボモ同士の戦いと、大ボモをそれぞれ支援する霊的存在の戦いの三層構造になっているのである(図3)。

大ボモ同士の戦いの構図にのって、村人は人災病の発生について盛んに噂話をするが、仕掛け人をつかまえて何らかの処置をするという行動にはでない。また、病気を治療するための呪薬を病人の家族が仕掛けている場面に私が居合わせたことがあったが、「この行動について誰にも話してはならない。治療の効果がなくなるから」と言い渡された。呪術をもちいた治療そのものが秘密裡におこなわれる。

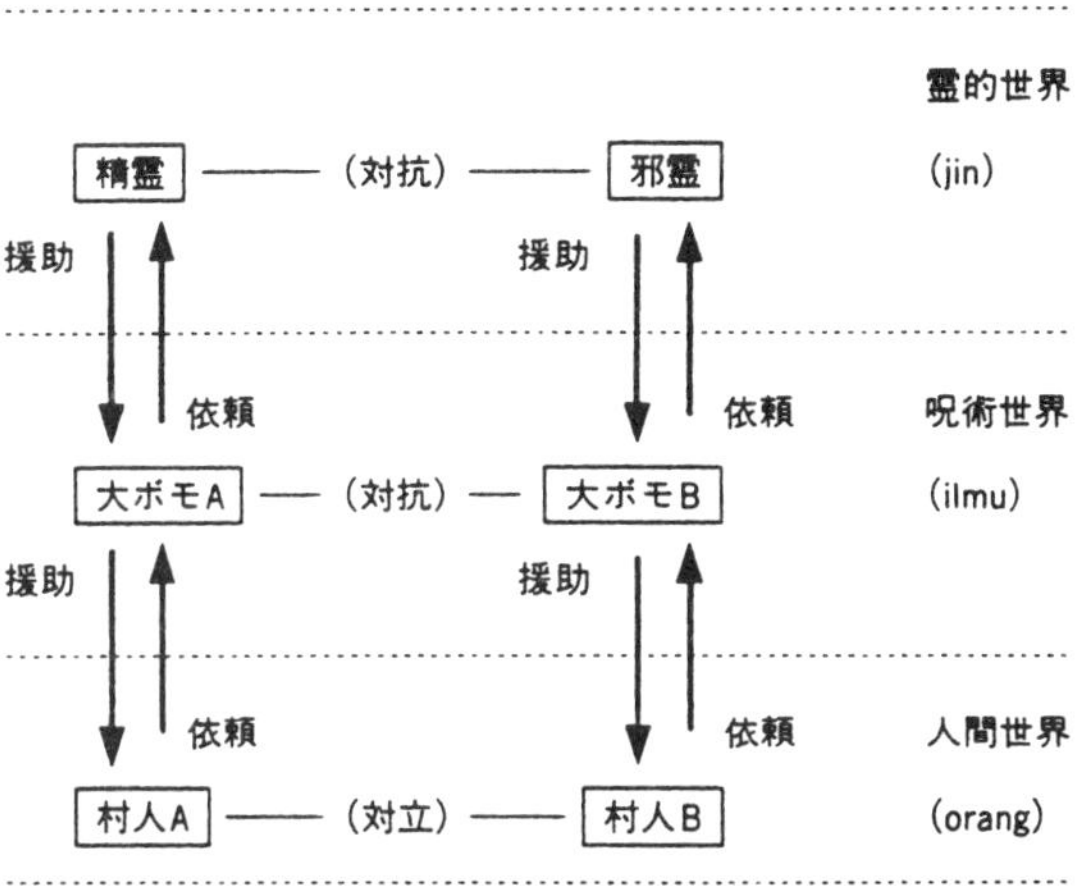


図３　人災病療法の三層構造

大ボモの代理戦争によって暴力を封じ込めたところで、病気をもたらした愛の呪術と憎しみの呪術の発生機序の想像が始まる。それは一県に一人の偉大な治療者としてひとびとから信頼されている大ボモの制御のもとに実施される。呪術の発生機序には、遡れば呪術の加害者は、愛に報われない被害者であり、その哀しみが呪術として可視化されたという「ねじれの構造」がある。

### ねじれの構造

図４を見ていただきたい。発病に関して病人は被害者であり、呪術を仕掛けた側は加害者であるが、同時に、呪術を仕掛けた側は貧乏であったり、恋をしているが報われなかったりする哀しい存在でもある。仕掛けられた側は、お金持ちでありながら人を雇わなかったり、愛されているのにそれ

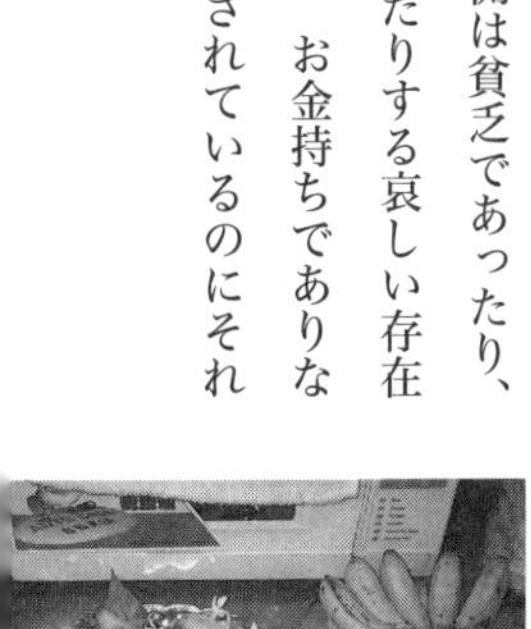

インド系マレーシア人の結婚式のために準備された供物

| | 発病について | 背景について |
|---|---|---|
| | 呪術で病気になった | 金持ちであるにもかかわらず、愛に報いなかった |
| 仕掛けられた側 | 被害者 | 加害者 |
| 仕掛け人 | 加害者 | 被害者 |
| | 人を病気にしようとした | 貧乏、恋しても報われない |

図4　被害者と加害者のねじれの構造（マレー人農村）

| | | |
|---|---|---|
| 仕掛け人 | 呪術で金持ちになった | 一方的加害者 |
| 仕掛けられた側 | 貧乏で病気 | 一方的被害者 |

図5　被害者と加害者の一方的構造（ザンビア・メヘバ難民キャンプ）

に報いなかったりと、病人はこの次元では加害者であるともいえる。そして、加害者を呪術に走らせたのはまさに病人であったということになる。このように、次元を変えれば被害者と加害者は逆転しうるもので、村人はいずれに対しても同情と反発の感情をもち、制裁行動をとることができない。

　アフリカにおいては、ねじれていない「一方的な構造」が観察された。図5に示した一方的構造は、アフリカ・ザンビアの北西部メヘバの難民キャンプで調査中に私が聞き取った事例である。仕掛けた側は呪術をもちいて裕福になり、仕掛けられた側は貧乏なままでしかも病気になったという。病人は一方的な被害者である。村人の反発の感情は加害者である仕掛け人に集中する。

**加害者の匿名性**

これは、制裁を抑制する重要な要素である。私に住み込み調査を許してくれた呪医は、呪術を仕掛けた人の名前を明らかにしなかった。他の呪医は、「愛の呪術」による人災病の治療のために、呪術をもちいた可能性がある人の名前を病人に言わせた後に、悪意があって仕掛けたわけではないので仕返しをしてはならないこと、本人に出会っても平静を装うようにと病人に注意した。そして、その注意を守らなければ治療の効果があがらないばかりでなく、呪医の心身に変調が生ずるであろうと言った。また、村人たちは、あの人が恨んでいるかもしれない、この人かもしれないと被疑者をひとりにしぼりこまずにいろいろな可能性を考慮する。このように、治療の過程で被疑者が明らかにされなかったり、一部の人が疑いをもっていてもそれがひろまるのを防ぐ手段が講じられている。呪術的世界が裏の世界として完結し、暴力として表に出ないようにするための装置が治療に組み込まれているのである。

呪術は病人側の想像した哀しみの隠喩（「感情の隠喩」三七頁～　参照）である。呪術の発信元を探すということが、哀しみのありかを探すことであるという意味を考え合わせれば、複数の加害者が想定されるということは当然のことと言えるだろう。

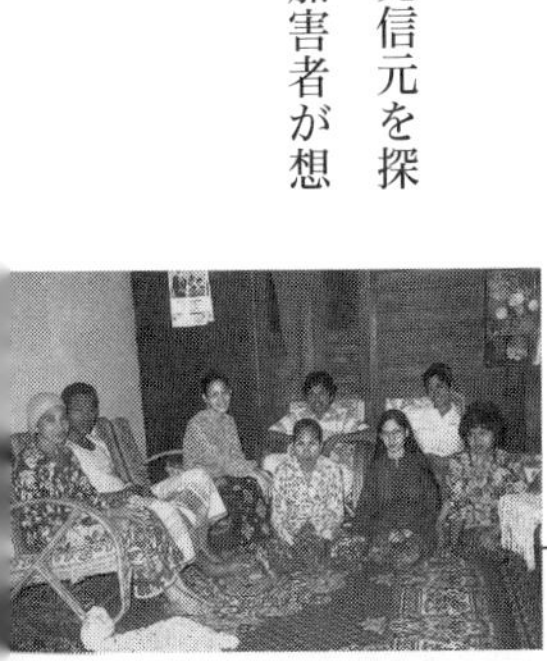

ある家族

## 7　結論と考察

マレー人農村の人災病療法は、被疑者に対する制裁を抑制する仕組みを内包させつつ、呪術理論を導入して人間関係の不調和をとらえそれに対処する回路である。ベイトソンのダブルバインド仮説においてはダブルバインダーと被害者の二者の問題がおもに取り上げられ、問題の原因はダブルバインダーの矛盾した行動にあった。このように、我々にとっては二者間の対立の図式が一般的だが、本論では三者関係に着目することによって当事者の個人的な性格の問題などに還元できない制度と人間関係の相互作用を分析できることが示唆された。

人災病治療に告発と制裁を抑制する装置を内包させることによって、村人は抽象的なレベルに踏みとどまって病人と他者とのコミュニケーションについて議論することができる。

人と人のコミュニケーションの問題点について、村人は争いを避けてあいまい化するという方法によって隠蔽していた。しかし、呪術を仕掛けられた（とする）ことが人災病の診断によって公式に決まると、他者からの愛情や恨みが呪術というかたちをとって顕在化する。「あいまい化」は解かれ、大ボモの制御のもとにメタレベルの議論が展開する。その意味で、呪術はメタ・コミュニケーションを成立させるのである。

ひとびとは、人災病をもたらした呪術のなかに、呪術を仕掛けずにはいられなかったほどの恨み、呪術に頼ってでも愛情をつなぎ止めようとする必死の努力を読みとる。呪術は他者の心の読み取りの次元を形成しているのである。人災病の療法は、呪術を仕掛ける人間の個人的な異常性を問わず、仕掛けた人間と仕掛けられた人間をふくむダブルバインド状態の異常性をとらえ、これを修正することによって病気に対処する。このように考えれば、技術的制度的な変化のただなかにあるマレー人農村において、人災病が増加していることは理解可能である。

社会関係から呪術を解明しようとするこれまでの研究で、呪術は身近な人の間に起きる場合と対立する二集団の間に起きる場合があること、個人的な反感や敵意から生ずることが指摘されたが、これまで今回マレーシアの人災病の事例にみられたような内部構造は明らかにされなかった。メタ・コミュニケーションとしての呪術が他地域でみられるのかどうか、より詳細な間文化的比較をすることが今後の課題である。アフリカにおける研究とアメリカ・インディアンについての研究によって、邪術が人間関係の問題と関連があるということはくりかえし報告されてきた。[*27] 掛谷誠[*28]は、アフリカのタンザニアに居住する焼畑農耕民トングウェの事例にもとづいて、「限られた富のイメージ」と「妬み」の議論をさらに進め、妖術信仰として制度化された妬みが地域の富の平準化を支えているとした。これをコミュニケーション理論で解釈すれば、ものの動きというコミュニケーションについて、妖術信仰の言語をもちいたメタ・コミュニケーションが発生し、メタ・コミュニケーションはふたたびものの

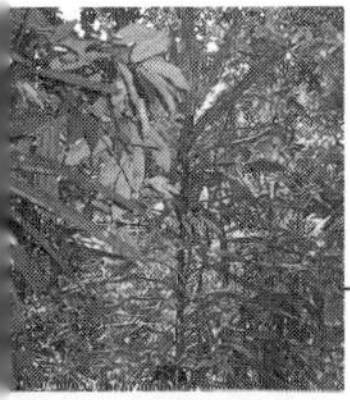
産後の煎薬の植物スラヤンヒタム。産後の象が食べるのを見て人が習ったと言い伝えられる

動きにフィードバックすると解釈することができる。この理論は、社会のなかで突出した富を得ると妖術師として告発される危険があるため、これを恐れたひとびとによる富の放出が発生しているとするものである。実際に妖術師として告発された場合にこの一方的構造のもとでは自殺したり殺害される恐れがある。しかし、自殺や殺害が別の方法で制御される可能性はある。[*29]

謝辞

現地調査のさいは村の方々、伝統医とそのクライアントの方々にお世話になった。心よりお礼を申し上げたい。本稿は平成七年度の日本人類学会民族学会連合大会で発表した論文である。大会において末成道男（東京大学）、染谷臣道（静岡大学）をはじめとする諸先生方から貴重な助言をいただいた。渡辺公三先生（立命館大学）の書簡および論文から示唆を得た。記して謝意を表します。

注

＊1　板垣明美、一九九五『マレー人農村の民間医療に関する文化人類学的研究──人災病の療法と文化社会的機能──』東京外国語大学アジア・アフリカ言語文化研究所、本書所収。同、一九九六「マレー人農村の技術変革と伝統医療の役割──」『医道の日本』六二二一〜六二二四、医道の日本社

＊2　Evans-Pritchard, E.E., 1937, *Witchcraft, Oracles, and Magic among the Azande*. Oxford: Clarendan Press, p.1　E・E・エヴァンズ＝プリチャード、一九八四「アザンデ族の魔術」、M・マーヴィック編『魔術師──事例と理論──』未来社

*3 Evans-Pritchard, ibid., pp.226-227.

*4 板垣、前掲『マレー人農村の民間医療に関する文化人類学的研究』一一〜一九頁

*5 同、二四頁

*6 村人一三七名への面接調査のさいに人災病になった経験があるとわかったのは二名（一・五％）、得られた症例六二三例のうちの人災病の割合は〇・三％（二例）であった。村人への自由面接と伝統医の自宅（人災病治療を得意とする伝統医の自宅をふくむ）における観察によって集めた症例のうち病因が明らかになった事例は一三九例、そのうち人災病は一六例（一一・五％）であった。

*7 口羽益生・坪内良博・前田成文編、一九七六『マレー農村の研究』創文社。前田成文、一九八九『東南アジアの組織原理』勁草書房。立本成文、一九九五「海と文明」、小泉格・田中耕司編『講座　文明と環境　第一〇巻』朝倉書店など。

*8 口羽他、前掲『マレー農村の研究』

*9 関本照雄、一九八九「マレー半島のジャワ人移民社会――サバ・ブルナム調査ノート」『東洋文化研究所紀要』第一〇九冊

*10 板垣、一九八九「『人災病』の発生と処置」『族』九。同、一九九一「マレー農村は変わったか」『族』一五。同、一九九三「西マレーシア・マレー人農村の病因論と養生法」『族』二一

*11 板垣、一九九六「マレー人農村におけるおしゃべり活動とその成員」『横浜市立大学紀要　人文科学系列第三号』

*12 板垣、「マレー農村は変わったか」『族』一五、筑波大学歴史・人類学研究科

*13 ルーマンによればコミュニケーションとは「伝達・情報・理解」の総合体とされる（西阪仰、一九九〇「コミュニケーションのパラドクス」、土方透編『ルーマン／来るべき知』勁草書房、六八頁）。ケダ州マレー人は笑いをとったり、共に泣いたりしながらすわっておしゃべりすることを楽しみとし、べ

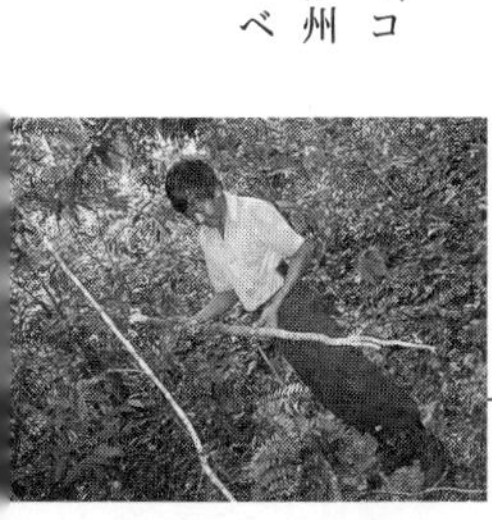

ルブアルブアル、センバンセンバンといった単語をもちいて、話す（チャカプ）とは別に表現する。

＊14 I・M・ルイス、一九八五『エクスタシーの人類学』法政大学出版局

＊15 板垣、一九九六「病を共有するひとびと——マレー人農村における邪霊病——」『創文』三七三

＊16 板垣、前掲「西マレーシア・マレー人農村の病因論と養生法」

＊17 板垣、前掲「マレー農村は変わったか」、サンプル数九。三か月間の作業日誌より

＊18 板垣、前掲「マレー人農村におけるおしゃべり活動とその成員」

＊19 同、六四～六七頁

＊20 板垣、前掲「マレー農村は変わったか」

＊21 同

＊22 Bateson, G. (1972) *Steps to an Ecology of Mind.* Harper & Row Publishers Inc.　G・ベイトソン、一九九〇『精神の生態学』思索社

＊23 同、二九六頁

＊24 ブルノー・J・フランク、一九九六『事例　心理学事典』安田一郎訳、青土社

＊25 事例について、詳しくは板垣、前掲「『人災病』の発生と処置」および『マレー人農村の民間医療に関する文化人類学的研究』

＊26 Wazir, Jahan Karin, 1985, Prelude to madness: The language of emotion in cortship and early marriage, *Emotions of Culture: A Malay Perspective.* Wazir jahan Karim (ed.), Oxford: Oxford University Press.

＊27 M・マーヴィック編、一九八四『魔術師——事例と理論——』未来社

＊28 掛谷誠、一九八三「拓みの生態人類学」、大塚柳太郎編『現代のエスプリ・人類生態学』至文堂

＊29 例えばヌアー族の豹皮祭司による調停。E・E・エヴァンズ＝プリチャード、向井元子訳（一九九五）『ヌアー族の宗教　上』平凡社、二〇五～二一二頁［E. E. Evans-Pritchard (1956) *Nuer Religion.* Oxford. Clarendon Press］

# 六

# 伝承された医療と「人災病」

## マレー人農民の療法の医療人類学

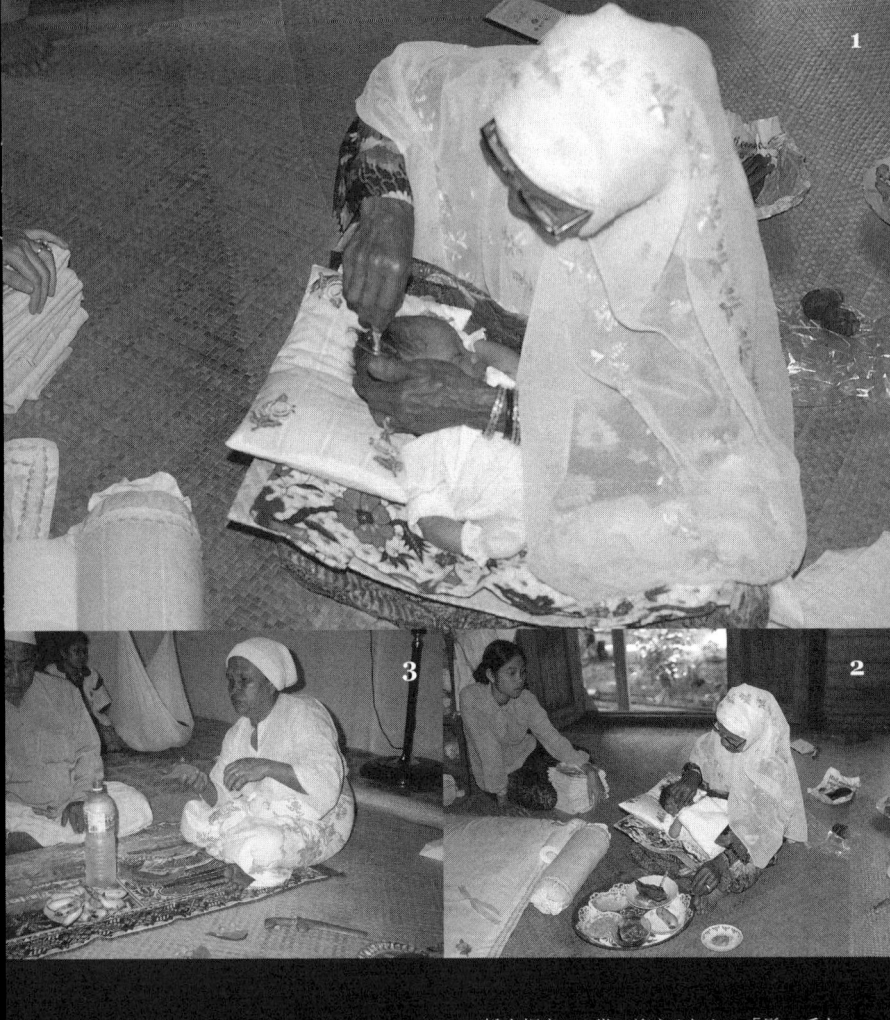

**1** –新生児をこの世に迎えるための「髪の毛を剃る儀礼」を実施する産婆（ビダン・カンポン）
**2** –母に見守られながら新生児の母方の高床式の自宅で静かに儀礼が進む。盆の上の供物はキンマの葉、檳榔の実、謝礼のリンギット札など
**3** –トランス状態（マレー語でテルルパ）の状態で治療儀礼を実施する産婆。治療を助ける祖先霊（ト・ネネ）が宿ると、産婆の身体が傾いて、インドネシア訛りのマレー語で話すという。手に持っているのはキンマの葉と檳榔の実。前にはキンマの葉と檳榔の実とバナナと水。病人の家族が持ち帰って治療薬とする

# 序章　研究の目的と方法

## 1　民間に伝承された医療の評価

地域の自然的文化的なシステムに組み込まれた伝統的な医療技術、いわゆる民間に伝承された療法は、地域のひとびとが世代をこえて蓄積してきた病気治療の知恵である。しかし、その評価は定まっていない。地域のひとびとによって、民間に伝承された療法がどのように、そしてどの程度利用されているのか、治療効果はあるのか、といった基本的なことがらがあきらかにされていないからである。民間に伝承された療法にもちいられる薬用材料の一部については薬理学的、生化学的な研究がすでに実施されている。それは民間療法を近代療法の論理で評価するものである。しかし、薬理学的な方法では、民間に伝承された療法を自然的文化的なシステムに組み込まれた本来の姿のままで研究することは難しい。

本研究は、自然的文化的セッティングのなかでの村人の病気治療をめぐる行動を臨床的な視点からとらえ、各種療法の利用頻度、療法選択の背後にある固有の論理をあきらかにするとともに、近代療法では代替できない分野である呪術的な療法の文化社会的な機能を解明することを目的とする。

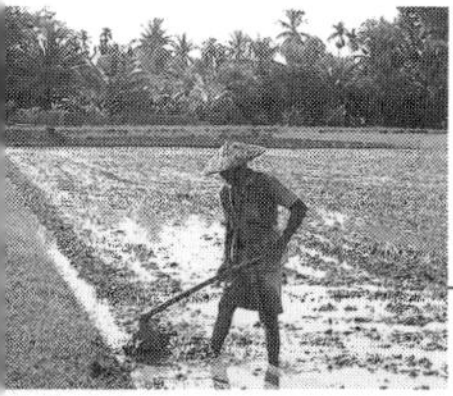

水田作業

この目的のもとに、マレーシア・ケダ州ムダ地域の稲作農村を調査対象地として選定した。

研究の方法は、対象地域における長期滞在調査である。調査の内容は、住民に対する病気治療の体験についての聞き取り調査、日常生活の一場面における病気治療の観察と聞き取り、そして伝統医宅での民間療法による病気治療の観察と聞き取りである。

## 2 これまでの研究と本研究の位置づけ

チェン[*1]は、医療と文化・伝統との関係などを扱い、マレーシアにはさまざまな民族が住み、近代医療が普及する一方で、各民族固有の医療もしっかりと確立されていると指摘している。

マレー半島における保健・医療サービスの需要を経済モデルに依拠して分析したヘラー[*2]は、全体的な医療需要は、価格と利用に要する時間的コストに対して非弾力的で、収入に対しても非弾力的であり、消費者はあきらかに代替的医療ケアとの相対的価格に反応しているという結論を出した。また消費者は、利用に要する時間の使い方に敏感で、移動時間と治療時間が長くなると需要は減少すると報告している。

マンダンら[*3]は、マレーシア社会が多民族国家であるという特性を指摘した上で、近代医療の導入とその効果について健康省の報告をまとめ（出生時の平均余命は、男性は一九五七年の五六歳から一九七一年の六三歳に、女性は一九五七年の五八歳から一九七〇年の六六歳に伸びた）、病院のドクターの活動と、その社会的影響力が大きいことを報告した。

マレー人の伝統医療は呪術的側面を多分にもっている。スキート[*4]は"Malay Magic"と題する著書のなかで数多くの呪文や儀礼のプロセスを報告した。スキートによると、ケダ州（本研究の対象地域）においては女性が邪霊を養いこれを利用することはめずらしいとは考えられていない。医師であったギムレットはマレー人の毒物と呪術による治療について著し[*5]、マレー人の伝統的な医療用語と、薬用植物の辞書を作成した[*6]。

ウィンステッド[*7]は、マレー人の呪術を歴史的視点から分析し、マレー人の呪術が、歴史的にヒンズー、仏教、スーフィズムなどの影響を受けながら、多種類の要素を矛盾なくとりこんでいることを指摘した。

エンディコット[*8]は、上記の資料のほかにアナンデール[*9]、キュイジニエ[*10]などの著作にもとづいて、マレー人の呪術を分析し、マレー人は、存在の物質的側面（material plane）と霊的側面（essential plane）を区別し、それぞれの側面を下位カテゴリーに分割して序列づけていると報告した。また、存在が物質的に分化するほど霊的な力は低下すると考えられているという。このような理論的背景のもとに、邪霊の起源をあきらかにする呪文をとなえて邪霊を分化させ、その霊的な力を弱める呪術的な治療が成立するのだという。そして、そこには、境界領域をふくむ三元的な認識の構造があり、呪術は境界

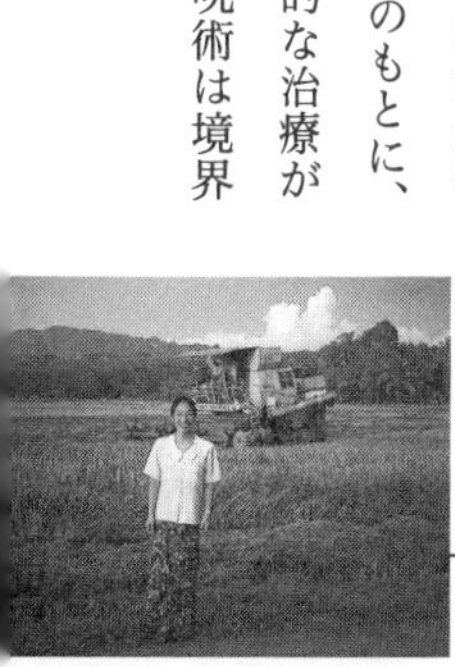

収穫期の水田

の操作にかかわっていると結論づけた。

レーダーマンは、トレンガヌのマレー人の民間療法について研究し、産婆の活動や食物禁忌の理念と実践、[*11] マイン・ペットリという儀礼などについて報告し、[*12] 個人のパーソナリティーと治療の関連を指摘した。

ワジル・J・カリム[*13]は心理的な動態と関連させて呪術現象を検討、ケダ州において現地調査を実施し男女交際にかかわる呪術と狂気（*gila*）に関して報告している。彼女によれば、ケダ州マレー人は男女関係にかかわる病気を「恋の狂気（*gila cinta*）」、「邪霊侵入（*masuk hantu*）」、「呪術による狂気（*kena buat orang*）」、「本当の狂気（*terus gila*）」、「呪具による狂気（*gila benda*）」、「メロヤン狂気（*gila meroyan*）」という具合に表現する。ワジル・J・カリムはそれぞれの病気について検討し、恋の狂気は個人的（personal）な問題、邪霊侵入と呪術による狂気は個人間の相互的（interpersonal）な問題、本当の狂気と呪具による狂気は公的（public）な問題とよみとることができるとした。

これまでの研究においては、治療者の側から、おもに呪術について、歴史的、認識論的および心理的な視点からの研究がなされたが、私は村人の行動と論理に着目し、村人にとっての各種医療の役割を解明することを試みている。治療者の側からの研究ではみえにくい村人の医療行動の動態をとらえ、村人がみずからの身体観、病因論にもとづいて、どのような診断を下し、どのような療法を選択するかという点についてあきらかにすること、そして、病気治療がおよぼす文化社会的な波及効果について検討することがねらいである。

レーダーマンが調査したトレンガヌ州と、ケダ州の間には地域差がみられる。本研究はケダ州マレー人の民間療法についての研究であり、これをもってマレー人全体についての結論とすることはできない。[*14]

## 3 人災病

人災病とは、ある人物Aに対して恨みあるいは愛情をもった人物Bが、Aを思いどおりに操作しようとしてもちいた呪術（*ilmu*）によってAの心身に発生したと考えられる病気である。呪文や薬によって人の心を操作したり、けっして傷つかない身体をもったり、霊と交信したりする知識や方法はマレー語でイルムとよばれる。伝統医が病気を治療する方法もイルムであり、他人を病気にする方法もイルムである。イルムという言葉には、いわゆる秘術的、神秘的な意味がこめられ、さらに、知恵や科学という意味もある。イルムは、よい方向に使えばすばらしいものであるが、使い方によっては恐ろしいものになると考えられている。多くのイルムをもつ伝統医は、病気を治療することができると同時に、ほかのさまざまなことをなすことができる両義的存在ととらえられている。

人災病をもたらす呪術にはおもに二種類あり、憎しみの呪術（*ilmu sihir*）と、相手の愛情を得よう

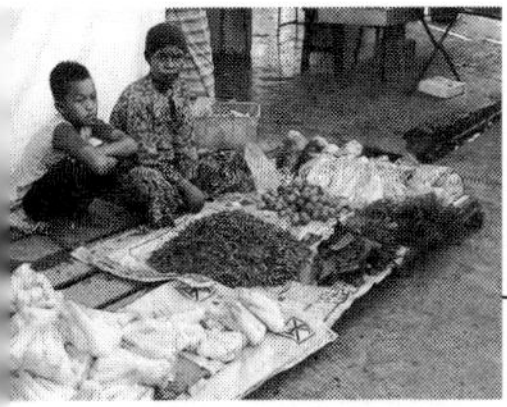

市場

とする愛の呪術（*pengasih*）である。いずれも呪薬や呪文をもちいた呪術であるが、愛の呪術の場合、呪術を仕掛けた人には悪意はないと考えられる。

伝統医がこの病気の診断を下すときはカナ・オラン（*kena orang*）病、ブアタン・オラン（*buatan orang*）病という。オランは人、カナは被害、ブアタンは「したこと」である。すなわちカナ・オラン病およびブアタン・オラン病は「人の被害にあった病気」、「人にかけられた病気」である。ここではカナ・オラン病、およびブアタン・オラン病の訳として人災病という言葉をもちいる。

ギムレットとトムソン[*15]は、ブアタン・オランを邪術（sorcery）と訳したが、私がこれに人災病の訳語をあてる理由は以下の通りである。

ギムレットとトムソンがもちいた邪術の語は、エヴァンズ＝プリチャードのアザンデ[*16]についての報告を参考にしていると考えられる。エヴァンズ＝プリチャードは妖術（witchcraft）と邪悪な呪術すなわち邪術（sorcery）を区別した。それによれば、邪術は外在する手段、呪薬、呪文等により他者に神秘的なかたちで危害を加えるものであり、妖術とはこういった外在する手段をもちいることなしに他者に危害を加えるものである。アザンデ族は妖術と呪術を呼び分けており、妖術を呪術と同様なものとはみなしていない。妖術をひきおこす神秘力について、加藤と浜本[*17]によれば、スーダンのザンデ族とナイジェリアのティヴ族は、他人に危害を加える神秘的な力が妖術者の体内の実態に由来するものであり、死後の解剖によりこういった実態を確かめることができるという信仰をもっているという。

ケダ州のマレー人農村で人災病をひきおこす呪術は、呪文や人形などの外在的手段をもちいるものであり、呪術をもちいたと疑われる加害者は普通の人で、彼らは体内に神秘的な力を宿すウィッチではない。ケダ州マレー人は、体内に不気味な神秘力を宿したウィッチのみが人を病気にするとは考えず、ある種の状況に追い込まれたならば、だれでも呪術を使う可能性があるという前提に立っている。したがって、人災病をもたらす呪術はエヴァンズ＝プリチャードがいう邪術に類似しており、妖術ではない。

しかし、人災病を邪術病とすることには以下の問題点がある。第一にマレー語で邪術はイルム・シヒル（*ilmu sihir*）であり、ブアタン・オラン（*buatan orang*）ではない。第二に、人災病をもたらす呪術は憎しみから発するだけではなく、相手の愛情を得ようとする気持ちから発したものもある。その場合、呪術を仕掛けた人に悪意はなく、その呪術は邪術と区別して、愛の呪術（*pengasih*）とよばれる。以上のように、邪術および妖術とブアタン・オランのあいだにはずれがある。ブアタン・オラン病という病名によって強調されるのは「オラン（*orang*）」すなわち「人」であって呪術ではない。そこで、カナ・オラン病、およびブアタン・オラン病を現地語にしたがって人災病と訳すことにする。

このような訳語は、病気と生活環境とのかかわりを現地の論理的枠組みで整理するという私の方法論とも関係する。医療と生業、あるいは医療とつきあい関係などは生活のなかでは連続しているが、研究対象としては別の範疇に入る。しかし、これら諸事象の相互の関連について検討する場合は、医

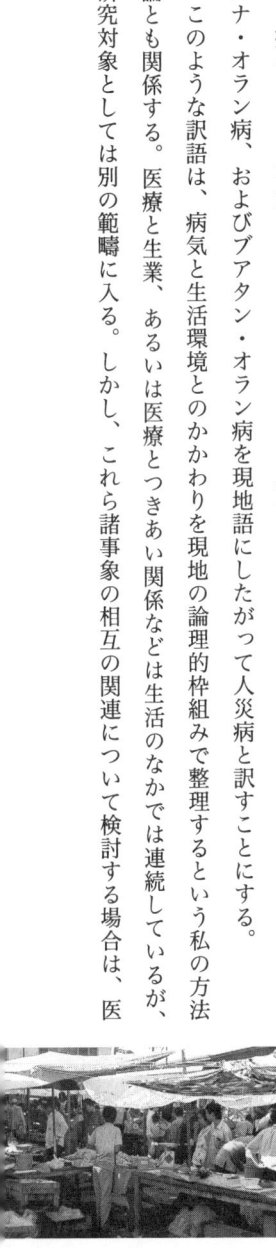

市場

療と生業を別の範疇として扱うためにあみだされた専門用語を採用することで、対象となる文化が内包する論理的一貫性を見失う危険が生じる。そこで、過去の研究成果との異同を念頭におきながら、現地語にしたがった訳にもとづいて分析する。

# 第一章　対象地域の概観

## 1　対象地域と現地調査

マレーシアは、マレー半島と、ボルネオ島の北部からなる。首都はクアラルンプール、国語はマレー語である。面積は約三三万$km^2$、人口は約一三〇〇万人（一九八〇年センサス）である。住民はマレー系約四七%、中国系約三四%、インド系約九%とその他先住民族からなる。[*1-8] 本稿でいうマレー人とは一般にオラン・ムラユ（*orang Melayu*）とよばれるマレー系住民のことである。また、同じマレー人でも州によって多様性が見られるが、とくにケダ州のマレー人のみを指すときはケダ州マレー人とした。

本研究の対象地域は、マレーシア・ケダ州の稲作農村G村、K村そしてS村である。G村とK村は、マレーシア国内で最大の稲作地域であるムダ平野に属する。マレーシア政府は、コメの増産をはかるために、ムダ平野においてムダ潅漑プロジェクトを実施した。このプロジェクトには世界銀行が資金を提供し、潅漑施設が完成した一九七〇年以降、プロジェクト地域の農民はコメの二期作化、農作業の機械化、新品種・化学肥料・農薬の導入といった技術的変化のただなかにいる。私は、ムダ潅漑プ

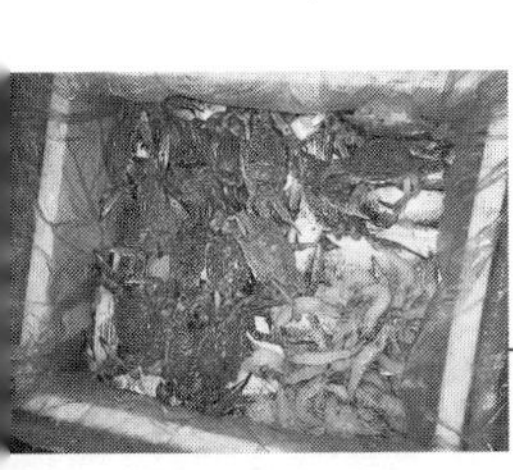

市場で売られていたエビとカニ

ロジェクトにともなう技術的変化の状況と、村人の病気と治療について総合的な調査をすすめた。

現地調査は、一九八二年から一九八七年にかけて、広域調査を含めて約二一か月間実施された。そのうち一四か月間はケダ州の稲作農村G村とK村におけるインテンシブな調査についやされた。調査地の気候は一年をとおして温暖で、雨季と乾季のわかれる熱帯モンスーン気候である。

## 2　村の概観

主たる調査地である西マレーシア・ケダ州（*Negeri Kedah*）クバンパス県（*Daerah Kubang Pasu*）ジュラム郡（*Mukim Juram*）G村（*Kampung G*）は、ムダ潅漑プロジェクト地域の東端に位置する（図1）。G村の構成は、戸数二〇三戸、人口九一一人（一九八三年郡長調べ）。村人はマレー系マレーシア人で、イスラム教徒である。村人の主要な生業は稲の二期作である。

マレーシア・ケダ州クバンパス県トゥンジャン郡（*Mukim Tunjang*）K村は、戸数一六一戸、人口推計六三〇人（一九八七年戸別調査）の村である。K村は、G村と同様ムダ潅漑プロジェクト地域の東端に位置し、村人の主な生業は稲の二期作、宗教はイスラム教である。

ケダ州S村はクバンパス県に位置するが、G村およびK村よりも二〇㎞ほど北方にある（図1の範囲よりも北に位置する）。S村は、人災病を治療できる伝統医の住む村で、私はその伝統医の家に居住し、

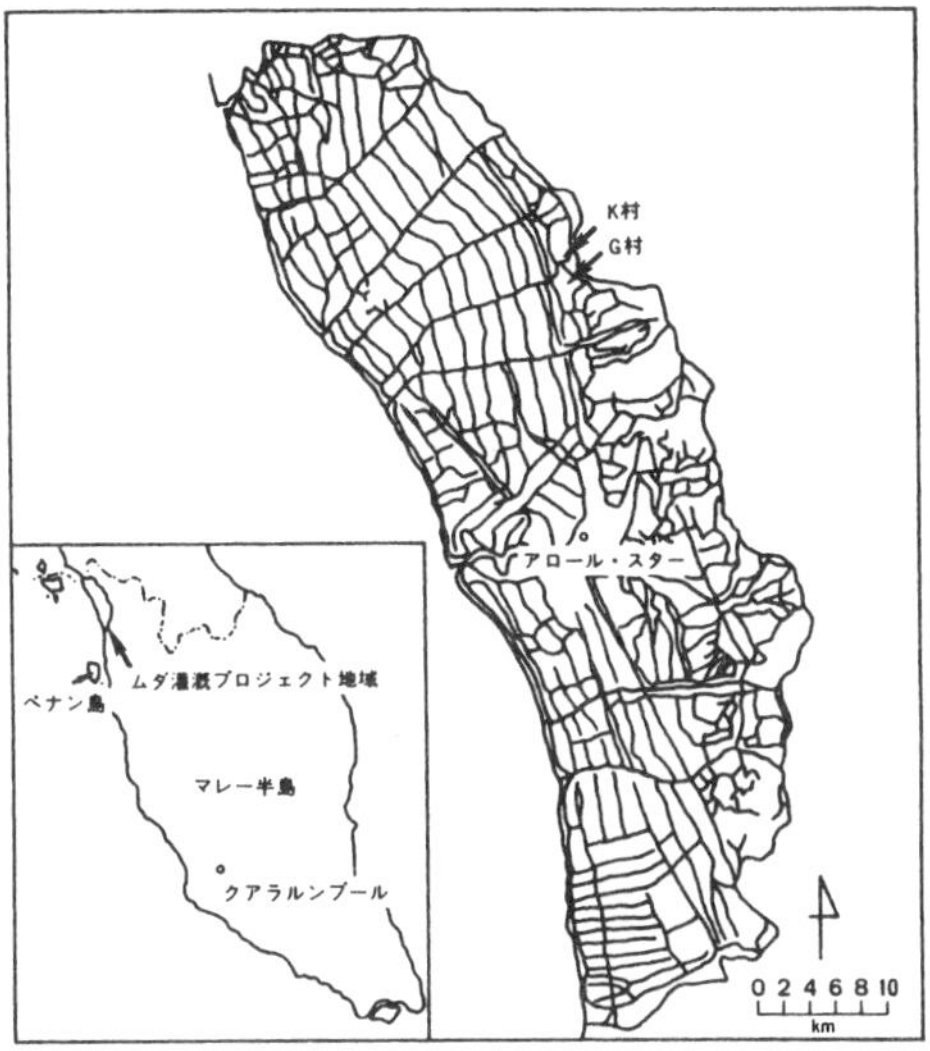


図１　ムダ地域の水路網およびG村とK村の位置（網状の線は水路）

彼の治療法について調査した。

S村の村人は、G村およびK村と同様にイスラム教徒である。戸数二五戸の村で、G村およびK村よりも規模が小さい。住民は稲の一期作とゴム樹液の採集を主な生業としている。

集落には名前が付いているが、名前の前にカンポンという言葉を配して「〜村」という意味を表す。したがって、カンポンGをG村と訳した。マレー語のカンポンは、広くは集落全体を、狭くは親族の共住地区のまとまりを意味する。しかし、カンポンには水田は含まれない。

村人は集落全体だけではなく、親族の共住地区をさして「私たちの村（カンポン）」という。「村人（*orang kampung*）」という言

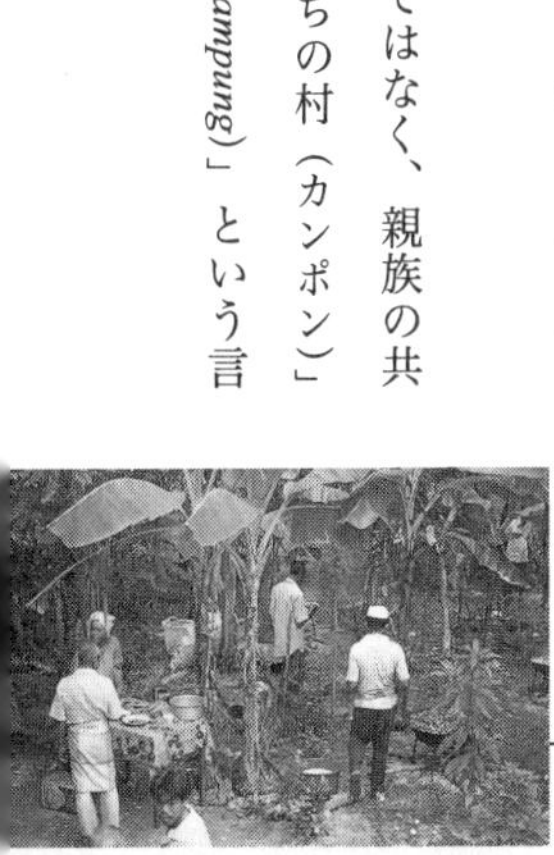

共食会の準備

葉には独特の親しみがこめられる。また、都市人（*orang bandar*）と対比してもちいられることもある。村の慣習（*adat*）を守り、繊細（*hati lambut*）な村人とは異なり、都市人は、村の慣習を好まず、つきあいも粗雑（*kasar*）だというのである。

G村は水はけが良いやや高い土地に位置し、遠くから見ると村の西側にひろがる広大な水田に浮かぶ島のように見える。東側には水はけの良い土地があり、ゴム林として利用されている。

灼熱の水田に比べ、村は、ヤシをはじめとする多くの果樹が茂っているため涼しく、木々にかこまれた井戸があるので飲料水も容易に得られる快適な空間である。また、村の開設の時には霊的な処置がなされ、原野や原生林の邪霊から守られた安全な空間として建設されている。

水田と村の境界域、屋敷地と屋敷地の境界域は、果樹が茂り、小さな畑が作られている地域で、フータン（*hutan*：森）、あるいはカブン（*kebun*：樹園地）とよばれている。

住居は木造の高床式で、風通しが良いように設計されている。[*19] 高床式家屋の基部は半解放的な空間となっていて、雑談がおこなわれたり、米つきや油作りなどの作業場となったり、共食会が開催されたりする。午後になると風が通って涼しいので、昼寝の場所としても利用される。

村人は果物の揚げ物と飲み物を朝食として摂る。昼食と夕食は米の飯が主食となり、副食として、おもに揚げ魚とカレー（イモ類、バナナなどの調理用果実、あるいは魚類が入っている）がつくられる。ゆで野菜や木の葉をとうがらしのたれで食べるウラムという料理や、野菜炒めを食べることもある。

朝と午後にはお茶の時間を設け、夕食と就寝までの中間に夜食を摂ることがある。このときには、果物やマレー菓子を食べる。

男性はシャツとズボンを身につけて外出するが、家では腰巻布（サロン）だけをつけている。モスクに行くときには腰巻布とモスク用の上着を特別に着る。女性は、ブラウスとロング・スカートのツーピースをまとい、頭にはかぶりものをして外出するが、家ではバティク（ロウケツ染め）の腰巻布とブラウスを着る。

G村の起源はあきらかでないが、古い村だといわれている。ムダ地域の集落の形態を研究したモハッド・タミン[*20]によれば、集落の形状にはクラスター状、塊状、帯状の三種類がある。クラスター状と塊状の集落が比較的古い集落で、多くの慣習が強固に残されている。一方、帯状のものは最近移住したひとびとによってつくられた新しい集落に多くみられるという。G村はクラスター状を呈しており、現在六〇歳代の住人から数えて少なくとも三代まえからこの村に住んでいるという。

G村が古い村と考えられるもうひとつの根拠はジャラン・ペルリス川である。口羽他[*21]によれば、G村の位置するジャラン・ペルリス川沿いは、ケダ州のなかでもっとも早い時期に水田開発が進んだところである。

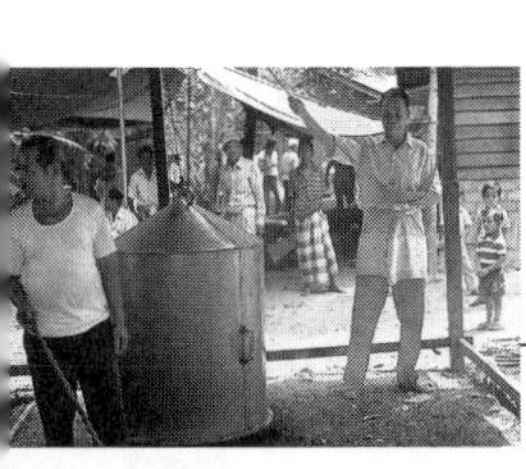

モチゴメを蒸す

## 3　G村の生業

G村は、上地区（*darat*）、中地区（*bawah*）、下地区（*hilir*）、二次林地区（*belukar*）にわかれる。一軒の家に居住して生計を共にするのは、主として夫婦と未婚の子供である。各家族の家計を支える仕事（*keraja*）は水田耕作だけを主な仕事とする水田単一型、水田とその他の仕事を組み合わせた水田複合型、仕事をしない引退老人世帯、その他（作業請負などで生計を立てている）に分類できる。

仕事の内容を調査した七〇家族のうち、水田複合型の農家が四一戸ともっとも多く、水田単一型の農家は二一戸、引退老人の世帯が四戸、水田耕作をせず作業請負などで生計を維持しているのが四戸である。水田複合型の農家（四一戸）は副業として、ゴム園経営、水田とゴム園における作業の請負などに従事している（表1）。

G村のひとびとは、水田経営、ゴム園経営、水田とゴム園における請負などを組み合わせた多角的な生計維持の活動を展開している。

表1　水田複合農家の副業（G村1983年）

| 仕　事 | 農家数 |
|---|---|
| ゴム園 | 14 |
| 水田とゴム園の作業請負 | 13 |
| 日雇いの建設作業 | 8 |
| 漁撈 | 8 |
| 牛の飼育 | 4 |
| トラックの運転手 | 4 |
| 大工 | 4 |
| 雑貨店の経営 | 3 |
| 果物の販売 | 3 |
| 手工芸 | 3 |
| 森の開拓 | 2 |
| 精米工場に勤務 | 2 |
| 菓子の製造販売 | 1 |
| 魚類の販売 | 1 |
| 個人タクシー | 1 |
| 銀行員 | 1 |
| 公務員 | 1 |
| 保母 | 1 |
| 農業用水路の掃除夫 | 1 |
| 伝統医 | 1 |
| 手配師 | 1 |
| のべ合計 | 77 |

（複合農家数：41）

## 4　技術革新の影響

水田の潅漑施設が完成した一九七〇年以降、G村のひとびとは二期作化、機械化、新品種の導入、肥料・農薬の使用、農民組合の設置、水利慣行の変更など多くの技術的制度的な変化に直面してきた。

私[*22]は、大規模潅漑プロジェクトに対する村人の反応について次のように報告した。

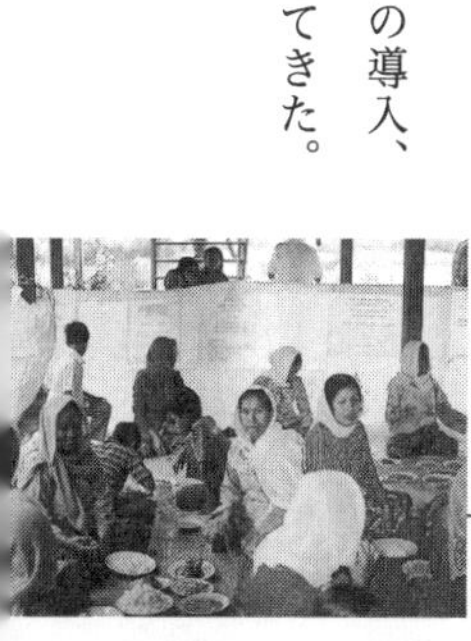

共食会

潅漑プロジェクトは、この地域の伝統的な主要作物である米の増産をめざすものであり、またゴム価格暴落などの影響によって困窮していたムダ農民の利害とも一致した。その結果、二期作面積は順調に拡大し、ムダ地域の二期作化は一応成功したと評価された。

ところが、三年に一回程度で水不足がおき、水利の混乱が続くなかでも、村人たちは上意下達式の水利システムや、ていねいな耕起、農薬の一斉散布、除草など栽培経費と労働時間の増大につながる管理技術は受け入れていない。二期作の密なスケジュールにあわせて作業をすすめるために、作業の速度をあげることが必要となったが、作業時間をのばしてこれに対応することはせず、省力化のために耕起と収穫の機械化をすすめた。ただし、機械は村人の所有ではない。大型機械を所有する中国人商人に耕起と収穫を請け負わせている。

村人は、高圧的なリーダーを好まず、G村ではムダ開発公団と村人の間に立って強力にプロジェクトをおしすすめようとしたリーダーが一部村人に一時的にボイコットされる事件が発生した。また、一九七八年には、ケダ州で農民デモがおき、G村にもこのデモに参加したひとびとがいた。このデモは、二期作の乱れや米価への不満によるものといわれている。政府はこの後、米価に補助金をつけ、肥料の無償供与を開始した。

村人たちは二期作化は受け入れたが、経費と時間をかけた際限ない増産を否定し、デモなどの政治力によって政府のプロジェクトを自己流に修正し「手をかけない二期作」を実現したのである。経費と労働時間の増大を抑え、天水に依存する在来の稲作形態を大きくかえることなく二期作化を実現した形態である。

「手をかけない二期作」は労働時間にも現れている。村人は水田やゴム園の作業をほぼ午前中で終了して村へ戻る。九人の男性に作業日誌をつけてもらったところ、農繁期の水田における労働時間は一人あたり一日平均三・八時間である。

村人は、農繁期でも生産活動をほぼ午前中で終了する。農閑期には、午前中に副業にでかけるか、あるいは生産活動をまったくしない。彼らが生産活動の時間を抑えて守ろうとしているものは人と人とのコミュニケーションの時間である。生活時間の調査によれば生産活動の時間を短くして得られた豊富な自由時間は、談話、引っ越しの加勢、各種の儀礼、共食会などのつきあい活動にあてられる。

密なコミュニケーションによって形成されたつきあい関係は人間関係のネットワークを形成している。村人にとって、重要な時を気の合う人と共に過ごすことは喜びである。それは断食あけの一瞬を共有するという宗教的な喜び、婚礼などのごちそうを共に食べ共に祝う喜び、引っ越しや病気などの苦しいときにひとびとに助けてもらう喜びと結びついて重要性を増すのである。人と共に過ごすことを喜びとする村人の考え方を、「一緒」、「同様」を意味するマレー語のサマサマという言葉をもとにしてサマサマ思考とよぶことにする。

時間を効率よくお金に換え、最大の利益をあげようとするとき、人は「時は金なり」という。G

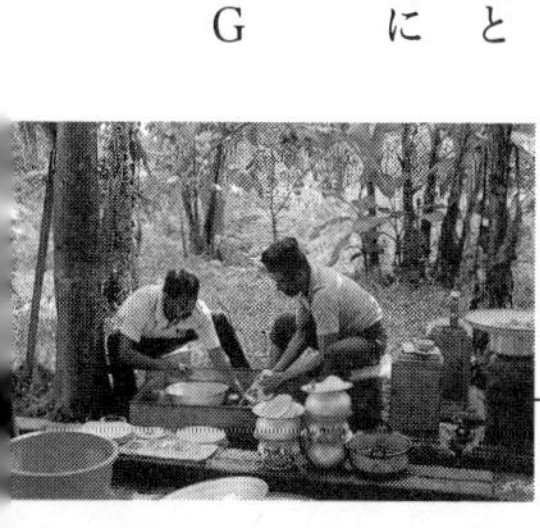

共食会のあとかたづけ

村のひとびとにとっては、最大の利益をあげたとしても人と共に過ごす時間を失っては何にもならない。ここではむしろ「時は人なり」である。人と共に時を過ごすことが喜びであり、生きているひとびとから時を切り離しそれをお金に換算することはできないのである。

村人は、人と共に過ごすための時間的空間的構造を「カンポン」に創造してきた。「人」こそは楽しみの源である。しかし、だからこそ、「人」をめぐる悲しみもつきない。彼らは呪術をふくむあらゆる方法で他者の心に接近しようとする。思いどおりには操作できない、目にも見えない他者の心というものに深く根ざして生きているのである。

村の人間関係のネットワークの経済的基盤は、水田やゴム園における作業請負をとおした「富の共有」[*23]である。また、G村には富む人と貧しい人の区別はあるものの、大土地所有者と小作という二極分化は見られず[*24]、村人の多くは狭いながらも自己の水田を所有する農民である。

「富の共有」は、水田耕作者の請負わせ行動に支えられている。G村の水田耕作者たちは、簡単に人を雇って作業を任せる傾向が強く、村内の女性や余った労働力を吸収しながら作業をすすめているため、水田の富は多くのひとびとに配分されるのである。しかし、この慣習には、雇われる人についての制約がないので、近年、村外からの季節労働者や中国人の所有する機械が入り込み、充分な水田がない村人や女性たちの働く場が減少した。村内で循環していた生産物やお金が村外へ流出する結果にもなっている。労働時間の延長を防ぎ、人間関係のネットワークの維持、修正、運営の時間を保持しつつ、増産を実現するために機械化は不可欠であったのだが、まさにその機械がネットワークの経済的な基盤を分解しようとしている。これが、「機械化のジレンマ」である。

私は、いかに富の共有システムを維持するか、そして際限のない増産はせず、ひとびとと共に時を過ごすという生き方を維持できるかどうかが、今後の村の環境と経済を考えるにあたっての鍵となると結論づけた。[*25]

村人は、こうした問題を雑談ではとりあげるが、組合等をとおした対応は実施しない。むしろ意図的にあいまい化して対立を避け、時間をかけて調整しようとする。しかし、あいまい化して対立を避ける方法は根本的な問題の解決とはならないので、村人の間には不満がくすぶりつづけ、いつ爆発するかわからない危険を抱えることになる。[*26]

多くの村人が、このような状況のなかで、「人災病」が増加しているといい、人災病の増加は技術的制度的な変化と関連があると考えている。人災病の症状はさまざまで、死にいたる恐ろしい病気で、近代療法では治療ができず、伝統医に治療を頼まなければならないと村人はいう。伝統医が担っている民間療法とはどのようなものか、ひとびとがおそれる人災病とはどのような病気なのか、その病気と治療は村人の生活にどのような影響を与えるのか。これらの点について、以下、順を追って検討していこう。

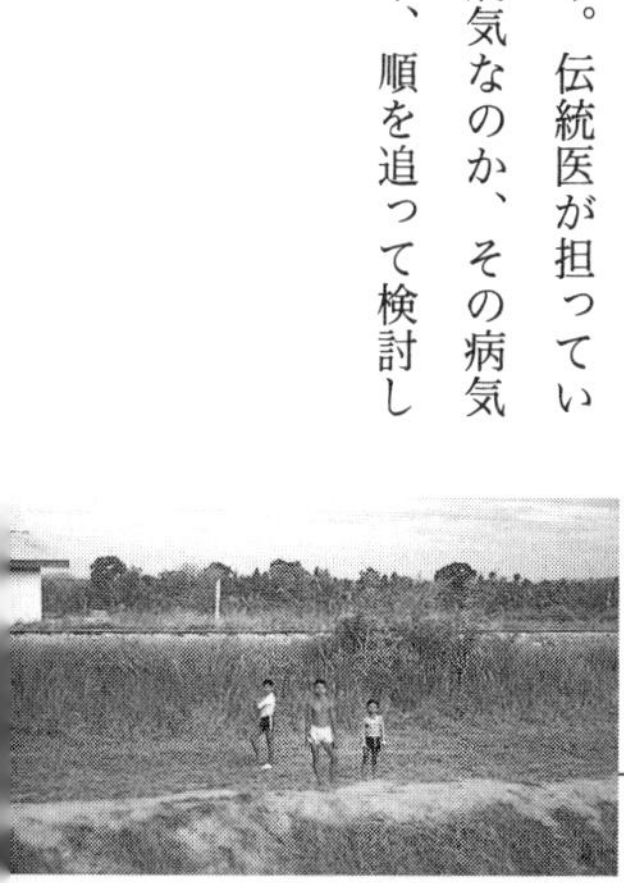

水田の水路脇の子供

# 第二章　民族病因論

## 1　民族病因論と病気

村人にとって病気とは、一目で確認できる症状ではなく、その症状をひきおこしている病因（*asal penyakit*）によって同定される。病因とは病気が発生するメカニズムというべきものである。村人と伝統医は、病因理論にもとづく「みたて（発病機序の推定と今後の病態の推移に関する予測）」の方法をもっている。村人は、病気の治療をはじめるとき、病因のみたてをし、適当な治療法を選択する。病気が治ったらみたては当たっていたと考える。病気が治らなかった場合、みたてがはずれたと考え、別のみたてによる治療を試みる。

村人の病気治療についての分析の第一歩として、村人と伝統医が共通にもっている病因論を生医学的な病因論とは別のものとしてひとまず整理することにする。彼ら独自の病因論は、いわば民族病因論（ethnoetiology）とでもよべるものである。

村人と伝統医からの聞き取りと病気治療の観察を総合すると、彼らが病気の説明にもちいる主な病因は、熱冷（*panas-sejuk*）、フウ（*angin*）、血液（*darah*）、スジ・骨（*urat-tulang*）の損傷、傷（*luka*）、デキモノ（*barah-kayap*）、クマン（*kuman*：鼻炎微生物）、チャチン（*cacing*：腹ムシ）、塩（*garam*）、毒（*racun*）、考え過ぎ（*fikir lebih*）、気（*semangat*）、邪霊（*hantu*）、人災（*buatan orang*）の一四のカテゴリーにまとめられる。これら一四のカテゴリーのうち、熱冷、フウ、血液、スジ・骨の損傷、傷、デキモノ、クマン、チャチン、塩、毒、考え過ぎの一一カテゴリーは、いずれも病人の身体そのものに着目したものであり、身体理論としてまとめることができる。残りの三カテゴリーのうち、個人の気と名前や職業との相性に関連して発病する場合は気理論によって、個人の体質気質と生活環境に存在する邪霊との相互作用によって発病する場合は邪霊理論、人が仕掛けた呪術によって発病する場合は人災理論によって、それぞれ説明される。

## 2　身体の成り立ちと働き

身体の成り立ちと働きについては、以下のように考えられている。

### 身体の構成

伝統医たちは、身体は土（*tanah*）、水（*air*）、火（*api*）、フウで成り立っているという。土は主として身体の肉、地上の土、霊的存在と関連づけられている。水は身体内外の水分と関連づけられ、火

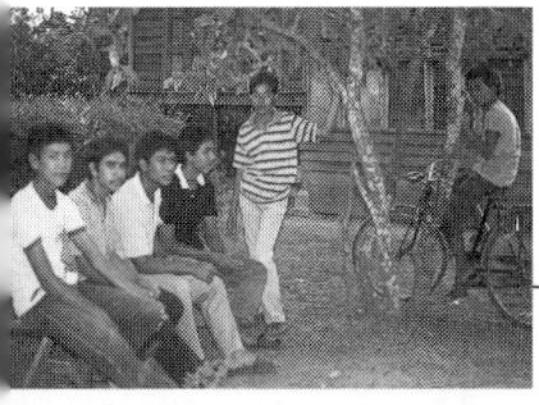

夕暮れにおしゃべりする青年たち

は熱と、フウは気体の移行とそれぞれ関連づけられている。

ある伝統医は、身体の源（*asal*）は水であり、身体は一滴の血液からできあがったという。水から血液ができ、骨ができ、肉ができ、スジができ、粘液ができ、皮は肉から派生したものであると考えられている。また、別の伝統医も、人間の祖先であるアダムは水と土（粘土）から作られたので、人間の源は水と土であるという。

ある伝統医は、身体は脳（*otak*）、骨、軟骨、肉（*daging*）、血液、皮（*kulit*）、体毛（*bulu*）の七層で構成されているという。また、一〇〇〇本のスジ（*urat*）と、九九三本の頭髪（*rambut*）、三二個の歯（*gigi*）をふくむ二万四三六〇本の骨がある。身体には骨と骨とのつなぎ目である関節（*sendi*）があり、口、目、鼻、耳、肛門などのいくつかの穴（*lubang*）がある。

また、身体は、外部（*luar*）と内部（*dalam*）に分けて考えられる。外部に発生した皮膚病やケガなどは外部の病気、内部に発生したデキモノ、内臓の傷などは内部の病気に分類される。

内臓は一般にハティ（*hati*）とよばれる。ハティは狭義には肝臓を意味し、ウル・ハティ（直訳はハティの奥）はミゾオチあるいはワキバラ（肝臓）あたりをさす。ハティは、心を意味する単語でもあり、幸せ（*senang hati*）、悲しい（*susah hati*）、怒る（*panas hati*）、悩むあるいは恨む（*sakit hati*）などの感情表現にももちいられる。個々の内臓はひとつひとつ名前をもち、心臓はジャントン（*jantung*）、腎臓はブアッ・ピンガン（*buah pinggang*）、胃腸はプルット（*perut*）とよばれる。とくに胃を区別したいときは、胃だけを「大きいプルット（*perut besar*）」とよぶ。プルットは腹部全般を意味する単語でもある。

このように身体はさまざまな部分から構成され、その基本構造は、土、水、火、フウという四元素のうちの土と水から成り立っていると考えられている。

### 身体の働きと恒常性

上述のように、身体はさまざまな部分から成り立つが、それだけでは充分ではない。身体は、内部でたえず火が燃えていることによって適度の熱を保ち、同時につねにある程度の水をふくみ適度に冷やされているという。熱と冷は両者のバランスが重視される。熱すぎも冷たすぎもしない身体が、調子が良い身体とされる。また、身体のスジ（*urat*）にそってフウが、血スジ（*urat darah*）にそって適度の量と濃度をそなえた血液が循環することによって身体は全体としてまとまり、正常な機能を維持する。身体が適正な温度を保ち、フウと血液がスムーズに移動していると身体は快適である。

このように、身体の働きは、土、水、火、フウの四元素のうちの水、火、フウによって説明される。

### 生命エネルギー

身体を維持するうえで、セマンガット（*semangat*）という生命エネルギーが必要不可欠であると考えられている。セマンガットは魂（*nyawa*）に付与され生命を維持するエネルギーである。セマンガッ

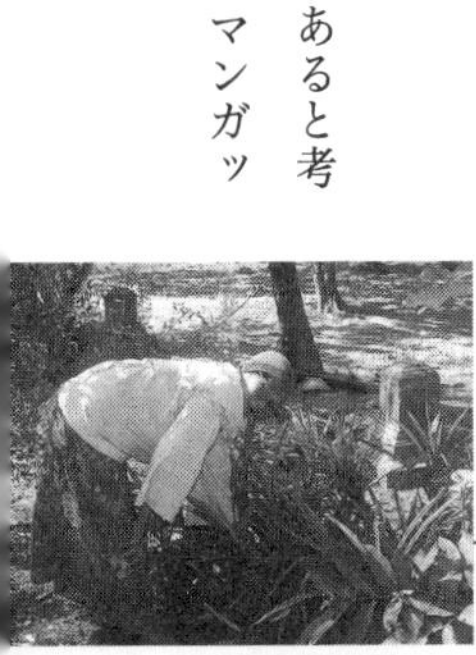

屋敷地の植物の説明をする古老

トは人間だけでなく、動物や植物にもあると考えられている。エンディコット[*27]は、セマンガットを生命原理(vital principle)であるととらえた。

セマンガットには人格はなく、ただ強弱あるいは増減があるのみである。精力的でいばっている人は、セマンガットが強いといわれ、ひ弱でおとなしい人はセマンガットが弱いといわれる。活発な人が突然元気を失うとセマンガットが低下したのかもしれないとみなされる。

セマンガットは次のような共鳴の現象を示すと考えられている。集団で護身術(*silat*)の訓練をするとき、集団的にセマンガットを高めることができる。セマンガットが低下した人でも、セマンガットが強い人と一緒にいると、セマンガットが強化される。セマンガットが低下した病人を見舞うと、セマンガットを付与することになる。

日本語を知っているあるマレー人は、「がんばって」という日本語は、セマンガットを強化する言葉であり、「元気がいい」はセマンガットが強いことを意味する言葉であると解釈していた。そこで、セマンガットは霊魂と訳されることがあるが、ここでは「気」という言葉をあてることにする。

以上をまとめると、身体が適度の熱をもち、身体内部に血液とフウが順調に流れ、気が充満しエネルギーに満ちているのが正常な状態である。この状態にあれば、人は、食欲旺盛で、よく眠れ、精力も心も充実し、呪術や邪霊の影響を受けることなく快適に生きることができる。

## 3　病因論

病因理論についての村人と伝統医からの聞き取りおよび治療の場面における説明の記録をまとめると以下のとおりになる。

### 身体理論

**熱と冷**　熱（*panas*）と冷（*sejuk*）という考え方は、一般的には身体の温感に関する指標である。すでに述べたように、身体は熱すぎも冷たすぎもしない状態が良い。身体の温感を上昇させるのは火、下降させるのは水である。熱と冷のバランスは、基本的には火と水のバランスで説明される。身体の内部につねに適度の火が燃え、水分を含んでいることによって快適な体温が維持される。火が強すぎると身体は過熱状態になって不調を生じ、火が弱すぎると身体は過冷状態になり不調を生ずる。水分が不足すると身体は乾燥状態となり、逆に水分が多すぎても身体は過冷状態となり不調におちいる。いずれの状態も、病気とみなされる。

身体内部で燃える火に由来するだけでなく、太陽熱などの熱を外から受けた場合にも身体は熱せられる。強烈な太陽熱を浴びると身体は過熱状態となって不調を生じ、寒冷な気候のなかで長時間過ご

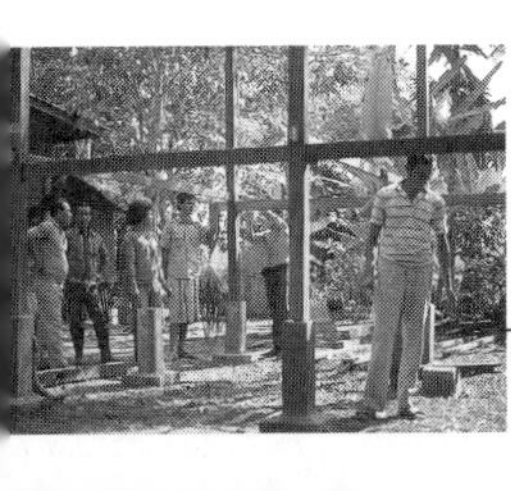

杭上に柱を上げる共同作業に隣人が集まる

すと身体は過冷状態になって不調を生ずる。

火は身体を熱し、水は身体を冷却するので、過熱による病気は火の病気、過冷による病気は水の病気といわれることがある。

さらに、食物に対しても熱冷の概念が適用される。加熱性の食物は身体に熱を与え、冷却性の食物は身体を冷却する。加熱性の食物を食べ過ぎると身体が過熱状態となって不調を生じ、冷却性の食物を食べ過ぎると身体が過冷状態となって不調を生ずる。

熱と冷は二極的な概念で、超過熱状態から、過熱状態、微熱状態、適温状態、微冷状態、過冷状態、超過冷状態まで、連続的なものとしてとらえられる。個人はそれぞれ固有の体温をもつ。一般に男性は過熱ぎみ、女性は過冷ぎみの身体をもつと考えられている。過熱ぎみのひとは、太陽熱にさらされたり、加熱性の食物を食べると身体が過熱状態におちいりやすく、過冷ぎみの人は、寒い所にいたり、冷却性の食物を食べると過冷状態におちいりやすい。

このように、個々の人間は固有の快適体温をもっているという一般的な理解を基礎として、個人の身体のクセを把握し、その人にとって快適な環境や、食べてよい食物、おちいりやすい病気などが推定される。

一方、個人の身体温度は一定ではなく病気によって変化する。たとえば、ある種のデキモノはその部分が超過熱状態になっているといわれ、伝統医はデキモノの部分を冷却する治療をほどこす。

**フウの移動**　フウは全身にはりめぐらされたスジにそって移動する。スジは、いわゆる腱、および神経である。フウとは、空気、あるいは風《かぜ》に似ているが、身体のフウといったときには、このフウは身体内部を移動しているものである。フウは正常な状態では、呼吸とともに身体に入り、血液とともにスジにそって身体内部を移動する。フウが動いていると身体の調子が良く、フウが停滞すると、その部分にだるさや痛みを生ずる。また、フウは食物からも発生すると考えられ、健康な身体と長命を望むならば、フウを発する食物を摂取すべきではないといわれる。

身体内部を移動しているフウのほかに、病気の原因となる異常なフウがあり、それは、病気のフウ(*angin penyakit*)とよばれる。ある伝統医によれば、病気のフウは足の裏から体内に侵入し、病気をひきおこす。

**血液の移動**　血液とは、血管にそって身体内部を移動する赤色の液体である。血液が身体の一部分に偏在せずに、血管にそってスムーズに移動している状態が正常な状態である。血液が移動することによって、身体のすみずみまで熱がいきわたる。

したがって、身体の一部に血液がいきわたらない場合には、その部分は過冷状態となり不調の原因となる。また、身体が過冷状態になると、血液とフウの移動が低下する。

ある伝統医は、血液が適正温度を維持していれば、身体もまた適正温度を維持できると考える。血液が薄いと血液温度は低下、身体温度も低下して、不調を生ずる。さらに、血液の量が足りない場合

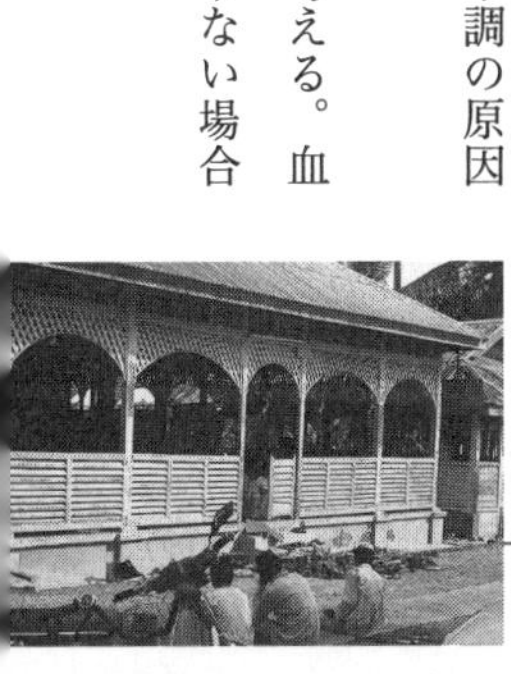

ハリラヤ（断食あけの大祭日）のモスク。入りきれない人は外で礼拝

も、体温は低下し不調が発生する。一方、血液が濃すぎる場合、汚濁物質で汚染されている場合には血液温度は上昇、身体は過熱状態になる。汚濁した血液が頭に溜まっている場合は身体は過熱状態となり、不調を生ずるという。

血液とフウは、個別に移動するだけではなく、相互に干渉しあって移動する。血液の移動がとどこおるとフウの移動もとどこおり、この結果、血液の移動がいっそう悪化する。

血液の移動障害、フウの移動障害、冷はお互いに強め合う関係にあり、これらの異常を放置すると体内環境は悪循環に陥り、病気は悪化する。加熱効果がある薬の塗布、体外からの加熱、血液とフウを移動させるマッサージ、加熱効果とフウを動かす効果をもつ薬の服用などによってこの悪循環を断ち切り、病気を治療することができると考えられている。

**スジ・骨の損傷**　スジの伸び、ずれ、切断、腫れ、骨の折れ、ひび、関節のはずれやずれなどの損傷によって、身体に不調が発生する。また、スジの損傷は血液とフウの循環障害をひきおこすと考えられている。骨折などによってスジが損傷を受けた場合は、そこに血液とフウが移動しにくくなり、その部分は過冷状態となる。このように、過冷状態になると、ますます血液とフウがとどこおり、損傷部分の動きがにぶり、痛みが生ずるといわれる。

**傷**　傷は、体内および体表に発生する組織の切断、裂け目であり、しばしば切断面からの出血をともなう。身体内外の傷によって身体は不調をきたす。傷は食物にふくまれる毒素によって、膿をもち、

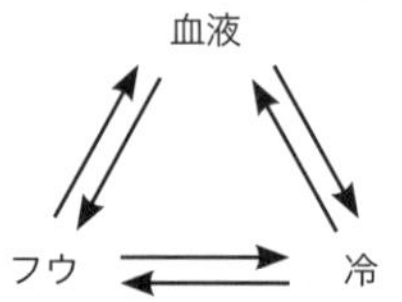


**血液・冷・フウの相互関連**

# 春風社の本
# 好評既刊

## 社会

この目録は2015年9月作成のものです。これ以降、
変更の場合がありますのでご諒承ください。

春風社
〒220-0044　横浜市西区紅葉ヶ丘53　横浜市教育会館3F
TEL (045)261-3168 ／ FAX (045)261-3169
E-MAIL：info@shumpu.com　Web：http://shumpu.com

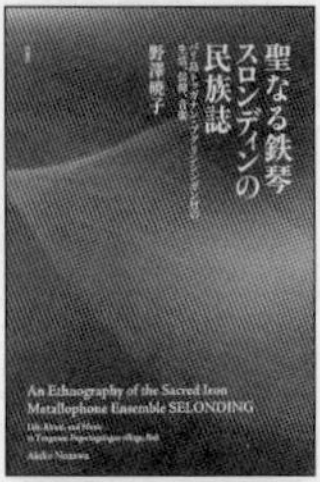


## 聖なる鉄琴スロンディンの民族誌

**バリ島トゥガナン・プグリンシンガン村の生活、信仰、音楽**

**野澤暁子**

バリ島に今なお生きる“幻の”鉄琴アンサンブル、スロンディン。天に轟き地に響く「音の魔力」はどこから生まれてくるのか？　村の生活と信仰に密接にかかわる音楽の力を、人類学と民族音楽学の両面から解き明かす。

[本体4700円+税・A5判・384頁]
ISBN978-4-86110-440-4

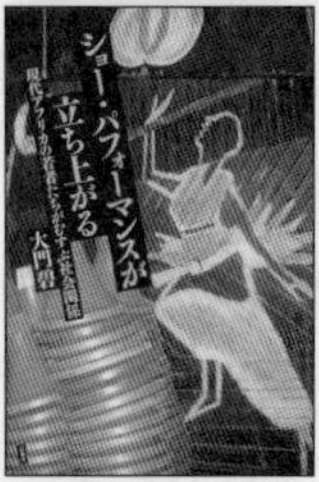


## ショー・パフォーマンスが立ち上がる

**現代アフリカの若者たちがむすぶ社会関係**

**大門 碧**

ウガンダの首都カンパラの若者の間で流行していたのは、「カラオケ」が進化したパフォーマンス「カリオキ」だった。人類学、サブカル研究を横断し、現代アフリカのユースカルチャーに迫る。

[本体4500円+税・A5判・352頁]
ISBN978-4-86110-449-7

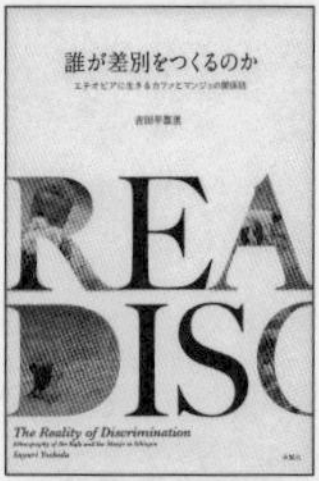


## 誰が差別をつくるのか

**エチオピアに生きるカファとマンジョの関係誌**

**吉田早悠里**

エチオピアで、かつて農耕民と狩猟民として共存していたカファとマンジョ。「差異」と「忌避」は、なぜ「差別」・「被差別」の関係にすり替わってしまったのか？　アフリカの一地方を超えて、「差別」とは何か、「人権」とは何かを問いかける。

[本体4900円+税・A5判・416頁]
ISBN978-4-86110-402-2

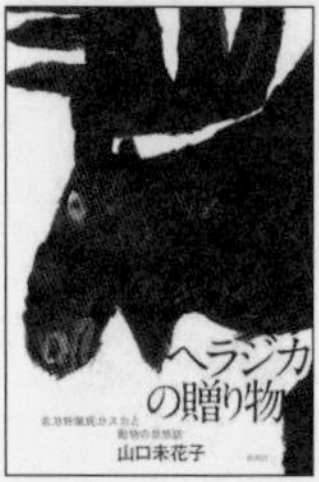


## ヘラジカの贈り物

**北方狩猟民カスカと動物の自然誌**

**山口未花子**

世界で最も多くの動物を殺しつつ、動物への尊敬と感謝の気持ちを捨てないカナダの狩猟民カスカ。彼らと共に暮らし、狩りをし、肉を解体して食べた研究者が、動物との接し方や人と動物との関係を改めて考える。

[本体3200円+税・四六判・380頁]
ISBN978-4-86110-383-4

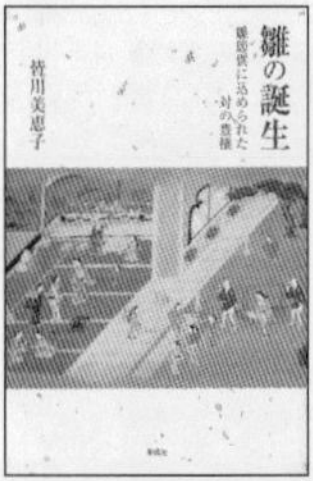


## 雛の誕生
**雛節供に込められた対の豊穣**
**皆川美恵子**

成人、結婚、出産……女児の幸福な一生を願う「雛人形」。内裏装束の一対の男女は、結婚の理想の姿＝永遠の幸福の憧憬となった。女たちによる日本固有の民俗文化の歴史と全容を明らかにする。

[本体3800円+税・A5判・316頁]
ISBN978-4-86110-439-8

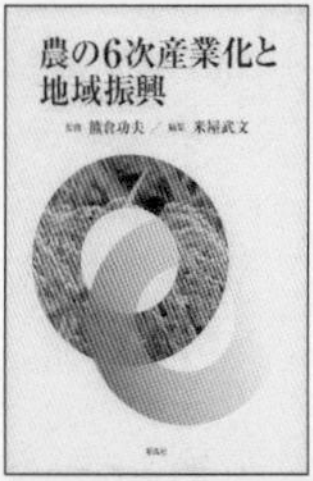


## 農の６次産業化と地域振興
**熊倉功夫 監／米屋武文 編**

「作るだけの農業」から「消費者と向き合う積極的な農業」へ。経済･経営から心理学、和食文化にいたる幅広い分野の研究者･実践者15人が実例を紹介。農業の持続的発展のために、2次、3次を超えたあり方を模索する。

[本体2750円+税・A5判・264頁]
ISBN978-4-86110-437-4

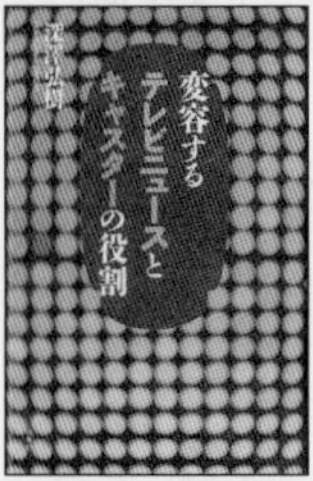


## 変容するテレビニュースとキャスターの役割
**深澤弘樹**

インターネット時代におけるテレビニュースのあり方とは？放送内容の分析や、キャスターへのインタビューから「作られる」ニュースの現状を考察。元キャスターがテレビニュースの変遷をたどり、ジャーナリズムの可能性を探る。

[本体3400円+税・四六判・316頁]
ISBN978-4-86110-432-9

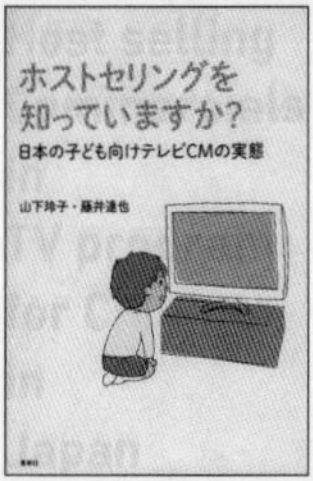


## ホストセリングを知っていますか？
**日本の子ども向けテレビＣＭの実態**
**山下玲子・藤井達也**

テレビ番組のキャラクターを番組中のCMに登場させ、番組とCMの境界を曖昧にする手法「ホストセリング」。
日本の子ども向け番組における実例を、規制の強い欧米と比較し、子どもへの影響と問題点、今後のあり方を考える。

[本体3000円+税・A5判・214頁]
ISBN978-4-86110-435-0

## ●現代アジアの宗教
社会主義を経た地域を読む

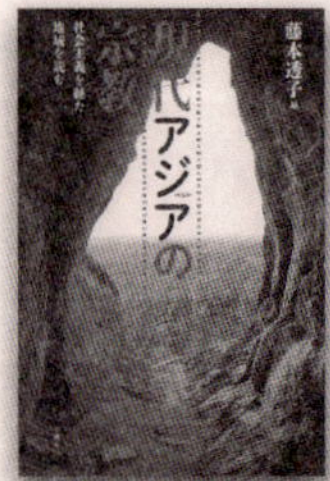


編者：藤本透子
本体：四二〇〇円＋税
A５判　四七六頁
ISBN978-4-86110-453-4

カザフスタン、モンゴル、カンボジア……社会主義政策を経た地域では、政策変化後になぜ宗教が活性化するのか。フィールドワークによる人類学的アプローチによって、宗教と社会再編の関係を問いなおす論集。

## ●途上と目的地
スペイン・サンティアゴ徒歩巡礼路　旅の民族誌

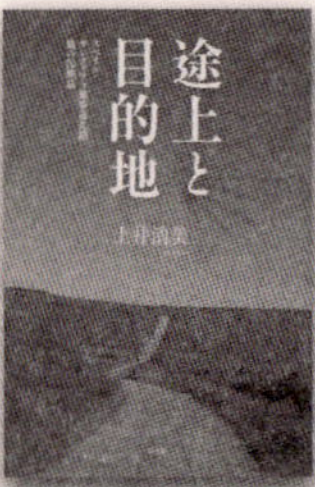


著者：土井清美
本体：四〇〇〇円＋税
四六判　三三四頁
ISBN978-4-86110-466-4

目的地に至るまでの経験そのものに焦点をあて、歩くことと、それによってもたらされる周囲の諸物との相互作用を、長期かつ長距離にわたる緻密なフィールドワークによって生き生きと描きだす、あらたな人類学の試み。

# 話　題　の　本

## ●米国の沖縄占領と情報政策
軍事主義の矛盾とカモフラージュ

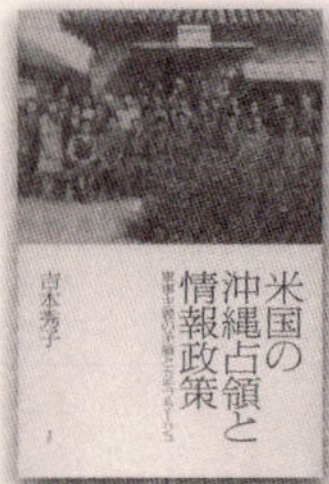


著者：吉本秀子
本体：六五〇〇円＋税
A５判　四〇〇頁
ISBN978-4-86110-451-0

米国の沖縄占領とは何だったのか。

占領下27年間にわたる広報・宣伝活動の実態を明らかにすることで、現代にも潜む政治的・軍事的マス・コミュニケーションの問題を考察する。

## ●北の商都「小樽」の近代
ある都市の伝記

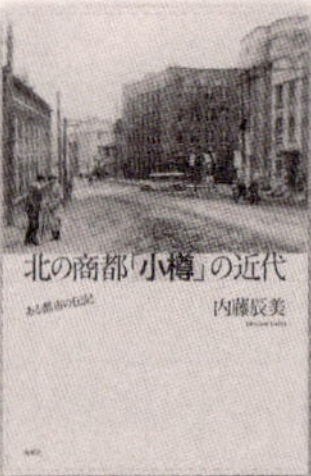


著者：内藤辰美
本体：三九〇〇円＋税
四六判　四三四頁
ISBN978-4-86110-450-3

北海道開発や北方政策の影響をじかにうけた近代都市「小樽」。

明治国家の政策を色濃く反映した近代都市は、いかにして形成され、発展したのか？　「国家」と「コミュニティ」という二つの視点から、その過程を詳細にたどる。

悪化する。また、体内の傷は内部の傷（*luka dalam*）、体表の傷は傷とよばれる。

**デキモノ**　身体の組織の一部が異常に盛り上がったり、膿をもったり、細かく赤く斑点になったりして痛みあるいは痒みを発し、過熱している状態をデキモノという。デキモノは、皮膚病とは異なり、皮膚にできるとは限らず、体表と体内のどちらにもできる。デキモノは専門家がみればバラッとカヤップに区別できる。

**クマン**　クマンは、ごく小さい目に見えない生物であり、食物や空気中から体内に侵入し、鼻が詰まり、身体および鼻汁に悪臭が生じ、顔や目が痒くなり、涙が出、吹出物ができるという鼻炎様の症状をひきおこす。クマンによって発生する病気はレストン病とよばれる。

クマンはエビとサカナのペースト（料理のだしとしてもちいられる）のなかにも生息しているといわれる。村人は料理に使う直前にエビとサカナのペーストを火であぶることによって、クマンを殺すことができると考えている。しかし、レストン病の人はこのペーストを食べることは禁じられる。

**チャチン**　村人は誰でも、腹のなかにチャチンというムシをもっていなければならないと考えている。しかし、病気の原因となるムシが多いと、子供は、顔色が悪く、病弱になり、しばしば嘔吐するといわれる。

**塩**　身体は適量の塩を必要としており、塩が不足した場合（*kurang garam*）、塩が過剰な場合（*garam lebih*）のいずれの場合も身体に不調が発生する。

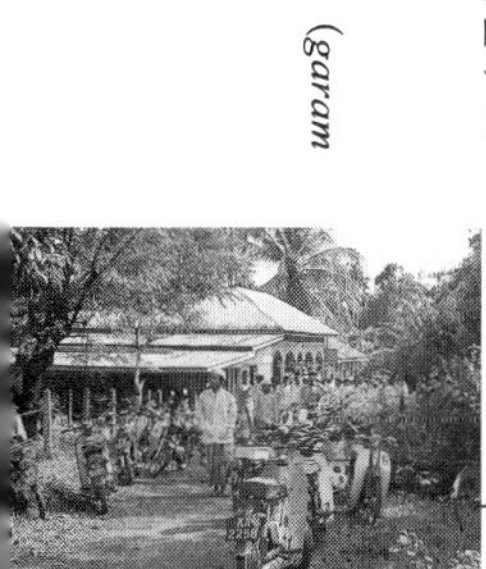

人が集まるハリラヤのモスク

**毒**　毒には、毒物（*racun*）、毒素（*bisa*）、および痒毒（*gatal*）がある。毒物は人を死にいたらしめる物質である。殺虫剤、除草剤、魚毒、ひ素などが代表的な毒物である。ガラスを細かく砕いたものをもちいた殺人は呪術の一種であるが、この細かいガラスも毒物とみなされる。

毒素と痒毒には、殺人ができるような劇的な効果はない。また、これが毒素あるいは痒毒であると単体で示されることはなく、食品の性質として語られる。毒素は、内外の傷を悪化させ、デキモノに膿をもたせると考えられている。痒毒は、内外の傷やデキモノを悪化させ、皮膚の発疹（*biji biji*）やレストン病の痒みを増すといわれる。したがって、傷、デキモノ、発疹（*biji biji*）やレストン病の人は、毒素と痒毒をもった食物は禁忌とされる。

**考え過ぎ**　考えることは、人間の正常な活動のひとつであるが、考え過ぎると身体に不調を生ずるとみなされている。

### 気理論

気は突発的なできごとによって低下することがあると考えられている。眠っている状態から突然に起き上がったり、眠っている最中にピクピクと動いたり、ひどく驚いたりすることが原因となって身体から気が飛び去り、身体に不調を生ずるという。

また、痛みや不安によっても気は低下するという。病人の気が極度に低下した状態にある場合は、治療効果も上がらないので、伝統医は治療の前に呪文をとなえ病人の気を強化する。

漢方と気功法においても気の本質は一種の生命エネルギーととらえられる。[*28] 漢方や気功法においては、気は身体内部を移動するといわれ、気の動きと身体のツボとが関連づけられている。しかし、マレー人の気（セマンガット）はツボとの関連で理解されることはない。村人は、セマンガットと身体の各部分との結びつきよりも、むしろ、気と霊的世界の関連を強調する。すなわち、気が低下しているときには、邪霊の侵入を受けやすく、呪術の影響も受けやすくなるというのである。

また、人生のある段階は気の程度が低いと考えられている。たとえば、産後の女性と新生児は気の程度が低いという。気の程度が低いときは、身体が虚弱になり、心は勇敢でなく、あらゆる病気、ことに呪術や邪霊が関与する病気にかかりやすくなる。したがって、産後の女性と新生児は邪霊や呪術から注意深く守られなければならない。

個人によって気の強弱の程度が異なる。気の強弱は、強い人から弱い人まで、いろいろな人があるというように連続的にとらえられている。気は、ただ強くありさえすればいいのではない。むしろ、気にも個人的に最適な度合が想定されている。個人の気に合わない生活をすると病気になる。個人の気の程度を見極め、それに合った生活をすることで病気を予防し、治療することが重要なのである。

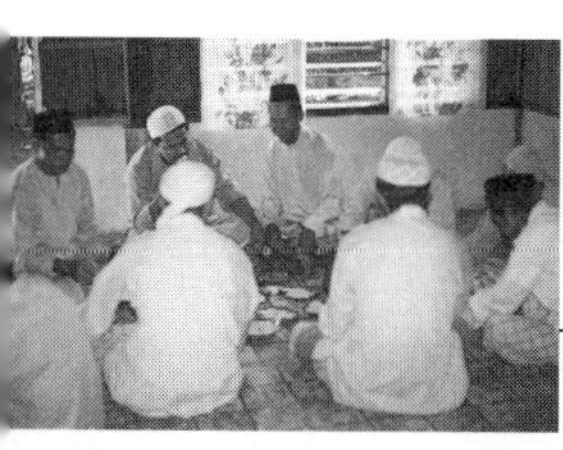

ハリラヤに友人宅に集まる男性たち

### 邪霊理論

伝統医による邪霊（*hantu*）の話を要約すると以下のようになる。[*29] 邪霊は通常、目には見えない。しかし、それらは必要に応じて目に見える姿になることができ、自由に姿を変えることができる。また、空中を飛んで空間を移動することもできる。人に病気をもたらしたり、邪霊が住んでいる場所で土砂崩れや大雨、事故などの異変を起こしたりすることがある。

邪霊は野生の邪霊（*hantu*）と人に飼われている邪霊（*hantu orang bela*）に分けられる。野生の邪霊は、海、川、森、山、原野、村にいる。それぞれ海の邪霊、川の邪霊、森の邪霊、山の邪霊、原野の邪霊とよばれ、村にいる邪霊は村の番をする邪霊（*penunggu kampung*）、木の番をする邪霊（*penunggu pokok*）などとよばれる。これらの邪霊が身体に侵入すると人間は病気になると考えられている。

人に飼われる邪霊は大邪霊（*hantu raya*）、ペレシット邪霊（*pelesit*）、土のジン（*jin tanah*）などである。人に飼われている邪霊は、主人の家に住み、主人の命令に従って留守番をし、主人を美しく見せ、盗みを働き、人を病気にするといわれている。主人に食べ物を十分もらえないと、邪霊は主人以外の他人の体内に入り、内側から人を食べる。それを村人は「邪霊が腹をすかせて人を食べる」という。誤って挨拶をせずに邪霊の居住地の上を歩いたり、邪霊の許しを得ずに草木を採取したりすると病気になるともいわれる。

邪霊を養っている人は邪霊飼い（*orang bela hantu*）とよばれる。ある伝統医は、邪霊飼いは人の目を見ずにいたり、子供を背負っているように手を後ろに組んで邪霊を背負っていたりするのですぐに見分けがつくという。

### 人災理論

身近な他者の恨み、妬み、欲望を受けて病気になることがあるとひとびとは考えている。これは人の被害を受けた病気すなわち人災病とよばれる。人の視線の影響や、人の生霊《いきりょう》が病人の身体に入り込むことによって病気が発生するということではなく、人がもちいた呪術によって病気はひきおこされる。人は、自分の思いどおりに他者の心身を操作するために、呪文（*jampi*）、邪霊、呪具（*barang*）、毒物などをもちいる。

村人の間では、これらの呪文、邪霊、呪具、毒物を使いこなし人を病気にする呪術の仕掛けを請け負う伝統医がいると考えられている。呪術を仕掛ける伝統医としては、おもにタイの伝統医、ケランタン州の伝統医、ペルリス州の伝統医など近隣の州の伝統医が挙がる。これらの伝統医は邪霊を飼い、邪霊をもちいて人に呪術をかけることができるのだという。

人災病をひきおこす呪術は、憎い人を不幸にしようとする憎しみの呪術（*ilmu sihir*）と、好ましいと思っている人の心身を自分に引きつけようとする愛の呪術（*pengasih*）とがある。憎しみからにせよ愛情からにせよ、呪術を使って人の心身を操作しようとすればそこには人の意図が働いているのであ

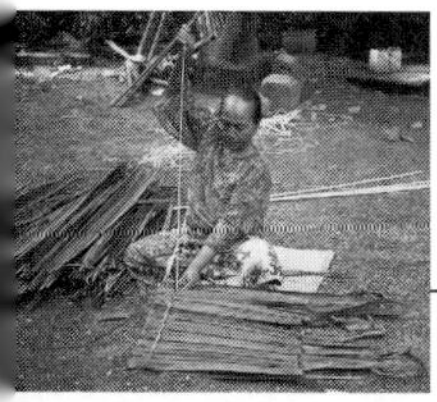

屋根材のヤシ属の葉を縫う女性

り、その呪術によって相手の心身に異常が生じた場合、その異常の究極的な原因は人ということになる。これが、人災病といわれる所以《ゆえん》である。

## 4　人災理論の特質

### 人災理論と身体理論の違い

病因理論のなかで人災理論は特異な位置を占めている。人災理論の特質は、人の意図が原因となって、呪術を媒介として発病にいたるという病気発生のメカニズムにある。身体理論では、発病機序として、各症状の発生につながる身体内部の異常の説明に重点がおかれている。それに対し、人災理論では、発生機序として、病人の身体内部の異常ではなく、病人の人間関係の異常と仕掛け人がもちいた呪術の説明に重点がおかれる。

### 人災理論と邪霊理論の違い

邪霊病と人災病のみたての理論を図2にフローチャートで示した。邪霊には野生の邪霊と人に飼われている邪霊がある。野生の邪霊が人についた場合、あるいは人に飼われている邪霊が飼い主の意図とは無関係に、勝手に人についた場合は、邪霊病とみなされる。たとえ人が飼っている邪霊が侵入し

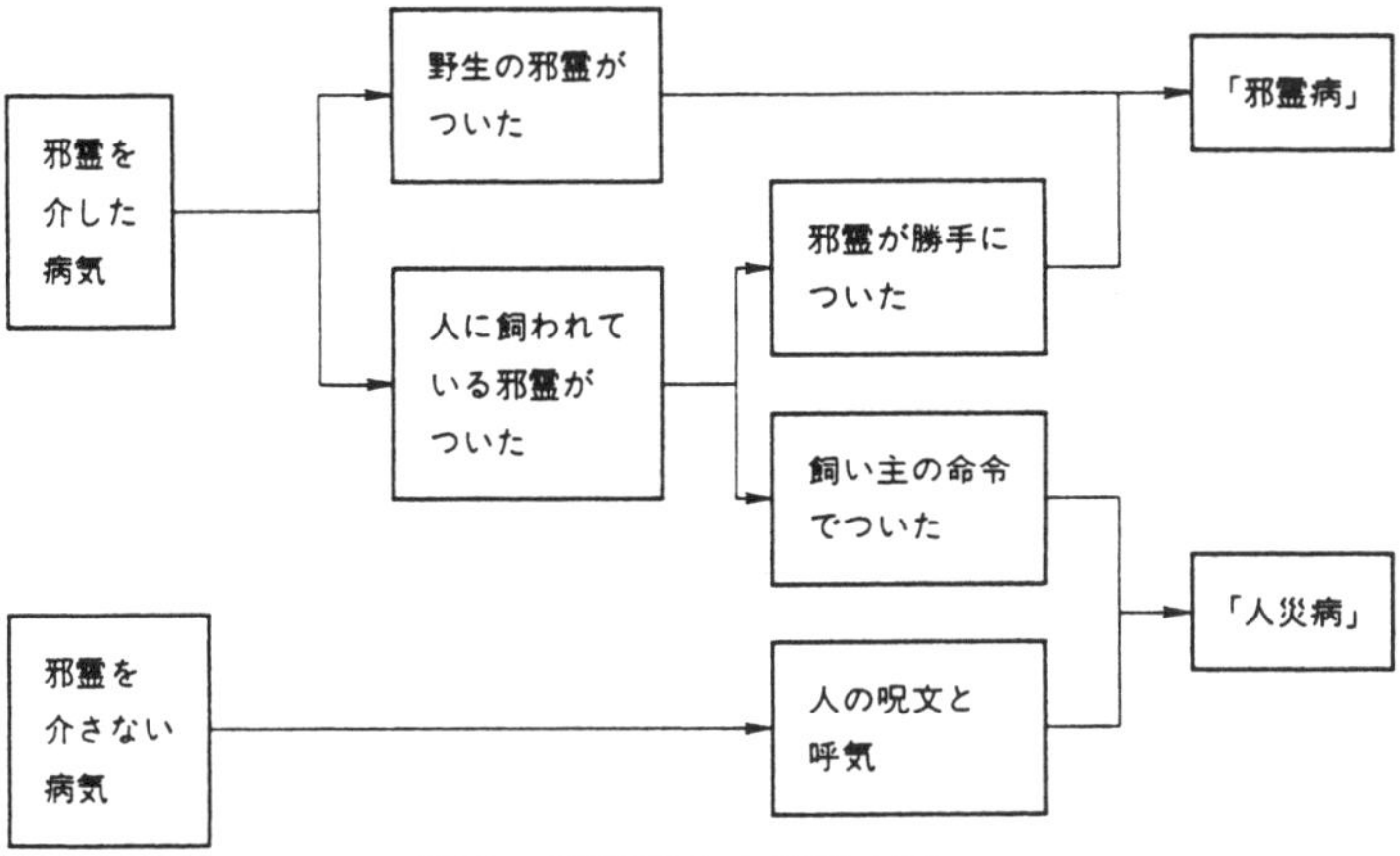


図２　邪霊病と人災病の違い

た病気であっても、邪霊が人の命令によって動いたのでなければ人災病とはいわない。これに対し、人に飼われている邪霊が、飼い主の命令で人に侵入することによって起こった病気は人災病である。あるいは、邪霊は使われないでも、人が何かの目的をもって呪文をかけたり息を吹きかけたりする呪術によってもたらされた病気も人災病とよばれる。

人災病を性格づけているのは、人の心身を操作したいという人の意図であり、人の意図の有無で人災病かそうでないかが決まるのである。

人災理論においては邪霊や呪術の背後にある人の意図が問題となり、邪霊理論では邪霊と病人の二者関係が問題になる。

## パーソナリスティックな体系と人災理論

フォスター[*30]は、非西洋人の間では病気の存在を説

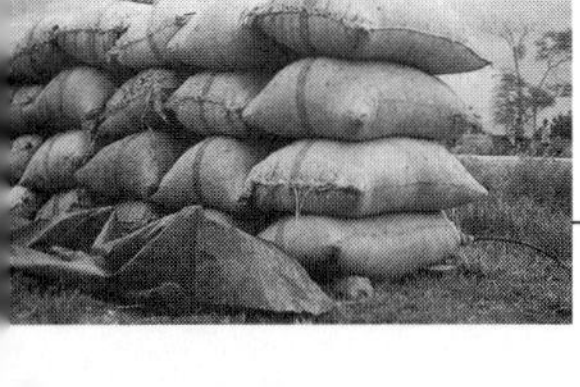

積み上がった収穫したばかりの米袋

明するのに必要な認知の枠組みが少なく、主なカテゴリーや体系を識別するにはふたつの分類で十分であるとし、それらをパーソナリスティック（personalistic）とナチュラリスティック（naturalistic）とよぶことを提案した。パーソナリスティックな体系とは超自然的存在（神）、非人間的存在（たとえば幽霊、祖霊あるいは悪霊のようなもの）、または人間（呪術師や邪術師）など生命のある作用体が目的をもって干渉することにより病気がひきおこされると信じられている体系である。ナチュラリスティックな体系においては病気は非人格的な体系的用語で説明される。ケダ州マレー人の身体理論はナチュラリスティックな体系に、邪霊理論と人災理論はパーソナリスティックな体系に類似する。しかし、ここでは人災理論と邪霊理論の違いを問題とするので、邪霊理論と人災理論が同じ枠組みに入ってしまうフォスターの分類を採用することはできない。したがって、身体理論、気理論、邪霊理論、人災理論という分類を採用した。

フォスターは、多くの民族でほとんどの病気がナチュラリスティックとパーソナリスティックのふたつの原理のどちらかをもちいて説明されているというが、G村とK村のひとびとは、病気は身体理論にもとづく処置を要する場合、気理論にもとづく処置を要する場合、邪霊理論にもとづく処置を要する場合、そして人災理論にもとづく処置を要する場合があると考えている。村人たちは、フォスターのいうナチュラリスティックとパーソナリスティックの体系を両方導入して病気治療を試みているのである。

## 5　不調の訴えと人災病の特質

すでに述べた各種の病因と不調の訴えとの関連を、人災理論とそのほかの理論との相違という点にしぼって検討する。

### 不調用語によって言及される項目

不調の訴えは不調用語と言及項目の二段階に分類できる。たとえば、「耳の後ろが腫れて、ひどく痛い」という訴えは、「耳の後ろが腫れた」と「ひどく痛い」という不調用語で構成され、さらに「耳の後ろが腫れた」という不調用語には「耳の後ろ」という部位に関する言及と、「腫れた」という形状に関する言及がふくまれ、「ひどく痛い」という不調用語には「ひどく」という程度に関する言及と「痛い」という感覚に関する言及がある。村人から聞き取った不調用語（二七五個、資料1）によって言及される項目は、部位、感覚、形状、行動、病因、病名、年齢、程度、時間帯、性別の一〇項目である。[*31]

部位は身体の各部分の名称であり、具体的には頭（*kepala*）、顔（*muka*）、目（*mata*）、皮膚（*kulit*）などである。感覚とは病人自身が感じる感覚や感情を意味し、具体的には、感覚は、デマム（*demam*：

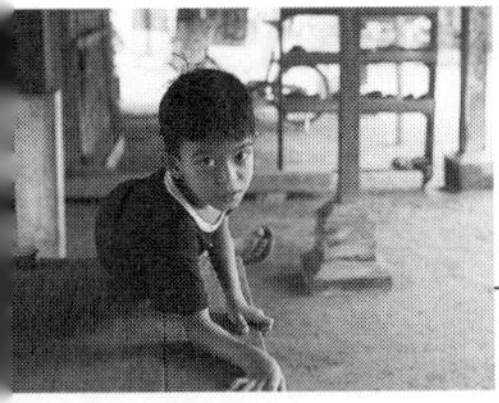

家の下で遊ぶ子供

熱病一般、熱感、倦怠感をともなう熱性の病気）、痒み（*gatal*）、痛み（*sakit*）、セナック（*senak*：滞り感、生理痛などの不快感）、恐怖感（*takut*）など。形状は、身体のある部分あるいは全体の形を意味し、腫れ（*bengkak*）、発疹（*biji-biji*）など。行動とは他人が観察することができる病人の動きを意味し、咳（*batuk*）、下痢（*cirit-birit*）、ひきつけ（*tarik*）、食欲不振（*makan tak lalu*）、不眠（*tidur tak lena*）、話さない（*tak cakap*）などである。

病因は、熱、冷、フウ、邪霊、人災などである。病名は、メロヤン病（*penyakit meroyan*：おもに産後の女性に発生するさまざまな症状をともなう不調の一種）、レストン病（*penyakit restung*：クマンという微小生物によって発生する不調）、カラン病（*penyakit karang*：排尿痛、排尿困難があり尿とともに血液、膿、石などがでる不調の一種）、チャンパ熱（*demamcampak*：麻疹、疱瘡などの子供に多く発生する発赤、発疹、発熱をともなう不調の一種）などである。

年齢は、病人の年齢を意味し、具体的には子供（*budak*）、老人（*orang tua*）などである。程度は、不調の程度を意味し、具体的には少々（*sedikit*）、激しく（*teruk*）などである。時間帯は不調が生ずる時間帯を意味し、具体的には朝（*pagi*）、夜（*malam*）などである。性別は、男性（*lelaki*）と女性（*perempuan*）である。

各々の言及項目が二七五個の不調用語に出現した頻度は、部位が四四％、感覚が三八％、病因が二五％、行動が二三％、形状が二一％、病名が五％、程度が四％、年齢が四％、時間帯が三％であった（表

2)。ひとつの不調用語のなかに含まれる言及項目が、一種類である場合は約四四%、二種類である場合が約四七%、三種類である場合が八%であった。ひとつの不調用語に含まれる言及項目が一種類の場合は感覚、病因、行動に関する言及の合計が全体の八〇%を占める。二種類の言及項目が含まれる場合は、もっとも多いものから順に部位と感覚、部位と形状、そして部位と病因の組み合わせであり、これらを合計すると二種類の組み合わせ全体の六三%である。

不調用語の言及項目としては、部位と感覚がもっとも頻繁に出現するということ、そして、不調用語は、主として感覚、病因、行動についての単独表現、および感覚、形状、病因のいずれかと部位の二種類の組み合わせによる複合表現だということがわかった。また、部位についての言及のみで不調用語が成立することはなく、その部位にどのような異常があるのかという説明が付与されることが判明した。以上が一般の村人(伝統医をふくまない)が自分自身の不調を語るときにもちいた不調用語の分析である。

**言及項目からみた人災病の特質**

村人から聞き取った不調症例のうち病因があきらかなもの、伝統医から聞き取った不調症例、および伝統医による治療を観察した不調症例(合計一三九例。不調症例ごとの不調の訴えは資料2)について言及項目と病因との関係をまとめたのが表3(言及項目の内容については資料3参照)である。身体理

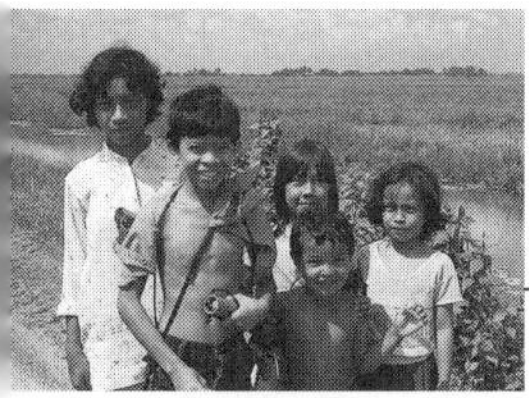

一緒に村や水田の観察に歩いてくれた子供たち

論によって説明された不調症例においては、一例の不調症例あたりの言及項目の延べ数が平均二・一個、気理論は一・〇個であるのに対し、邪霊理論によって説明された不調症例では平均四・五個、人災理論で説明された不調症例では平均四・六個であった。邪霊理論と人災理論によって説明された不調症例においては、多種類の異常が複合的に表現されているということを意味する。

身体理論で説明された不調症例の言及項目は多い順に感覚（五〇件、二五％）、部位（四六件、二三％）、形状（三四件、一七％）、そして行動（二六件、一三％）であるが、人災理論で説明された不調症例においては、行動に関する言及が三九件（五三％）にのぼり、感覚に関する言及が一七件（二三％）、部位に関する言及は七例（九％）にすぎない。人災理論において言及される行動は二九種類あり（資料3）、その内訳は、身体理論、気理論、邪霊理論においても言及される行動（下痢、嘔吐など）が九種類、人災理論においてのみ言及される行動が二〇種類である。人災理論においてのみ言及される二〇種類の行動のうち一〇種類（五〇％）は、しゃべらない、笑わない、すぐに怒る、人に挑みかかる、理由なく離婚したがるなどの対人行動の変調である。

### 表２　不調用語によって言及される項目

| 言及項目の組み合わせ | 言及項目 | | | | | | | | | | 合計 | |
|---|---|---|---|---|---|---|---|---|---|---|---|---|
| | 部位 | 感覚 | 病因 | 行動 | 形状 | 病名 | 程度 | 年齢 | 時間帯 | 性別 | | |
| 単一項目による表現 | | | | | | | | | | | | |
| 部位 | 2 | | | | | | | | | | 2 | |
| 感覚 | | 29 | | | | | | | | | 29 | |
| 病因 | | | 33 | | | | | | | | 33 | |
| 行動 | | | | 35 | | | | | | | 35 | |
| 形状 | | | | | 13 | | | | | | 13 | |
| 病名 | | | | | | 9 | | | | | 9 | |
| 年齢 | | | | | | | | 1 | | | 1 | |
| 小計 | | | | | | | | | | | 122 | [44%] |
| 二項目による複合表現 | | | | | | | | | | | | |
| 部位＋感覚 | 44 | 44 | | | | | | | | | 44 | |
| 部位＋病因 | 10 | | 10 | | | | | | | | 10 | |
| 部位＋行動 | 6 | | | 6 | | | | | | | 6 | |
| 部位＋形状 | 28 | | | | 28 | | | | | | 28 | |
| 感覚＋病因 | | 5 | 5 | | | | | | | | 5 | |
| 感覚＋行動 | | 4 | | 4 | | | | | | | 4 | |
| 感覚＋年齢 | | 2 | | | 2 | | | | | | 2 | |
| 感覚＋程度 | | 4 | | | | | 4 | | | | 4 | |
| 病因＋行動 | | | 6 | 6 | | | | | | | 6 | |
| 病因＋形状 | | | 2 | | 2 | | | | | | 2 | |
| 行動＋程度 | | | | 3 | | | 3 | | | | 3 | |
| 行動＋年齢 | | | | 3 | | | | 3 | | | 3 | |
| 行動＋時間帯 | | | | 3 | | | | | 3 | | 3 | |
| 行動＋性別 | | | | 1 | | | | | | 1 | 1 | |
| 形状＋病名 | | | | | 2 | 2 | | | | | 2 | |
| 形状＋程度 | | | | | 3 | | 3 | | | | 3 | |
| 形状＋年齢 | | | | | 2 | | | 2 | | | 2 | |
| 病名＋年齢 | | | | | | 2 | | 2 | | | 2 | |
| 小計 | | | | | | | | | | | 130 | [47%] |

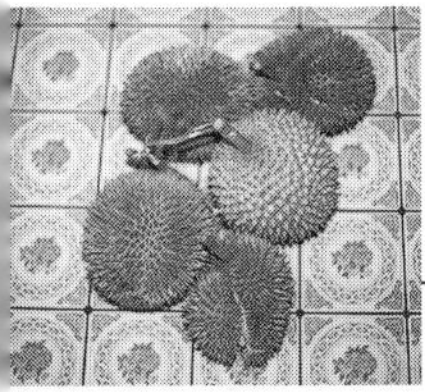

ドリアン

表2　つづき

| 言及項目の組み合わせ | 言及項目 | | | | | | | | | | 合計 | |
|---|---|---|---|---|---|---|---|---|---|---|---|---|
| | 部位 | 感覚 | 病因 | 行動 | 形状 | 病名 | 程度 | 年齢 | 時間帯 | 性別 | | |
| 三項目による複合表現 | | | | | | | | | | | | |
| 部位＋感覚＋病因 | 8 | 8 | 8 | | | | | | | | 8 | |
| 部位＋感覚＋行動 | 2 | 2 | | 2 | | | | | | | 2 | |
| 部位＋感覚＋形状 | 3 | 3 | | | 3 | | | | | | 3 | |
| 部位＋感覚＋病名 | 1 | 1 | | | | 1 | | | | | 1 | |
| 部位＋感覚＋程度 | 2 | 2 | | | | | 2 | | | | 2 | |
| 部位＋形状＋程度 | 1 | | | | 1 | | 1 | | | | 1 | |
| 部位＋形状＋年齢 | 1 | | | | 1 | | | 1 | | | 1 | |
| 部位＋形状＋時間帯 | 1 | | | | 1 | | | | 1 | | 1 | |
| 感覚＋病因＋程度 | | 1 | 1 | | | | 1 | | | | 1 | |
| 感覚＋病因＋年齢 | | 1 | 1 | | | | | 1 | | | 1 | |
| 病因＋行動＋年齢 | | | 1 | 1 | | | | 1 | | | 1 | |
| 小計 | | | | | | | | | | | 22 | [8%] |
| 四項目による複合表現 | | | | | | | | | | | | |
| 部位＋病因＋形状＋年齢 | 1 | | 1 | | 1 | | | 1 | | | 1 | |
| 小計 | | | | | | | | | | | 1 | [0%] |
| 合計 | | | | | | | | | | | 275 | [99%] |
| 述べ合計 | 120 | 104 | 68 | 64 | 57 | 14 | 12 | 10 | 8 | 1 | 458 | |
| %（出現頻度） | 44 | 38 | 25 | 23 | 21 | 5 | 4 | 4 | 3 | 0 | | |

表3　不調用語によって言及される項目と病因

| | | | 不調症例数 | 言及項目 | | | | | | | | | 合計 | 一不調症例当たりの項目数 |
|---|---|---|---|---|---|---|---|---|---|---|---|---|---|---|
| | | | | 行動 | 感覚 | 部位 | 形状 | 程度 | 病因 | 病名 | 年齢 | 性別 | | |
| 病因 | 身体理論 | 熱冷 | 20 | 6 | 10 | 5 | 1 | 1 | 8 | 1 | 2 | | 34 | 1.7 |
| | | 血液 | 15 | 4 | 7 | 10 | 5 | | | 2 | | | 28 | 1.9 |
| | | クマン | 2 | | 1 | 1 | | | | 2 | | | 4 | 2.0 |
| | | 毒 | 6 | 4 | 3 | | 1 | | 1 | | | | 9 | 1.5 |
| | | 毒・傷 | 1 | | | | | | | 1 | | | 1 | 1.0 |
| | | 傷 | 3 | 2 | | 1 | | | 1 | | | | 4 | 1.3 |
| | | デキモノ | 14 | | 12 | 10 | 13 | 12 | 1 | | 1 | | 49 | 3.5 |
| | | フウ | 13 | 4 | 5 | 7 | 5 | | 1 | | | 1 | 23 | 1.8 |
| | | 骨・スジの損傷 | 14 | | 10 | 11 | 7 | 1 | | | | | 29 | 2.1 |
| | | チャチン | 5 | 5 | 1 | | 2 | | | | 5 | | 13 | 2.6 |
| | | 考え過ぎ | 2 | 1 | 1 | 1 | | | | | | | 3 | 1.5 |
| | | 小計 | 95 | 26 | 50 | 46 | 34 | 14 | 12 | 6 | 8 | 1 | 197 | 2.1 |
| | 気理論 | 気 | 3 | 3 | | | | | | | | | 3 | 1.0 |
| | 邪霊理論 | フウと気と邪霊 | 2 | 4 | 1 | | | | | 1 | 1 | | 7 | 3.5 |
| | | 邪霊 | 9 | 20 | 9 | 6 | 1 | 1 | 4 | | | 2 | 43 | 4.8 |
| | | 小計 | 11 | 24 | 10 | 6 | 1 | 1 | 4 | 1 | 1 | 2 | 50 | 4.5 |
| | 人災理論 | 人災 | 16 | 39 | 17 | 7 | 2 | 7 | | 1 | | 1 | 74 | 4.6 |
| | 不明 | | 14 | 10 | 1 | 3 | 2 | | | 2 | 1 | 3 | 22 | 1.6 |
| 合　計 | | | 139 | 102 | 78 | 62 | 39 | 22 | 16 | 10 | 10 | 7 | 346 | 2.5 |

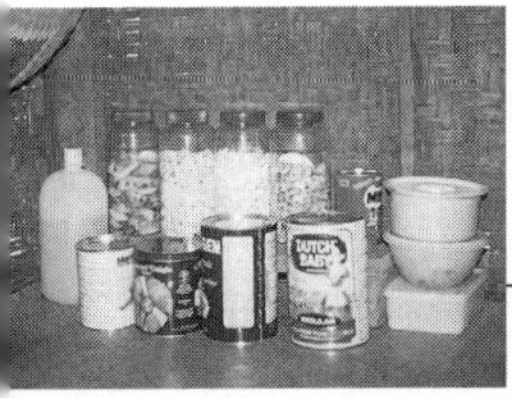

台所の一角に並べられたハリラヤ（大祭日）用の菓子をつめたビン。主婦の誇り

言及項目からみた人災病の特質として、病人の行動について集中的に言及されていること、下痢や嘔吐などの行動の他に対人行動の変調に関する言及がみられることをあげることができる。

病気の訴えと病因には関係があり、村人は病人の訴えやみずからの観察にもとづきある程度のみたてをする。さまざまなみたてを心に秘めた村人たちが試みる治療法について次章で取り上げることにしよう。

# 第三章　各種治療法とその限界

## 1　民間に伝承された療法と近代療法

村人は、身体の調子を整えたり、不調を治療したりするさまざまな方法を知っている。治療にもちいる薬をマレー語でウバ（*ubat*）というが、ウバは服用する薬だけではなく、吹きかけたり、持ち歩いたりするものもふくめ病気の治療に役立つものの総称である。ウバに接頭語と接尾語をつけたペルウバタン（*perubatan*）は医学と訳される。ウバは日本語の薬という言葉よりも広い意味を付与されており、いわば、療法と訳すことができる言葉である。

村人は、それぞれ治療理論を異にする複数の療法を知っている。彼らは、療法の種類を、その療法を手に入れる場所で上位分類し、その療法を担う人によって下位分類する。村人の分類にしたがって、療法を手に入れる療法所と療法の種類を図3に示す。

村人が利用できる療法は、市販薬による療法（*ubat kedai*）、村《カンポン》の療法（*ubat kampung*）、近代療法（*ubat moden*）の三種類に大別される。市販薬による療法（*ubat kedai*）としては、マレー人の店の薬による療法（*ubat kedai Melayu*）と中国人の店の薬（*ubat kedai China*）による療法がある。村《カンポン》の療法には自家調製

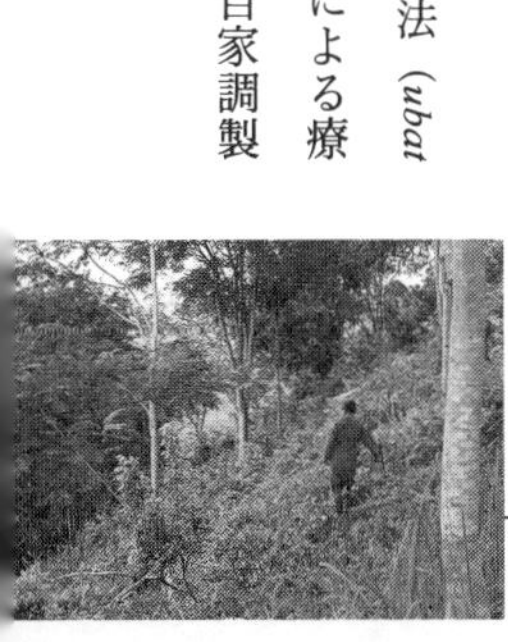

山中で作業する

図3　G村とK村の人々が利用した療法

| 療法の一般名 | 村人がもちいる療法の分類 | | 治療の主体による分類 |
|---|---|---|---|
| | 療法所による分類 | 取扱者による分類 | |
| 市販薬による療法 | 店の薬による療法 | マレー人の店の薬 | 自己療法 |
| | | 中国人の店の薬 | |
| 民間療法 | 村の療法 | 自家調製薬による療法 | |
| | | 行商薬による療法 | |
| | | ボモ（伝統医）の療法 | 専門家の療法 |
| 近代療法 | 政府の診療所の療法 | ドクター（医師）の療法 | |
| | 私立の診療所の療法 | | |
| | 病院の療法 | | |

薬（*ubat orang, orang kampung*）、行商薬による療法（*ubat orang jual*）、伝統医の療法（*ubat bomoh*）がふくまれる。近代療法には、政府の診療所の療法（*ubat kerajaan, ubat kelinik kerajaan*）、私立の診療所の療法（*ubat kelinik sewasta*）、病院の療法（*ubat hospital, ubat doktor hospital*）がふくまれる。村人は、診療所の療法であれ病院の療法であれ、医師の診察を受けた場合には、それを医師の療法（*ubat doktor*）と表現することがある。それは医療助手ではなく医師に直接治療してもらったことを強調したり、政府の診療所ではなく私立の診療所の医師の療法を受けたことを強調する表現である。民間療法、自己療法、そして専門家の療法という言葉は分析のためにつけ加えたものである。民間療法という言葉はここでは村に伝承された医療という意味であり、優劣を伴わないが、日本の医薬関係

者の間では、学校教育と国家の管理のもとにある医療、および独自の体系をもつ漢方と比べて民間療法とはやや劣った印象を与えるおそれがある。そこで、村人の言葉にしたがって、村《カンポン》の療法という言葉をおもにもちい、わかりやすくするために村に伝承された療法、民間《カンポン》療法等の用語を使い分けることにする。

これらの療法のうち、自家調製薬、行商薬による療法、そして市販薬による療法は、病人あるいはその家族が自己判断によって薬を選択して治療を試みるので、自己療法として一括できる。他方、伝統医（ボモ）の療法と医師（ドクター）の療法は、いずれも医療の専門家が判断して病人に治療をほどこすので専門家の療法と一括できる。

## 2　市販薬による療法

市販薬は、マレー人や中国人の店で購入できる。村人が使用した市販薬の種類はごく少ない。ボモ以外のマレー人には薬の専門店を経営するものはなく、雑貨店を経営している。彼らは、パラセタモールやアスピリンといった解熱鎮痛剤と、ティガカキという消炎鎮痛剤（成分は、アセチルサリチル酸五二・八％、アセトアミノフェン一三・六％、カフェインクエンサン塩二〇・〇％、サリチルアミド一三・六％）を販売している。中国人の店の多くは、薬の専門店であり、そこでは、ペニシリン軟膏、鎮咳剤とい

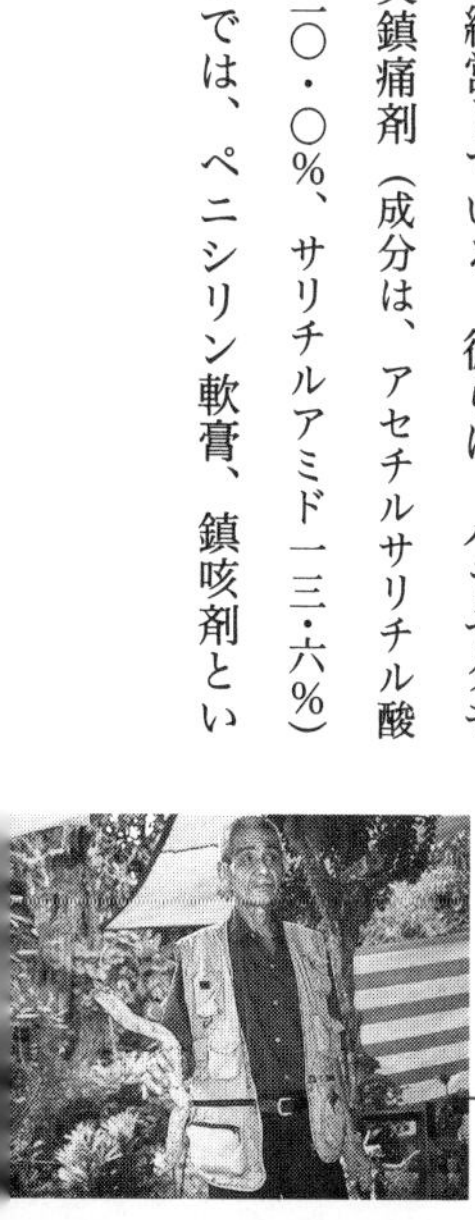

薬用の木の根を示す木の根のボモ

った化学薬品と、漢方薬を販売している。

## 3　村の療法

村《カンポン》の療法は、①自家調製薬による療法、②行商薬による療法、③伝統医（ボモ）の療法に分かれる。

### 自家調製薬による療法

自家調製薬は身近な植物、水、鉄塊などに若干の加工を加えたものである。石塊（*tungku*）は、多くの家に常備されている石製の医療器具で、直径約一四㎝ほどの鉄球と長さ三〇㎝、幅約一〇㎝ほどの石棒である。村人は、これを火で暖めて身体に当て、身体を熱する。

### 行商薬による療法

村人は、行商人あるいは村に在する代理人から行商薬を購入して家に常備し、必要に応じてこの薬を使う。これらの薬の製作者は薬用植物の加工を専門とする「木の根のボモ」といわれる伝統医である。行商人あるいは代理人は、木の根のボモから預かった植物薬を五セン（〇・三円）の手数料を上乗せした値で村人に売る。木の根のボモがみずから市場や村に出張し、植物薬を売ることもある。

行商薬には、フウ油（*minyak angin*：カユプテ油やココナツ油など植物油に生薬をつけこみ成分を抽出した生薬油剤）、生薬のエキス（*tonik*）、そして煎じ薬（*ubat tanak*）がある。このほかに、ジャムゥというインドネシア産の加工生薬が売られている。ジャムゥにはさまざまな種類があるが、たとえば健康のためのあるジャムゥはカンゾウ、ウコンをふくむ一四種類あまりの生薬からつくられている。

フウ油はほぼすべての家に常備され、ムシ刺されや、筋肉痛をなおすためや、乳幼児の腹部を暖めるために広く使用されている。生薬のエキスは、村人が必要と感じたときに購入して、強壮を目的として服用される。煎じ薬もまた、村人が必要と感じたときに購入し、産後の肥立ちや体質をよくするため、あるいは、強壮を目的として服用される。

### 伝統医（ボモ）の療法

村人は、村に伝承された方法で病気を治療する伝統医をボモ（*bomoh*）とよぶ。

私はG村とK村のほぼすべてのボモ、およびG村とK村のひとびとが過去五年間に治療を受けたことがあると語った他村のボモの合計四〇名、出産介助人を二名確認した。

彼らは一六か村に分布して居住している。診療所は市街部に集中しているが、ボモは村の内部に集中して居住している。村人にとってボモは空間的に身近な存在である。

これらのボモの治療法についての聞き取りをもとにして、それぞれのボモの分類名と性別、治療

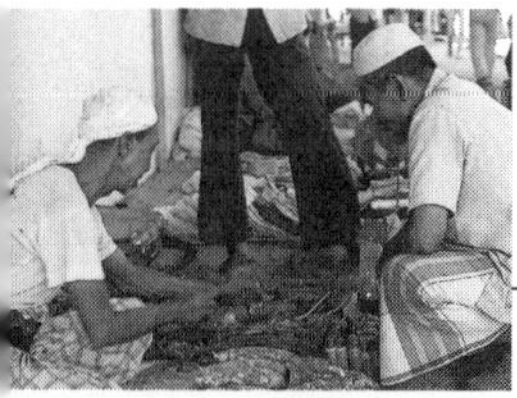

左が木の根のボモ、右が説明を聞く人。市場にて

表4　ボモの種類と成立過程

| ボモの種類 | 成立過程 | | | | | | | 計 | |
|---|---|---|---|---|---|---|---|---|---|
| | 夢で継承 | | | 獲得 | 学習 | 天恵 | 不明 | | |
| | 祖父 | 父 | 母 | 聖霊 | | | | | (男性：女性) |
| 大ボモ | 1 | 1 | | 1 | | | | 3 | (3:0) |
| 総合ボモ | | | | | 5 | | | 5 | (5:0) |
| 産婆 | | | 3 | | | | | 3 | (0:3) |
| 木の根のボモ | | | | | 5 | 1 | | 6 | (6:0) |
| 骨折のボモ | | | | | 3 | | | 3 | (2:1) |
| デキモノのボモ | | | | | 3 | | | 3 | (3:0) |
| 蛇毒のボモ | | | | | 1 | | | 1 | (1:0) |
| 瀉血のボモ | | | | | 1 | | | 1 | (1:0) |
| 腹ムシのボモ | | 1 | | | | | 1 | 2 | (1:1) |
| 恐れ祓いのボモ | | | | | 1 | | | 1 | (1:0) |
| レストン病のボモ | | | | | 1 | | | 1 | (1:0) |
| 邪霊祓いのボモ | | | | | | | 1 | 1 | (1:0) |
| 目のボモ | | | | | 1 | | | 1 | (1:0) |
| マッサージのボモ | | | | | 3 | | 1 | 4 | (2:2) |
| 少しできるボモ | | 1 | | | 4 | | | 5 | (5:0) |
| 出産介助人 | | | 1 | | | | 1 | 2 | (0:2) |
| 合計 | 1 | 3 | 4 | 1 | 28 | 1 | 4 | 42 | (33:9) |
| % | | 19 | | 2 | 67 | 2 | 10 | 100 | (79:21) |

法を習得した過程を表4に整理した。なお、二九名のボモと二名の出産介助人については本人からの聞き取り、一〇名のボモについては村人からの聞き取り、一名についてはボモの父親からの聞き取りが実施された。

　村人は、治療の方法と治療できる病気によってボモを分類している。大ボモ（*bomoh besar*）は、強い治癒力をもつという評判の高いボモである。総合ボモ（*bomoh macam-macam*）は多様な治療法で数多くの病気に対処できるボモである。木の根の煎薬やフウ油で治療する木の根のボモ（*bomoh akar-akar kayu*）、瀉血のボモ（*bomoh isap darah*）、マッサージのボモ（*bomoh urut*）は治療方法に着目した分類。産婆（*bidan*）、骨折のボモ（*bomoh patah*）、デキモノのボモ（*bomoh barah-kayap*）、蛇毒のボモ（*bomoh ular*）、腹ムシのボモ（*bomoh cacing*）、おそれ祓いのボモ（*bomoh hilang takut*）、レストン病のボモ（*bomoh restung*）、邪霊祓いのボモ（*bomoh halau hantu*）、目のボモ（*bomoh mata*）、出産介助人（*penolong*）は治療できる病気に着目した命名である。少しできるボモ（*bomoh sedikit*）は、これといった強力な治療法もなく、救急の処置はできるが、むずかしい病気には対処できない。

マッサージのボモと少しできるボモ以外は、同じ村に同じ種類のボモがいることはほとんどない。それぞれの分野で優秀なボモは、何人もいるものではないと村人はいう。ことに、大ボモは、ひとつの県にひとりしかいないという。

また、村人はボモをその地位によって表現することがある。たとえば、ある村の代表的なボモは「村のボモ（*bomoh kampung ini*）」、村の代表的な産婆は「村の産婆（*bidan kampung ini*）」、州や国を治める王の手助けをするボモは「王のボモ（*bomoh raja*）」とよばれる。「村のボモ」および「村の産婆」はその村の代表的なボモや産婆であり、村人の主治医のような役割を果たす。村人は、「以前はひとつの村には必ずひとりのボモとひとりの産婆がいた」というが、私が調査した三村のうちのK村には「村のボモ」がいない。しかし、K村のひとびとはデキモノのボモのH氏が将来はさまざまな治療を覚えて「村のボモ」になるだろうと期待している。G村の「村のボモ」は上述の技術的な分類にしたがえ

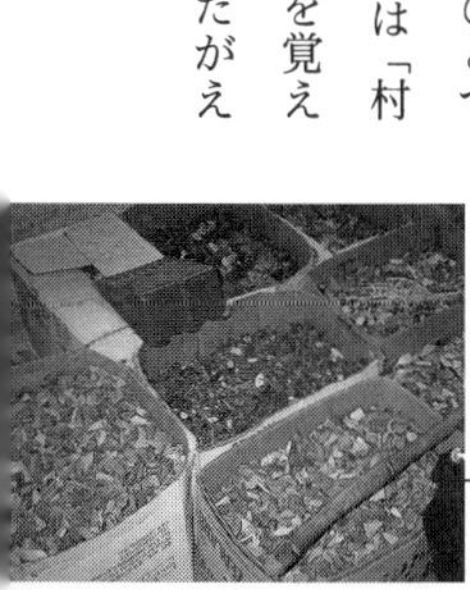

木の根の薬

ば、いろいろな治療ができる総合ボモである。S村の「村のボモ」は大ボモである。S村のひとびとは自分たちの「村のボモ」が大ボモであることを誇りにしている。

村人によれば、かつてボモは病気を治すだけでなく、村を建設する際、儀礼を実施したそうである。村のボモや王のボモは病気治療にとどまらず、地域の安寧のために働いていたのである。

それぞれのボモが治療法を習得した過程には、学習（*belajar*）、継承（*turun*）、精霊からの獲得、そして天啓（*ilham*）がある。四〇名のボモと二名の出産介助人の合計四二名のうち、二八名（六七％）は学習によって治療法を習得し、八名（一九％）は継承によって、一名（二％）は海の精霊（*jin laut*）から、一名（二％）は天啓によって治療法を習得した。なお、四名（一〇％）については治療法の習得過程は不明である。

学習によって治療法を習得したボモは学習ボモ、継承により習得したボモは継承ボモとよばれる。継承を意味するマレー語のトゥールン（*turun*）には降りるという意味があり、先代のボモの死後、治療法が夢などを通じて下の世代に降りることである。継承ボモは望んでボモになったわけではなく、治療法のほうから降りてきたのだという。その意味で彼らは選ばれたひとびとであり、治癒力も強いと考えられている。

天啓を受けたと語ったボモは木の根のボモであり、教わらなくても目の前の植物が何に効くのかがわかることが天啓であるという。

継承ボモは、通常の学習の形態をとらずに、夢を通じて（*melalui mimpi*）呪文や精霊を親族や師匠から引き継いだという。八名の継承ボモの内訳は、大ボモが二名、産婆が三名、出産介助人が一名、腹ムシのボモが一名、少しできるボモが一名であった。二名の大ボモは祖父か父のいずれかから治療法を継承したボモであった。

三名の産婆と一名の出産介助人は母も祖母も曾祖母も産婆という家系の出身である。彼女らは、母の死後、夢を通じて呪文が降りてきたという。腹ムシのボモは、やはり腹ムシのボモであった父の死後、夢を通じて呪文が降りてきた。呪文は夢を通じて習得するものであり、口頭で他人に教えると呪文の効力が薄まると考えられている。

例外的に少しできるボモ一人だけが、継承ボモである。村人によれば、彼の父もボモであり、父から治療法を継承したといわれる。しかし、彼は、そのほかの継承ボモたちとは異なり、父から邪霊を継承した邪霊飼いだといわれている。治療法を継承したにもかかわらず、ほとんど治療活動をせず、邪霊の世話もしないので、彼の邪霊は近所のひとびとにしばしば侵入し病気の原因となる。

## 4　近代療法

チェン[*32]によれば、一九五五年から一九七五年の間に、七三か所の診療所本所、二四六か所の診療所

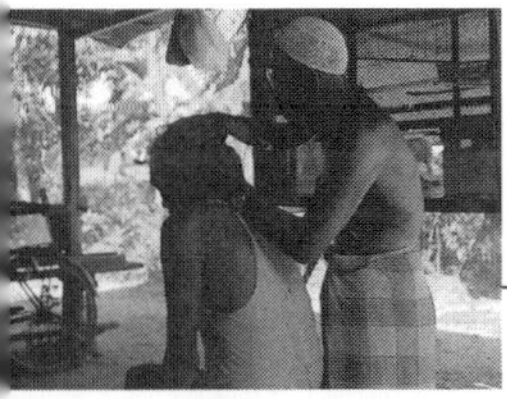

後頭部から血液を吸い出す瀉血法をほどこすボモ

支所、一二九三か所の助産婦診療所がマレー半島の農村部に開設されたという。この時期いわゆる近代医療が急速に導入されたのである。近代療法には以下の三種類がある。

**政府の診療所の療法**

政府の診療所には支所と本所がある。支所には週に一度の割合でドクターが訪ねるだけであり、ふだんは医療助手が常駐している。しかし、本所には常勤のドクターがいる。

G村とK村から約二・八キロメートル離れたトゥンジャン市街には政府の診療所の支所がある。この診療所が開設されたのは、一九六〇年代である。G村とK村から八キロメートルほど離れたジットラ市には政府診療所の本所がある。いずれにも入院施設はない。

薬剤助手の薬品リストによると、政府の診療所および病院で常備している医薬品は、消炎剤、鎮痛剤、抗ヒスタミン剤、抗生物質、降圧剤、ビタミン剤などであり、いずれも錠剤、粉剤、注射剤が用意されている。なお、政府の診療所と病院の治療は無料である。

**私立の診療所の療法**

私立の診療所は政府の診療所とちがって有料であるが、よく効く注射があり、医薬品が良質、最新医療器具を備えているといわれる。ここには、必ずドクターがいて、ゆっくりと話を聞いてくれる。

表5　民間療法と近代療法に対する村人の態度

| 質問項目 | | 回答（%） | | | |
|---|---|---|---|---|---|
| | | はい | いいえ | 場合による | 不明 |
| 1. | 五年以内に病気をしたか | 98 | 2 | — | — |
| 2-1. | 民間療法を使用したか | 84 | 16 | — | — |
| 2-2. | 民間療法に満足したか | 74 | 26 | — | — |
| 2-3. | 民間療法で病気は治ったか | 84 | 16 | — | — |
| 3-1. | 近代療法を使用したか | 90 | 10 | — | — |
| 3-2. | 近代療法に満足したか | 68 | 32 | — | — |
| 3-3. | 近代療法で病気は治ったか | 83 | 17 | — | — |
| 4. | 民間療法は近代療法より優秀か | 14 | 30 | 51 | 4 |

回答者は137名。
「病気は治ったか」という質問に対する回答の「はい」には「治った」と「少し治った」をふくむ。
質問項目2-2、2-3、3-2、3-3は治療例ごとの回答を集計した。

さらに、診察を受けるために長時間待つ必要がない。村人もこの点を評価している。私立診療所の料金は、注射一回で一三～一八リンギット（一九九〇年当時のレートで七〇〇～一〇〇〇円）である。

**病院の療法**

一九八七年現在、クバンパス県は、病院はアロール・スター市の国立病院だけであったが、二〇〇二年の観察によればジットラに入院施設を備えた病院が建設された。国立病院には常勤のドクターがおり、手術および入院治療のための施設が完備されている。しかし、村人は手術を好まず、できれば手術しないで治療してもらいたいという希望をもっている。また、村人は村を離れて入院することに抵抗があり、できれば通いで治療したいと考えている。

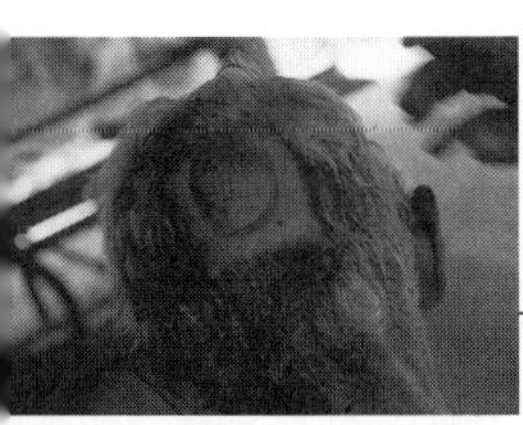

瀉血法の治療をした後の後頭部

## 5　療法の変更と人災病の出現

### 民間療法と近代療法の利用と評価

不調に対して村人がもちいた療法とその効果を知るために、G村（七五人）、K村（四三人）、S村（一九人）の村人（合計一三七人。女性六三%、男性三七%）を対象に過去五年間の病気の有無と、治療法、治療の結果および治療法に関する評価を面接によって調査した。本節においては、まず、民間療法《カンポン》がどの程度利用されているのかを知るために、民間療法と近代療法の使用者の割合を調べた。つぎに、それぞれの療法に対する村人の評価を検討、最後に、各療法を使い分ける頻度と、治りにくい病気の場合は各種療法を利用する頻度を分析した。

面接の結果から各療法の評価についてまとめたのが表5である。なお、調査を実施した三村はほぼ同じ傾向をしめしているので、三村における調査結果を一括して表にした。

過去五年間に病気をわずらった者は、九八%を占める（質問1）。過去五年間に民間療法を使用した経験をもつと答えた者は八四%を占め、近代療法を使用した経験をもつと答えた者も九〇%を占めた（質問2－1と3－1）。満足度に関しては、民間療法について七四%が満足し、近代療法については六八%が満足している。しかし、民間療法であれ近代療法であれ、一七%の病気は治ったとは考えられていない。

民間療法は近代療法よりもすぐれているかどうかについては、五一%が「場合による（病気と病人に応じて民間療法がすぐれている場合と、近代療法がすぐれている場合がある）」と答えた。

村人は民間療法と近代療法を同等に評価し、それぞれにすぐれた点と限界があると考えているといえる。

## 6 療法の選択と変更

村人は、四八五件の不調をこうむったが、彼らが利用した療法を集計したところ、各種療法の利用頻度は六二三回であった。そのうち、自家調製薬が一三%、行商薬が五%、市販薬が一〇%、ボモの療法が二七%、大ボモの人災病の療法が一%、診療所の療法が三九%、病院の療法が六%であった（資料4）。村人が民間療法《カンポン》(自家調製薬、行商薬、ボモの療法、大ボモの人災病の療法)を利用した割合は四六%、近代療法（診療所の療法および病院の療法）を利用した割合は四五%であり、民間療法と近代療法は同等の頻度で利用されている。

最初に選択した療法で症状の改善がみられない場合は、村人は別の療法を試みる。療法の変更の仕方には多様性があるが、ここでは、同一種類の療法のなかでの変更を一括して考えることにする。た

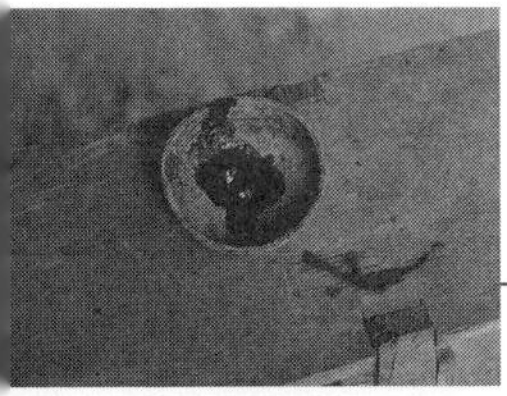

瀉血法によってとれた血液がココナツの実の殻にたまっている

表6　療法の変更

| 療法の変更 | 事例数（個） |
|---|---|
| E→C | 10 |
| C→E | 9 |
| F→C | 5 |
| A→E | 5 |
| E→F | 3 |
| G→E | 2 |
| B→C | 1 |
| F→B | 1 |
| G→C | 1 |
| E→G | 1 |
| F→E | 1 |
| A→C→E | 2 |
| C→E→F | 2 |
| C→E→C | 2 |
| C→E→G | 1 |
| E→F→C | 1 |
| E→C→A | 1 |
| A→E→G | 1 |
| C→E→F→C | 1 |
| E→F→C→D | 1 |
| E→F→G→F→B | 1 |
| E→F→G→A→C→B | 1 |
| E→F→E→C→D→C→D | 1 |
| 合　計 | 54 |

A：自家調製薬、B：行商薬、C：ボモの療法、D：大ボモの人災病の療法、E：診療所の療法、F：病院の療法、G：市販薬、→：療法を変更した方向

とえば（矢印で療法の変更の方向を示す）、診療所↓診療所↓病院↓ボモ↓ボモ↓大ボモという移動は、診療所↓病院↓ボモ↓大ボモとする。このようにして、療法の変更についてその個数を数え、表6にまとめた。

診療所の療法↓ボモの療法という変更が一〇例、ボモの療法↓診療所の療法という変更が九例であり、ボモの療法と診療所の療法の間の変更がもっとも多い。また、自家調製薬、行商薬、市販薬によ

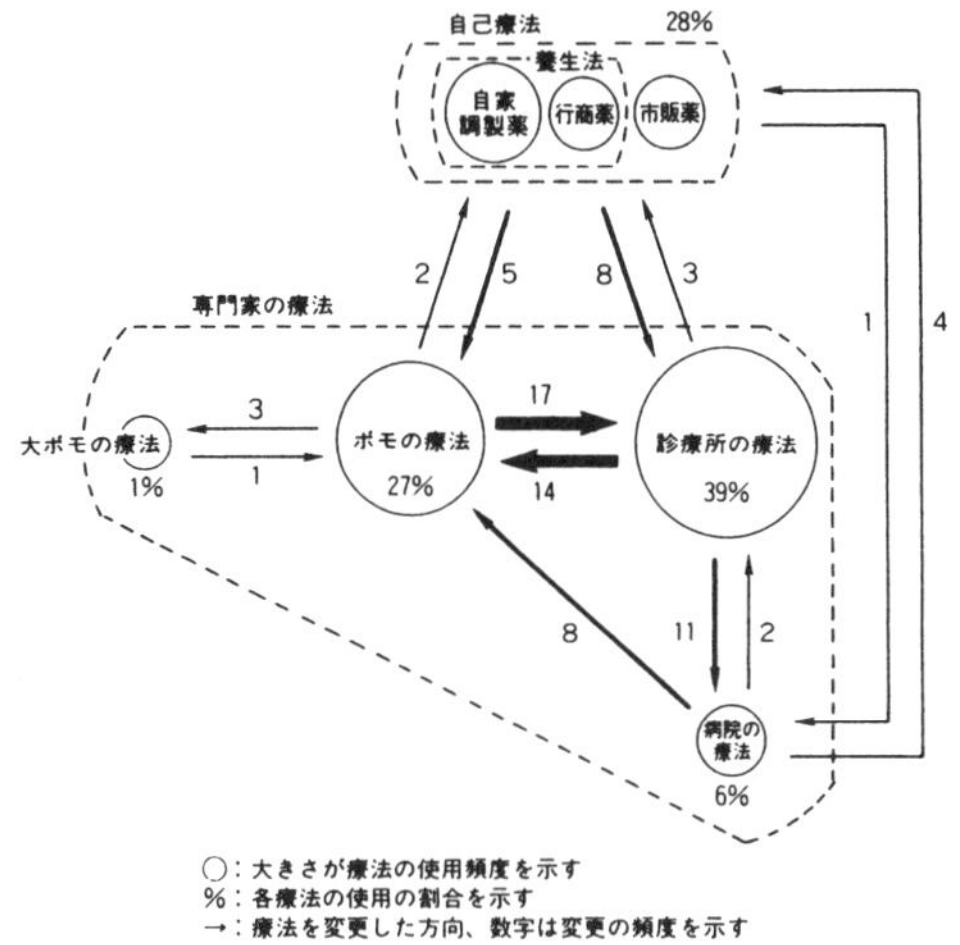


図４　療法の変更の方向と頻度

る療法から診療所の療法あるいはボモの療法に変更する例が多いが、診療所の療法とボモの療法から自家調製薬に変更した事例はほとんどないことや、診療所の療法から病院の療法へ変更することは多いが、病院の療法から診療所の療法へ変更することはほとんどないことから療法の変更はある方向性をもつと考え、図４に変更の方向とその個数をまとめた。

自家調製薬、行商薬、そして市販薬は村人が判断して治療している療法であるので自己療法として一括する。自己療法は村人にとって治療の出発点と位置づけることができる。ボモの療法と近代療法は、その担い手が一方はボモ、他方はドクターという違いがあるが、両者を専門家の療法として一括できる。ボモの療法で治らない場合は診療所の療法を試し、診療所の療法

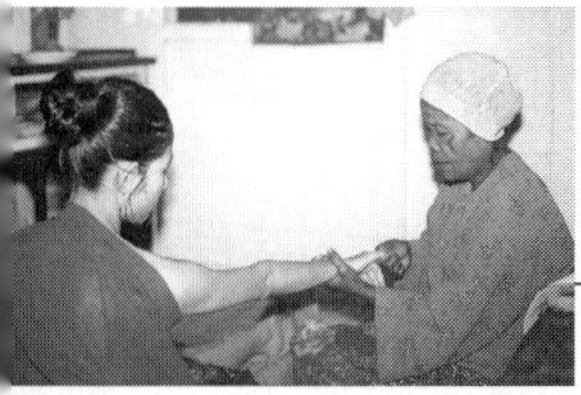

産後のマッサージをする産婆

で治らない場合はボモの療法を試してみるというように、両者の往来が頻繁におこなわれる。

しかし、診療所の療法で治らない場合に病院の療法を採用する人もいる。そして、病院の療法で治らなかった場合は診療所の療法に戻りはせず、ボモの療法を採用する。村人たちは診療所の療法をより高度にしたものが病院の療法であると考えているので、病院の療法で治らない不調が診療所の療法で治るとは考えないのである。病院の療法でも、また、ボモの療法でも治らない場合には、大ボモの療法の採用に踏み切る。大ボモの療法にいたった事例はいずれも最終的に人の呪術によってもたらされた不調、すなわち人災病であると診断されたものであった。

G村、K村、およびS村のひとびとの病気治療の経験を検討することにより、自己療法からボモの療法へ、あるいは診療所の療法と病院の療法を経由してボモの療法へと利用先をかえてなお治療が効果を示さなかった場合に、大ボモの療法を利用するにいたることがわかった。

つぎに、養生法、近代療法、ボモの療法、大ボモの療法の特色と限界について述べることにする。それぞれの療法の限界を知ることによって、村人が、病気のみたてと療法の特色を考え合わせて行動していることがあきらかになる。

また、これから述べる治療の事例に、第二章で説明した民族病因論が生活のなかに生きている姿をみてとることができる。

## 7　養生法とその限界

村人は民族病因論にもとづいて選択した自家調製薬、食事規制、気に適合した生活、邪霊や呪術からの回避などによって身体の調子をとり、病気の治療および予防に努める。このように、村人に伝承され、日常的に実施されている自己療法と予防法を養生法とよぶ。以下はその具体的な例である。

### 自家調製薬

村人は、軽い頭痛などの日常的な失調を治療するために、身近な植物を採集し、薬に加工してもちいる。自宅で加工された薬は自家調製薬、またその材料となる植物を養生植物とよぶことにする。

G村、K村、S村の三村で村人が過去五年間に使用した六三種類の自家調製薬とその材料を表7に示す（巻末三二〇―三二三頁参照。学名は資料5参照）。表7の自家調製薬の材料のうち、植物は五六種類。そのうちの三〇種類が、屋敷地の植物で占められている。養生植物の大部分はごく身近に成育している植物なのである。また、これに台所に常備されているモチゴメ、コリアンダー、コメ粉、シャロット、ココナツ油、ココナツ・ミルクの六種類をくわえると、合計三六種類（六四％）となる。

植物以外の薬用材料には、砂糖（砂糖、氷砂糖、グラニュー糖）、ハチミツ、食用石灰、石塊、フウ

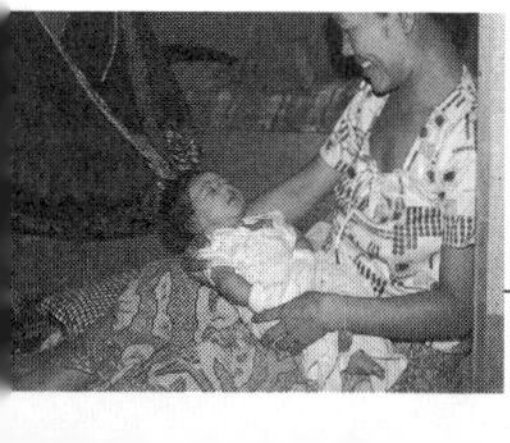

産後の母と赤ちゃん

油が使用される。砂糖は台所に常備されている。石塊は、以前に購入したものが各家に常備されている。フウ油は、植物の採集加工を専門とする伝統医（木の根のボモ）が加工した生薬油剤で、薬の行商人から購入したフウ油が各家に常備されている。食用石灰は、キンマの葉とビンロウジとともに噛んで嗜好品とするために、各家に常備。ハチミツは毎週の市で購入できるが、常備している家とそうでない家がある。自家調製薬は身近な屋敷地や台所で簡単に手に入る材料をもちいて作った薬であるということがわかる。

表7に示した個々の不調と薬の関係については以下のように説明できる。

**過熱の病気**　村人は、デマム、過熱、乾燥、頭痛、めまい、ひきつけ、声がれ、そして咳は過熱が原因となって発生したとみたて、冷却薬による治療を試みる。内服できる冷却薬は一種類、タマリンド果泥と氷砂糖を水に溶かし、井戸につるして一晩冷却して作った「タマリンド水」である。上記の不調を感じたとき、あるいは、一日の始まりに不調を予防するために飲用する。外用の冷却薬は、材料となる植物と水を混ぜ合わせたもの、あるいは植物内部に蓄えられた水で①タマリンド果泥と水、②ランブータンの葉とシナモンの一種の葉と水、③キンマの葉と水、④マツリカの葉とモチゴメと水、⑤シロバナハイビスカスの根と水、⑥マメアデクの葉と水、⑦シコウカの葉と水をそれぞれ混ぜて手でもんだもの、⑧ココヤシの実の水の八種類がある。使用方法は、過熱している部分に注ぎかけたり擦りつけたりするというものである。

**チャンパ熱**　患部が過熱状態になるので、患部を外から冷却するのが良いといわれる。チャンパに対しては、ランブータン、オオホザキアヤメ、アマメシバ、ハリビユ、インドセンダンのいずれかを水と混ぜあわせてつくったものを身体に塗布して冷却する。

**発疹**　患部が過熱状態になるので、患部を冷却する薬をもちいる。冷却用の薬は、コメ粉と水を混ぜたものである。発疹を治療するために、バンジロウの芽をキンマの葉とビンロウジとともに噛んで患部に吹きつけた例があるが、この場合の病因と薬の作用は不明である。

**スジ痛**　反対に、過冷によってフウの循環が妨げられると、スジ痛が発生すると考えられている。これはスジにたまったフウが痛みを発して生ずると考えられ、これに対しては、暖めた石塊をヤエヤマアオキの葉で包み、その上をバテック（腰巻布）で包んで患部にあてたり、ショウガの根とリウノウと混ぜて突き砕き患部に塗布したりする。いずれも加熱作用によってフウを動かすことができるといわれる。

**腹部のセナック（膨満感、便秘、腹痛、生理痛などの総称）**　冷とフウによって起きるとみたてられる場合と、病因が不明な場合とがある。冷とフウによるセナックの場合は、腹部にフウ油を塗って摩擦したり、暖めた石塊をあてたりする。フウ油と石塊には暖める作用と、フウを動かす作用があるといわれる。

そのほかのセナックで病因が不明なものに対しては、バンジロウの芽、ジタノキの芽、カシュウナ

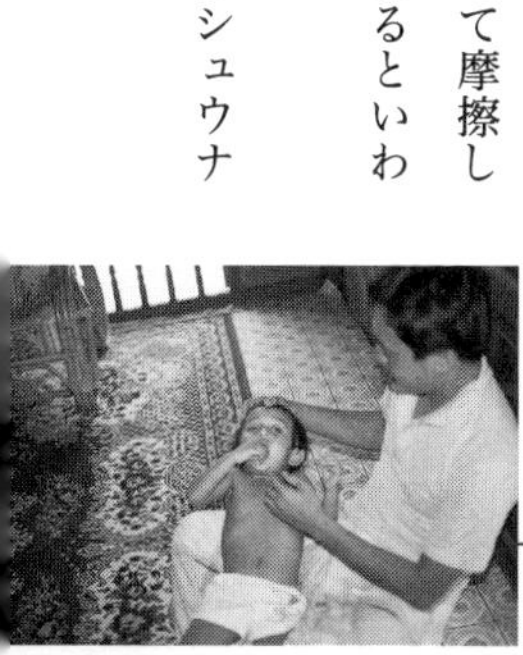

父に抱かれる子供

ットノキの芽をそのまま、あるいはキンマの葉とビンロウジとともに食べたり、紅茶を飲んだりする。これらの植物にはセナックを止める作用があるといわれる。

**下痢**　病因が不明であるが、これを止めるためには、バンジロウの芽あるいはザクロの実の皮を茹でた汁を飲む。これらの植物には止瀉作用があるといわれる。

**糖尿病**　血液の病気であるといわれる。それに対してはジリンマメの根、カンタンの根、イボツヅラフジの根などをすりおろして飲む。これらの植物の苦味物質に血液浄化の作用があるという。

**レストン病**　鼻がつまり、鼻に悪臭を感じ、顔面や目に痒みがはしるこの病気は、クマンという微小生物によって発生するといわれる。クミン、ツボクサ、シャロットなどを茹でた汁を一晩屋外に放置し、翌朝、顔に塗るとクマンの活性を抑えることができるといわれる。

**傷の化膿**　マタジャムノキ、マンリョウ、アカメガシワ属、ミサキノハナの根をすりおろして塗る。また *buluh gading*（学名不明）を茹でている湯気に患部を当て、毒素を茹で汁のなかに落とすという治療がある。いずれの植物も解毒効果があるという。

**傷の出血**　キク科の *kapal terbang*（学名不明）の葉をもんでつけると止血効果があるといわれる。

**産後**　さまざまな病因が存在する複合的な状態と考えられている。すなわち、身体が過冷状態にあり、フウがたまりやすく、身体内部にある傷が悪化しがちで、気も低下している。出産の翌朝から三日間にわたって、身体を温め、フウを動かし、内部の傷を癒す薬湯（シコウカ、ウコン、ニオイタコノキ、コウスイガヤ、コヤエヤマアオキ、タマツナギ、イクソナテスなどを煎じた薬湯）で沐浴する。その後、身体を加熱し、フウを動かし、傷を癒す効果がある木の根のボモの煎じ薬を飲んで、産婆によるマッサージを受け、産後の肥立ちを順調にするためのさまざまな食事規制および行動規制に従わなくてはならない。

**セツ（*bisul*）** 病因は不明。観察事例によれば、皮膚上に直径一・五㎝の大きさに赤く腫れ、先端に膿をもち、痛みを発するふきでものである。セツに対しては、ハチミツをつけたり、トゲサゴの樹液と食用石灰を混ぜて塗ったりする。

村人は、熱冷、フウ、血液、クマン、傷という病因を考慮し、これを正常化する効果がある自家調製薬を使用している。自家調製薬にはそれぞれ薬としての特有の効果、すなわち薬効があると考えられているが、自家調製薬の薬効と使用頻度を集計してみると（表8）、加熱冷却薬が六七％を占め、自家調製薬はおもに、身体の熱と冷のバランスを調節する薬であることがみとめられる。そのほかにセナックや下痢を止める整腸薬、フウを動かす薬、血液浄化薬、解毒薬、止血や傷を癒す薬などがある。

自家調製薬の基本は、身近な植物や水をもちいて身体の熱と冷のバランスをとり、快い体温環境を形成することである。

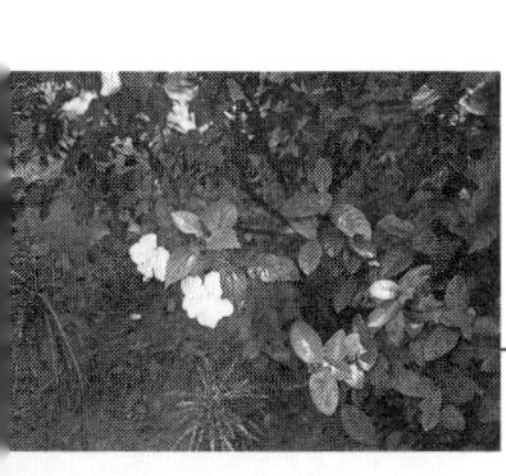

根が強冷の薬の白いハイビスカス

表8　自家調製薬の薬効と使用頻度

| 不調名 | 処方の種類数 | 使用頻度 | 薬効 | | | | | | | | | |
|---|---|---|---|---|---|---|---|---|---|---|---|---|
| | | | 加熱冷却 | セナックを止める | 止瀉 | 血液浄化 | クマンの不活化 | 解毒 | 止血 | 傷を癒す | フウを動かす | 不明 |
| デマム | 6 | 11 | 11 | | | | | | | | | |
| 過熱 | 1 | 2 | 2 | | | | | | | | | |
| 乾燥 | 1 | 1 | 1 | | | | | | | | | |
| 頭痛 | 10 | 16 | 16 | | | | | | | | | |
| めまい | 4 | 5 | 5 | | | | | | | | | |
| ひきつけ | 1 | 1 | 1 | | | | | | | | | |
| 声がれ | 2 | 2 | 2 | | | | | | | | | |
| 咳 | 3 | 7 | 6 | | | | | | | | | 1 |
| チャンパ | 3 | 3 | 3 | | | | | | | | | |
| ボツボツ | 2 | 2 | 1 | | | | | | | | | 1 |
| スジ痛 | 2 | 2 | 2 | | | | | | | | 2 | |
| セナック | 8 | 10 | 3 | 7 | | | | | | | 3 | |
| 下痢 | 2 | 2 | | | 2 | | | | | | | |
| 糖尿病 | 5 | 5 | | | | 5 | | | | | | |
| レストン | 1 | 1 | | | | | 1 | | | | | |
| 傷の化膿 | 5 | 5 | | | | | | 5 | | | | |
| 出血 | 1 | 1 | | | | | | | 1 | | | |
| 産前 | 2 | 2 | | | | | | | | | | 2 |
| 産後 | 2 | 2 | 2 | | | | | | | 2 | 2 | |
| セツ | 2 | 2 | | | | | | | | | | 2 |
| 合計 | 63 | 82 | 55 | 7 | 2 | 5 | 1 | 5 | 1 | 2 | 7 | 6 |
| (%) | | | 67 | 9 | 2 | 6 | 1 | 6 | 1 | 2 | 9 | 7 |

表9　食事規制

| 食物の分類 | 食品数 | 病因：冷・傷・フウ等<br>不調：産後 | | 傷<br>傷 | 冷<br>咳 | 冷とフウ<br>スジ痛 | 毒素と傷<br>排尿痛 |
|---|---|---|---|---|---|---|---|
| 熱の食物 | 9 | +2 | | | | | |
| 冷の食物 | 24 | | −22 | −1 | −2 | | −1 |
| フウの食物 | 5 | | −2 | | −2 | −1 | |
| 毒素の食物 | 2 | | −1 | −1 | −1 | | −1 |
| 痒の食物 | 9 | | −7 | −6 | | | −1 |
| 刺の食物 | 4 | | −3 | | −4 | | |
| 脂の食物 | 2 | | −2 | −1 | | | |
| 跡の食物 | 1 | | −1 | | | | |
| 膨張の食物 | 1 | | −1 | | | | |
| 膿の食物 | 1 | | | | | | |
| 熱と刺の食物 | 1 | | −1 | | −1 | −1 | |
| 冷と毒素の食物 | 1 | | −1 | −1 | −1 | −1 | |
| 冷と痒の食物 | 1 | | −1 | −1 | | | |
| 冷とフウの食物 | 2 | | −1 | | −2 | | |
| フウと刺の食物 | 2 | | −2 | | −2 | −1 | −1 |
| フウと痒の食物 | 1 | | −1 | −1 | −1 | | |
| 毒素と痒の食物 | 4 | | −4 | −4 | −2 | | |
| フウと毒素の食物 | 1 | | −1 | | −1 | −1 | |
| 冷とフウと痒 | 1 | | −1 | | −1 | | |
| 冷とフウと刺と跡 | 1 | | −1 | | −1 | −1 | |
| 冷とフウと毒素と膿 | 1 | | −1 | −1 | −1 | −1 | |
| 合計 | 74 | +2 | −54 | −17 | −22 | −7 | −4 |

＋：食べることを勧める
−：食べることを規制する

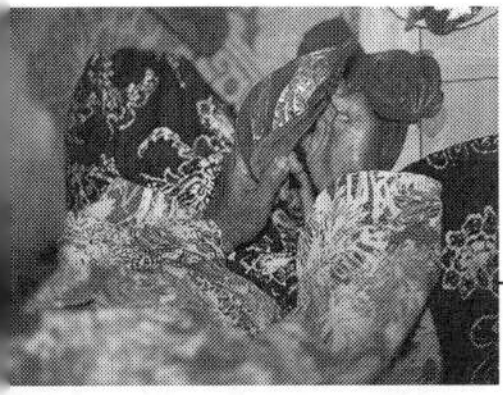

ウコンとキンマの葉とビンロウジに呪文をとなえる産婆。産後の薬とする

**食事規制**

病気を治すため、あるいは病気にかかりにくい丈夫な身体をもつためには、食事規制（*pantang*）を守らなければならない。いくら薬を飲んでも、食事規制を守らなければ治らないし、いったん治った病気も再発してしまうと考えられている。しかし、食事規制はあくまでも自主規制であり、個人の問題とされる。年長者は、病人に規制を守ることを勧めるが、守らなくても罰則はなく、社会的には問題は生じない。

食物の分類と規制を表9に示す（食物名は資料6参照）。まず、食物の分類からみていこう。食物は熱、冷、フウ、毒素、痒、刺、脂、跡、膨張、膿、熱と刺、冷と毒素、冷と痒、冷とフウ、フウと刺、フウと痒、毒素と痒、フウと毒素と膿、冷とフウと痒、冷とフウと刺と跡、冷とフウと毒素と膿およびどれでもない食物に分けられる。ごく一部の食品の分類は人によって意見がくいちがう場合があるが、重要な食品については誰に訊いても共通の答えが得られる。

食物は、それを摂取したときに身体に与える影響によって分類される。たとえば、その食物を食べると身体が加熱される食物は熱、冷却される食物は冷である。

**コショウとドリアンの熱**　熱のなかでも、コショウの実とドリアンの果実は特殊な熱といわれる。コショウの果実は乾熱といわれ、産後の肥立ちを助ける。ドリアンの果実は強熱で人を酩酊状態にするため、産後にはあまり食べないほうが良い。過熱病には熱の食物の摂取が禁止され、過冷病には冷の食物が禁止される。

**果物類と野菜類の冷**　生《ナマ》の果物と野菜は一般に身体を冷却するといわれ、冷に分類される。パパイヤの果実は強冷で、乳幼児（身体が冷状態にある）に食べさせてはいけない。タマリンドの果泥は冷に分類され、身体を冷却する作用があると考えられているので、身体が加熱傾向にある人は、暑気による身体の加熱失調を防ぐためにタマリンド果泥に水と氷砂糖を混ぜたタマリンドジュースを飲む。身体内でフウを発生させる食物は、イモ類、モチゴメ、紅茶などがフウの食物として分類される。スジ痛などフウの病気をもつ人は、これらの食物を食べるのを停止あるいは制限している。

**ヤシの水、モチゴメ等の毒素**　傷に痛みや膿を発生させる毒素をもっている食物は毒素の食物として分類される。これには、ヤシの実の水、モチゴメ、ヤギ肉、マム魚、テルボック魚などがふくまれる。傷を負っている人や咳が出る人はこれらの食物を食べないか、あるいは、食べるとしても少量に制限している。

**カニ、エビの痒**　傷やレストン病に痒みを与えて悪化させる食物は痒の食物に分類される。これには、カニ、エビ、カイ、イカなどが含まれる。マチャン（*macang, horse mango*）、サトイモのように液が粘るものも痒い食物であるという。傷、レストン病、デキモノあるいは発疹がある人はこれらの食物を食べないようにする。

**パイナップルと酢の刺**　刺激を与え、傷を悪化させ、咳を増やす食物は刺の食物として分類される。

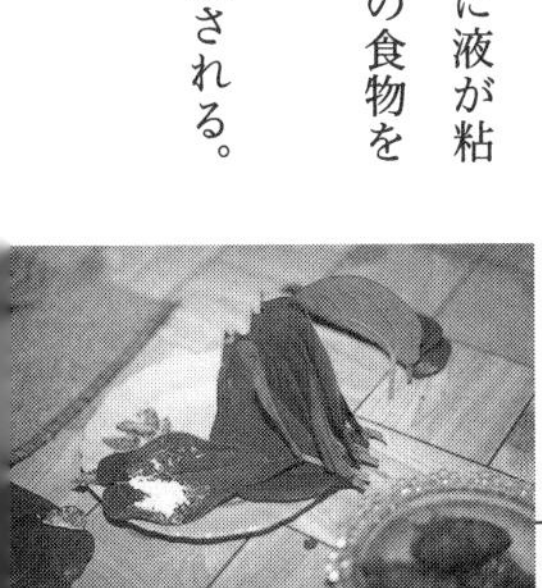

キンマの葉とビンロウジとウコン

この種の食物には針のように鋭い成分が含有されていると考えられている。パイナップルと酢が、刺に分類される食物の代表である。身体の外部あるいは内部に傷がある人や、咳が出る人はこれらの食物を食べないようにする。

数は少ないが、油を多くふくむ食物は脂で、傷やできものが跡になる食物は跡、身体を膨張させるものは膨張の食物に分類される。

つぎに、ある不調に適用される食事規制について観察事例にもとづきみることにする。産後（冷とフウ）、傷とフウの三種類の病因が併存するのできびしい食事規制が要求される）と、傷（病因は傷）、冷による咳（咳の病因は一般には冷、熱、毒、内部の傷によるものがあるといわれるが、観察事例の咳は冷によるとみたてられていた）、スジ痛（病因は冷とフウ）、排尿痛（病因は毒素と傷が併存）とを例にとり表9に示した。以下に、それぞれの病人が摂取の規制を実施していた食物の分類と、それに対する村人の説明を要約する。

**産後**　産後の人は内部の傷があり、かつ冷状態で、フウが溜まりやすいので、冷、フウ、毒素、痒、刺、脂、跡、膨張、二度過熱の食物の摂取が禁止される。二度過熱した食物（たとえばうどんの類のラクサ）が禁止となる理由は不明である。

**傷**　傷の場合は、おもに毒素と痒の食物が禁止される。冷の食物は摂取が許可されるが、パパイヤの果実だけは強冷であるため禁止される。毒素と痒は、傷を悪化させ、膿をもたせ、痒くするという。

**過冷の咳**　過冷の咳の場合にはおもに冷、フウ、毒素、刺の食物が禁止される。いずれの食物も咳を悪化させるという。

**スジ痛**　スジ痛は、身体全体をスジにそって循環するべきフウの流れが滞り、フウの塊ができたために痛みを発生している。フウが滞った部分は冷状態になっており、ますますフウが動きにくくなるという悪循環を起こしている。したがって、フウを発生するフウの食物と、冷とフウの性質をあわせもった食物などが禁止される。

**排尿痛**　これは体内に毒素と傷があるために生じると考えられ、それらを悪化させる冷、毒素、痒などの食物が禁止される。

食物の分類は食物と身体との相互作用からみた食物の性質の表現であり、村人は身体の状態と食物との相互作用を考慮し、身体に悪影響を及ぼす食物の摂取をさけることによって、身体の調子を整える努力をしているのである。また、村人が人に食べ物を勧めるときは、それを食べられるかどうか配慮するので、身体に悪影響を及ぼすため自分には合わない（*tidak sesuai*）といって食べなくても失礼にはあたらない。

## 個人の気に適した生活

村人は、個人の気（*semangat*）の程度を把握し、それに適合（*sesuai*）する名前、職業、配偶者をも

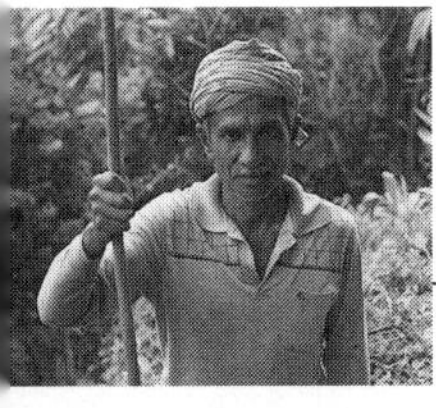

つことを重視している。生まれた子供の気の程度に適合しない名前をつけると、子供は病弱になる。そのような場合は、近所の適当な人を選んで、子供をゆずるという形式をとり、名前変更の儀礼をする。儀礼的に子供を貰い受けることになった近所の人は、子供の腕に糸を縛りながら「なになにという名前に変更する」と宣言する。村人はこの慣習を「名前の変更（*ubah nama*）」という。G村では三人の「名前の変更」を確認した。村のひとびとは、変更後の名前でよぶ。ごく親しいひとびと以外は、それが変更後の名前であることを知らない。また、夫婦についても「適合」が取り沙汰され、離婚の理由として「適合しなかった」という言葉がよく使われる。友人や同居人についても、適合が重視される。住む村も適合を考えなければならないという。

職業についても同様である。人によって強い気をもつ者と弱い気をもつ者がいる。また、時と場合により気の強弱は変化する。強い気があるときならば激しい仕事をし、高い地位についても大丈夫である。しかし気に合わないほど高い地位についてしまうと病気になり、死んでしまうことさえある。たとえば、王位は強い気を必要とする地位である。気が充分強くない人が王位につくと、王の力（呪力）の象徴である波剣（*keris*）を片手に掲げ、民の祝福を受けただけで、それに耐えきれずに死んでしまうことがあるといわれる。

病気になって気が低下してしまったときや、試験や試合に立ち向かうために、強い気を取り入れたい場合には、素人の手にはおえないのでボモに頼らなければならない。ボモのなかには気を付与する呪文をもつものがいるからである。

### 邪霊を避ける

村人は邪霊（*hantu*）や呪術にとりまかれて暮らしている。村では、子供でも大邪霊、ペレシット邪霊など数種の邪霊の名前をあげることができる。

G村には二人の邪霊飼い（*orang bela hantu*）がいる。子供たちは邪霊飼いの家から果物を盗んではいけないと注意される。邪霊飼いの家からうっかり何かをもち帰った人は、泣き叫んで意識を失う邪霊侵入病（*masuk hantu*）にかかると考えられている。二人の邪霊飼いは、治療も多少できるボモでもあり、そのうちのひとりは、かつて治療に失敗し、人を殺したことがあるといわれている。村人は、そのボモの薬は飲まないようにしている。もうひとりは、ボモであった父親から邪霊を引き継いだが治療に積極的でなく、近所のひとびとの腹痛を治療する程度の「少しできるボモ」に過ぎない。しかも、彼は、第二夫人の家に行ったきり邪霊の世話をしないので、邪霊は腹を空かせて近所の人を食べるといわれている。

邪霊飼いの命令を受けた邪霊によってもたらされる病気は人災病として治療しなければならない。邪霊飼いは他人を病気にしたい人から呪術の仕掛けを請け負うことがあるが、強力なボモとの呪術的な戦いによって、邪霊飼いが死んでしまうことがあるといわれている。

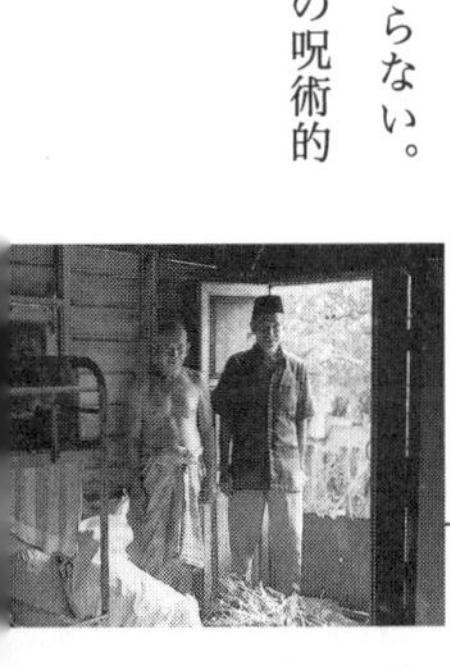

木の根のボモの作業場

人に飼われている邪霊のほかに、山、森、海、そして原野などあらゆるところに、人に飼われていないいわば野生の邪霊がいる。その一部は、森や植物の番をしている邪霊（*hantu penunggu*）である。番をしている邪霊は、人が勝手に森を開拓すると、仕事中に事故をおこしたり、作業にたずさわっている人を病気にしたりするので、森で仕事を始める前には邪霊に呪文（ときに共食会をともなう）であいさつをしなければならないと考えられている。また、邪霊がついて来て事故や病気がひきおこされることをおそれる村人は、森から物をもち帰らないように注意している。

ボモのなかには、邪霊をビンなどに封じこめたり、食物に邪霊を引きつけ、食物ごと邪霊を捨てることができる者がいるという。そこで、村人は道に落ちていたものや、だれが置いて行ったかわからないものに触ったり、食べたりしないように注意している。そのようなものには邪霊が封じこめられているかもしれないとおそれているからである。

邪霊の被害を受けやすい時間帯は、夜明け、真昼、日没であるといわれる。その時間帯には、家のなかで静かにアッラー（神）に祈りをささげているのが良いと村人はいう。

気が低下しているときにも、邪霊の被害を受けやすい。産後四四日間は、母子ともに気が低下している状態で、邪霊の被害を受けやすいので外出してはならないという行動規制がある。産後の母親や新生児をねらう邪霊は、ペレシット邪霊とよばれる。産後の女性は、髪の毛に釘をさしたり、手元にナイフを置いたりしている。新生児の寝床の下にも、ナイフが置かれている。ペレシット邪霊は鉄の鋭いものをおそれるので、これらのものを身近に置くだけでも身を守ることができると考えられている。これらは一種のお守りである。新生児をかわいいとかきれいとかほめてはいけないといわれているが、それは嫉妬深いペレシット邪霊がその母子を食べるからだという。

村人は、邪霊の被害にあわないように、危険な場所や物をさけたり、気を強化するお守りを身につけたりしているが、邪霊そのものを無力化したり、追い払ったりする方法はもっていない。

## 生活のなかの呪術

呪術を使うのは邪霊飼いとボモだけではない。一般の村人も呪術をもちいるのである。村人は呪術を忌み嫌ってはいない。護身術の使い手が身を守るための手法として呪術を使うことがあり、それは正当な防衛手段のひとつと考えられている。一般のひとびとも、商談をうまくまとめたり、思い人の気持ちを引きつけたり、家族の気持ちを和らげたりするために呪文をもちいることがあるが、これも正当な手段のひとつとされる。

女性は、結婚に反対する父親の気持ちを変えるために、ボモに依頼して呪文をかけた砂糖を使うことがあるという。ある婦人は、夫が遠方に仕事に出かけているとき、自分を思い出させる呪術を使うという。K村にはケダ州の王の子孫であると言い伝えられるひとびとがいるが、彼らは、呪術の師匠（大ボモのク・フセイン）を訪れて歴史や呪術の勉強をする習慣をもっている。そのひとりHは、相手

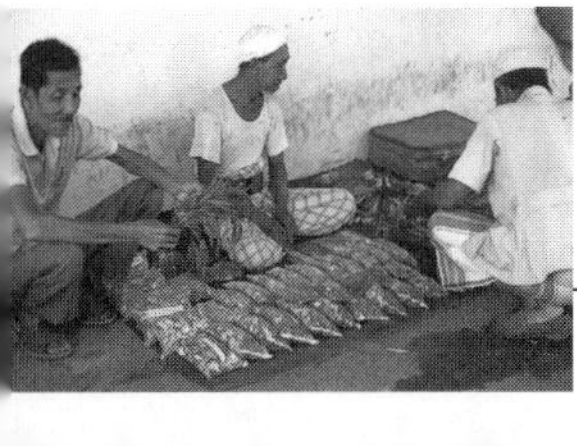

がそばにいるときをねらって、相手の名前を小声でよび、ある呪文をとなえてふっと息を吹きかければ、その人物を病気にすることも、自分の妻にすることもできるという。相手の全身写真をもちいればより強力な呪術を仕掛けることができるという。ワジル・J・カリム[*33]によれば、高校生の間では恋の詩の交換が盛んであり、相手の心を引きつける呪術がもちいられている。

その一方で、村人は自分の気持ちを左右し、身体に害をおよぼす呪術を防ぎたいと考えている。呪術の仕掛け人は飲み物に薬を仕掛けることがあるが、呪術が仕掛けられた飲み物のカップは底が冷たいといわれている。ある村人は、すすめられた飲み物のカップの底が冷たい場合は、なにか理由をつけて飲まないことにしている。イスラムの礼拝をまじめに実施することによって呪術を防ぐことができるという人もいる。また、人差し指で人を指さすと呪術がかかるとされ、人差し指で人を指し示すことは無作法であるという人がいる。村人は何を指し示すのにも親指を使う。

以上のように、村人は呪術を使えば他者の心身状態を操作できると考えている。相手を傷つけるとは思ってもみなかった日常的な呪術によっても病気になることがある。それも人災病である。いつでも、誰でも、人災病に遭遇してもおかしくない状況が日常生活のなかに用意されている。しかし、村人は、他人の呪術に対する仕返しの方法も、だれかが仕掛けた呪術を無力化する方法も知らない。ある時間帯は外出しないとか、怪しいものは食べないなど、呪術に対する消極的な防衛法しかもちあわせていないのである。積極的に呪術に対抗するためには専門家の助けが必要となる。

## 養生法における適合の重視とその限界

村人の養生法は自家調製薬、食事規制、邪霊や呪術の予防から成りたっている。不調を訴える人に対して植物の利用を指示し、沐浴の調節や食事規制を教えるのは家庭の父母、あるいはコンパウンドの古老である。経験豊かな年長者に養生の知識が集積し、若いひとびとは彼らの指示によって養生するなかで、養生の論理と実践を学びとってゆくのである。

養生法においては適合（*sesuai*）が重視されている。養生法の基本には人間の体質および気の個別的多様性への理解がある。一般的モデルを設定してひとはこうあるべきと画一化せず、むしろひとりひとりの気質体質の違いを把握し、適合した飲み物、食べ物、薬、衣類などをみたて、用意することこそ愛の現れとなる。男性も女性もそのような配慮を身につけている。同じ薬ですべての人が治らないのは当たり前であるし、出されたものを体質に合わないからと断っても不都合はない。村人は個人の多様な体質および気質と食物、名前、職業、配偶者などとの適合性を重視し、適合しないもの同士を組み合わせると病気になると考えている。養生法をとおして、適合しない二者の組み合わせを避ける工夫をしたり、避けられない場合は薬で調節したりする。

また、邪霊や呪術という危険を避け、心身の安全を保つのも養生である。村人は呪術を応用して自己の能力を高めたり、他人の心を動かしたりしようとはするが、呪術の影響を防止するという点になると、お守りを身につける、コーランの祈りをまじめにとなえる、あるいは危険な時空間および怪し

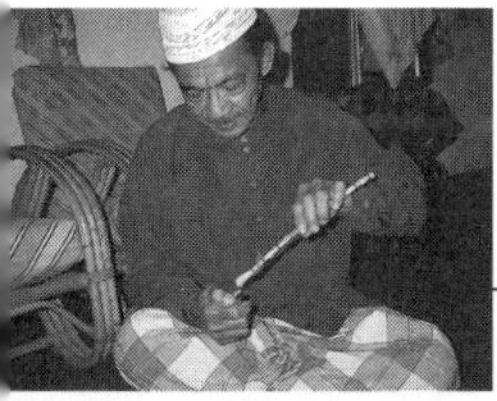

レストンの葉に火をつける木の根のボモ

いものは避けるという消極的な対処法しか知らない。これが養生法の限界である。

養生法は身近な植物を加工した自家調製薬と食事規制による病気への対処、適合を重視した生活の方法、そして邪霊と呪術に対する若干の防衛法をふくんでいる。しかし、自家調製薬はほとんどが熱冷の調節を目的としたものであり、これ以外の処方が必要になった場合、適合の論理では対処できない問題にぶつかり、邪霊や呪術に対抗する強い呪術が必要になった場合にはドクターやボモの治療を受けることになる。

## 8 近代療法とその限界

### ドクターのみたて

ドクターがみたてをするときに重視するのは、病巣の観察をふくむ、臨床検査の結果である。それに加えて、病人の不調の訴えのなかからみたての助けとなる身体的信号すなわち症候を拾いだし参考にする。

診療所のドクターの報告書によれば、みたての基礎となるのは、病理学（内分泌・栄養・代謝疾患、血液・造血器官疾患、精神障害、神経系・感覚器官疾患、循環器系疾患、呼吸器系疾患、消化器系疾患、泌尿生殖器系疾患、妊娠・出産・産後合併症、皮膚および皮下組織疾患、筋・骨格・結合組織疾患、先天異常、不定愁訴、負傷および中毒など）、細菌学（ウィルスや細菌の感染症、寄生虫症など）、細胞生化学（悪性腫瘍、白血病）などである。

### 化学療法と食餌療法

化学薬品をもちいた治療法を化学療法とよぶ。ドクターの療法はおもに化学療法と食餌療法である。化学薬品としては鎮痛剤、消炎剤、消化剤、止瀉剤、下剤、ビタミン剤、ミネラル剤、鎮咳剤、抗生物質、抗マラリヤ剤、強心剤、自律神経関係の薬品、ホルモン剤など多くの薬品がもちいられる。

これらの治療法は、病人の理解を得て病人に薬を飲んでもらい、食餌療法を実施してもらわなければ効果はあがらない。そこで、ドクターは、生化学的な治療法の論理と慣習的な論理の共通点を足掛かりにして病人との相互理解に努めている。

たとえばドクター・ムヒバは、村人の慣習と生化学的治療法を結びつけ説明することが重要であると考え、村人の慣習では、熱と冷の調節を基礎として食事規制（*pantang*：パンタン）が確立しているので、パンタンという伝統的な用語をもちいて食餌療法を説明するという。糖尿病の場合は、砂糖を規制《パンタン》し、高血圧なら塩を規制《パンタン》しなければならないと説明すると、村人は理解して食餌療法を実施する。神経はスジとよばれ、伝統的にはスジのフウが滞って関節に痛みや腫れを生ずるといわれているため、腱が炎症を起こしている場合も、スジのフウという考え方を使って説明すると、村人はしっか

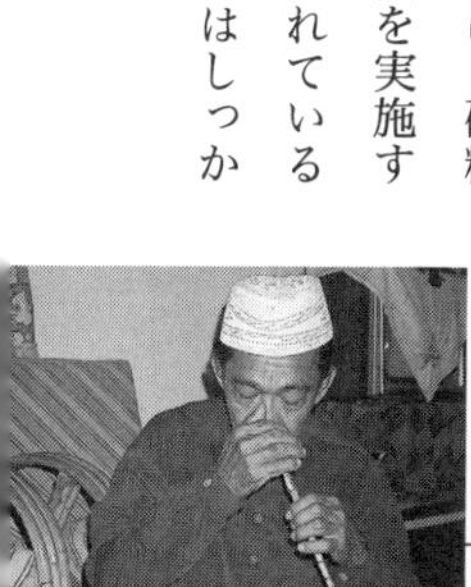

レストンの薬の煙を吸う木の根のボモ

りと薬を飲むという。

ドクター・イブラヒムは近代療法で治療できない病気が民間療法で治療される可能性があるという。たとえば、骨折はボモの療法のほうが良いと考えている。糖尿病は、病院では血糖値の制御ができるだけで根本的な治療法はないが、ボモの療法によって完治した症例があるという。彼の友人は、病院でドクターの薬を服用し血糖値のコントロールを続けながら、ボモの薬を飲んで治ったそうである。

また、政府診療所のドクターは、治療の手だてのない末期癌の患者について、かつて癌治療に成功したボモに自分の患者を紹介することがあるという。しかし、異常分娩に対する処置については伝統的方法は衰退し、近代的方法が普及していると彼はいう。

あるドクターは、民間療法と近代療法の理論的な類似を利用して村人に病気を説明する。別のあるドクターは自分たちの療法がすぐれた効果を発揮する病気もあるが、治せない病気もあることをみとめている。

### 手術

近代療法を特徴づけるもうひとつの技術は手術である。手術は病院のみで受けられる療法であり、病巣の切除、縫合の技術、手術後の感染を防ぐ化学薬品などを駆使した病気治療の方法である。しかし、手術は評判が良くない。村人は、身体を切ることを嫌い、かつ恐怖を感じている。

### 近代療法の限界

近代療法は化学薬品と食餌療法と手術をもちいて多くの病気を治療できるが、対処できない病気もある。糖尿病、高血圧は薬品で制御することはできるが、薬を止めるともとに戻ってしまう。これらの病気は根本的な治療法がないのである。悪性腫瘍については、早期に発見して切除する以外には、特効薬がない。これは近代療法の限界である。

ドクターのみたては検査にもとづいているので、病人が具合が悪いと訴えても検査で異常がみとめられなければ「なんでもない」と結論を出す。これが客観的な立場にたつドクターの役割であり限界でもある。「なんでもない」というドクターの結論が、村人が療法を変更し邪霊理論や人災理論をたよるきっかけとなる。

また、ドクターの療法は病人の身体に着目した病理学、細菌学などにもとづき、邪霊理論や呪術理論をもちいたみたてはしない。ドクターの治療法は、あくまで化学療法、食餌療法、および手術にとどまり、たとえ病人が呪術についての不安をもっていても、呪術的な処置をほどこすことはできない。

治療できない病気があること、病人が具合が悪いと訴えてもみたてができないことがあること、呪術を使えないことが、ドクターの限界である。

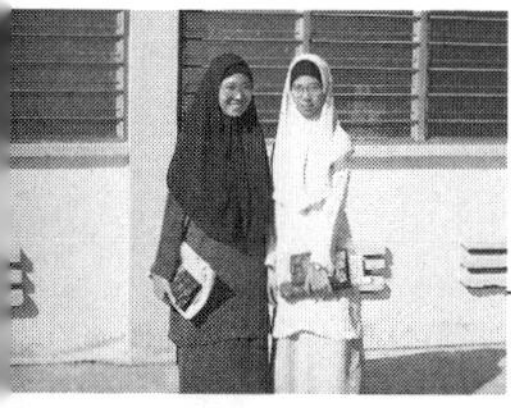

マレー服の女性（ホストシスター）

## 9　ボモの療法とその限界

### 木の根のボモの植物療法

木の根のボモとよばれるひとびとは、一四四種の薬用植物を見分け、その採集場所と加工法および用途を知っていると村人はいう。一四四種類という数字は、厳密な根拠があってのことではない。

私は、シャリラ、アバス、ロムリ、アワンドール、アジスの五人の木の根のボモから治療法を聞き取った。木の根のボモは、植物採集時の精霊への挨拶以外は呪文をもちいず、もっぱら植物によって治療を試みる。いわゆる植物療法医である。

各ボモが語った植物の種類は、シャリラ四九種類、アバス五七種類、ロムリ七一種類、アワンドール四一種類、アジス五七種類で平均五五種類であった。彼らは少なくとも五〇〜七〇種類の植物を知っており、自家調製薬にもちいる身近な植物以外にも、屋敷地周辺では見られないクスノキ科、マメ科、ツヅラフジ科の野生植物を使いこなす。

ボモは自分で植物を採集、乾燥させて加工し、煎じ薬やフウ油とする技術をもっている。木の根のボモがもちいる植物の薬用部位がおもに根であることが、木の根のボモという命名の由来である。木の根のボモの治療方法を植物療法とよぶことにする。木の根のボモはレストン病、排尿痛、生殖関係の病気などに幅広く対処できるが、呪術はもちいないため邪霊や人災による病気には対処できない。

**骨折のボモ、瀉血のボモ、マッサージのボモの手技療法**

骨折のボモは、その名の通り、骨折、脱臼、捻挫など、骨やスジの損傷を治療することができる。呪文をとなえながら患部に水や油をつけ、手で骨を正常な状態に戻し、添え木をもちいて固定する。彼らの技術はいわゆる接骨技術である。

マッサージのボモは、呪文、少々の植物、ヤシ油、水を使ってマッサージをする。患部に呪文をとなえることもある。スジの手触りをもとに、腫れている部分をみつけ、フウ油をつけて摩擦したり、ツボを押すことによって滞っているフウを動かすという。

瀉血のボモは、汚濁した血液がたまると頭痛、めまい、麻痺などになると考え、スイギュウの角、ミツロウ、ナイフを使用して吸角法の瀉血をすることにより、これらの症状を改善する。瀉血のボモの道具は少なく、手作業が重要である。したがって、骨折のボモ、マッサージのボモ、瀉血のボモの手作業をもちいる方法を手技療法とよぶことにする。

接骨の技術は骨折や脱臼の治療にもちいるものであり、マッサージの技術はスジのフウを動かすもの、瀉血の技術は汚濁した血液を除去するためのものである。このように、対処できる病気が限られることが手技療法の限界である。

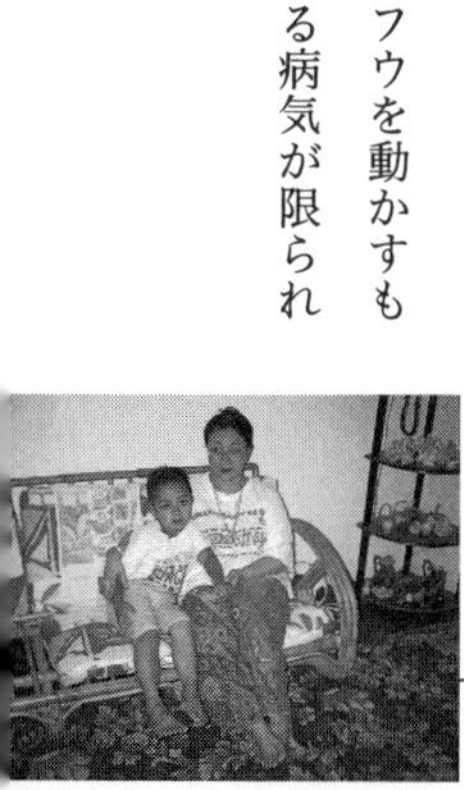

居間でくつろぐ親子

### デキモノのボモ、腹ムシのボモ、おそれ祓いのボモ、目のボモの植物・呪文療法

彼らは植物と呪文をもちいて、きまった病気にのみ対処するボモである。デキモノのボモ、腹ムシのボモ、おそれ祓いのボモ、目のボモは、それぞれ呼び名に示された病気の治療を得意とするボモである。村人もまたそれを承知し、デキモノの治療を試みたい、腹ムシ治療をしてみよう、おそれを祓ってもらおうというときにこれらのボモを訪れる。彼らの療法は植物と呪文を併用する植物・呪文療法である。

### 総合ボモ

総合ボモは、邪霊祓い、頭痛、腹痛、熱病などのさまざまな病気に対処することができ、植物を使うと同時に呪文をもちいる。植物のみでも治療はできるが、呪文によって治癒力を増強することができると語る。

森林の植物を使用する木の根のボモとは異なり、総合ボモはヤシ科、コショウ科、ショウガ科、イネ科、トウダイグサ科など村落付近で見かける植物をもちいている。

病因のみたてがむずかしい場合は、キンマの葉とビンロウジの占いによって病気を診断する。キンマの葉とビンロウジに呪文をかけることによってこれを薬とすることができ、呪文によってデキモノなどを移動したり、気を付与することができると考えられている。植物と呪文をもちいた総合ボモの

治療法は植物・呪文療法である。

総合ボモは、接骨、マッサージ、瀉血はできず、生殖関係の病気にも対処できない。こうした病気の治療には特殊な植物を必要とするからであり、それらの植物の所在と加工法を知っているのは木の根のボモである。総合ボモは占いによって邪霊病、人災病のみたてをすることができるが、対抗呪術をもちいて戦うには呪術力が充分ではないと考えられている。大ボモのように降霊儀礼を実施して呪具を除去することもできない。

**産婆の植物・手技・呪文療法**

産婆は、おもに産前産後の世話と、出産の介助をする女性である。産婆は、出産に立ち会うだけでなく、呪文とフウ油と石塊を使用してマッサージをほどこし、少々の植物を使用して産後の肥立ちを助け、新生児を邪霊から守る薬を調合し、新生児の参入儀礼を実施する。出産のための手作業、スジ痛のマッサージといった手技も身につけている。このような産婆の治療法を、植物・手技・呪文療法とする。産婆は邪霊や人災病のみたてを出すことはできるが、強力な対抗呪術をもっていない。また、一般の産婆は降霊儀礼を実施して呪具を除去することもできない。

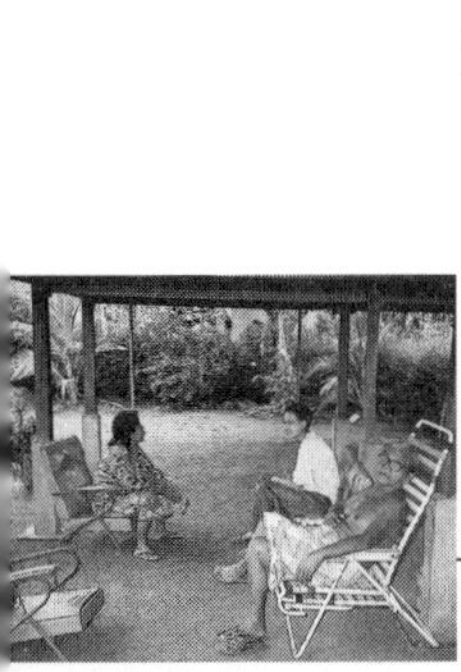

家の下でおしゃべり

### 村のボモと村の産婆の治療例および彼らの限界

村人にとってもっとも身近なのは、各村に在住している村の代表的なボモ、すなわち「村のボモ」である。S村の「村のボモ」は大ボモのトクワンであり、G村の「村のボモ」は総合ボモのト・チャーである。

S村とG村での面接調査の結果も村在住のボモの重要性を示している。S村ではボモを頼ったケースの二七例中二〇例（七四％）が村のボモの大ボモ・トクワンに、G村でボモに頼ったケースの約三〇％、二四例がボモ・ト・チャーに担われている。

また、G村のベルカル地区には、マ・ロン・ディア（ディアおばさん）とよばれる村の産婆（*bidan kampung ini*）がいる。村人がボモと産婆をよぶときには、老人につける敬称であるトをつけてト・ボモあるいはト・ビダンという。

以下に、G村の「村のボモ」と「村の産婆」による治療例を紹介し、その役割と限界について検討する。

**ボモ・ト・チャー（七八歳）**

ボモ・ト・チャーはG村に生まれ住み、村人から信頼を得ているボモである。本名はMad Isa。年齢は一九八七年現在、七八歳である。通常、村人にはト・チャー（チャーじいさん）の愛称でよばれているが、ボモであることを強調する場合には、ボモ・ト・チャーとよばれる。ボモ・ト・チャーはとくに専門はなく、いろいろな治療を幅広くおこなう総合ボモ（*bomoh macam-macam*）である。伝統医としての仕事以外に、水田耕作と牛の飼育にたずさわっている。

ト・チャーは一九〇五年（年齢から逆算）に、G村の二次林地区に生まれた。両親は共に二次林地区の生まれであるが、祖父母の生地は不明である。ト・チャーの父も「総合ボモ」だったが、ト・チャーが一八歳の時に亡くなったので、息子に治療法を教えることはなかった。ト・チャーは、ボモになった経緯を以下のように語った。

四〇歳のころに、当時のG村の「村のボモ」であったト・スレイマンが自分のところに治療法があるが習わないかと勧めてくれたので、彼に師事して治療の仕方を習いはじめた。ト・スレイマンは父から治療法を継承した「継承ボモ」で、「大ボモ」だった。彼は、精霊（*jin*）や邪霊（*hantu*）や祖先霊（*tok-nenek*）と会話することができたので、蝋燭をつけて精霊や祖先霊を呼び出すことができた。彼はG村の家屋が寄り集まっている村のなかには住まず、村の脇の水田のなかに家を建て一人で住んでいた。そこはいまでは水田になっている。ト・スレイマンは、一二〇歳という高齢で亡くなるまで、元気に治療活動を続けていた。

ト・チャーは、四〇歳になるまではまったく習おうと思わなかったが、そのころ病気の人を見舞いに行き、治療（*berubat*）する人がいないことに胸を痛め、ひとびとを助けるために自分も治療の方法を習おうと思い立ち、ト・スレイマンに師事した。約八年間、毎晩のようにト・スレイマンの家を訪

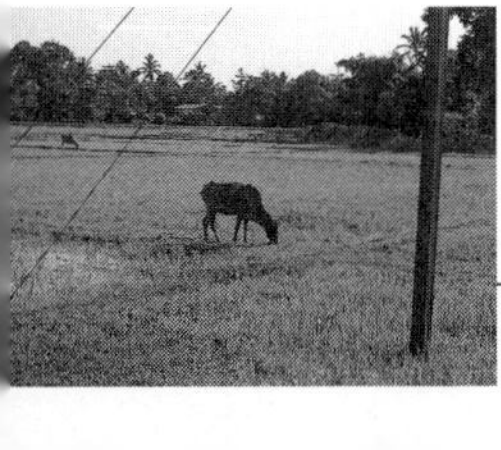

水田で牛が草を食む

れ、話を聞き、治療を見た。ト・スレイマンはト・チャーを連れて森へ入り、木々を指し示し、どの木が何の病気に効くのかを教えてくれた。ト・チャーは勉強をひと通り終えると、ト・スレイマンにお礼（*pengkeras*）として腰布一枚、上着一枚、カピア（意味不明）一粒と七〇リンギットを贈った。そして、スレイマンの手を両手で取り、自分の額につけ、ミンタ（*minta*：乞う）をし、ボモとして活動する許しを得た。

ト・チャーがボモとして活動を始めてから二二年が経過している。最初に治療したのは頭痛だった。見舞いに行ったところ、治療する人もいない病人が泣き叫んでいた。そこでト・チャーは「できるかどうか、やってみよう」といって治療してみたのだった。いまではほとんど毎日、薬を求めてひとびとがやって来る。病人は服や腰布をお礼に置いていくので、衣類を買う必要がない。また、病人はプトゥス・リマウ（願掛け。願いがかなった場合には多くは共食会）をすることがあるので成功報酬も期待できると彼はいう。

ト・チャーは病気の占いと、治療の方法について以下のように語った。

**病気のみたての占い**

ボモ・ト・チャーは占うことを*minta tenung*とよぶ。

治療を頼みにくるときには、病人がキンマの葉（*daun sirih, Piper betle*）とビンロウジの実（*pinang,*

*Areca catechu*：以下ビンロウジ）の切片を持参する。そのキンマとビンロウジ（シリ・ピナン）を使って以下の要領で占いをおこなう。

①　ビンロウジの切片を床の上に左から右へ四個づつ横に数行、縦に何列かに並べる。

②　並べたビンロウジの切片を一行目の左から順に右へ土（*tanah*）、水（*air*）、火（*api*）、フウ（*angin*）という順に数えていく。一行目が終わったら二行目に、そのつぎは三行目に、病人が持ってきたビンロウジを最後まで数える。

③　キンマの葉も同様に数える。

④　最後に当たった項目が病気の種類を示すことになる。

①〜③がビンロウジ数え（*bilang pinang*）、④がキンマ数え（*bilang risih*）である。土で終われば、筋肉などの身体の肉の問題、あるいは土の精霊（*jin tanah*）による病気（*penyakit jin tanah*）、水で終われば水の病気（*penyakit air*）、フウで終わればフウの病気（*penyakit angin*）、火で終われば火の病気（*penyakit api*）である。火の病気は熱の病気（*penyakit hangat*）である。

シリ・ピナンを数え終えると患者の名前を聞き、別の占いをする。蝋燭に火をつけ、水を入れた壷に蝋燭の火（あるいは米）を落として、いったい何の病気か示してもらう（*minta tunjuk*）。火を落として水のなかを見る。水のなかに人の顔が見えれば、人がもたらした(*orang buat*)病気である。この場合、相手の顔が見えるはずである。もし、その人が「証拠（*benda*：呪具）」を埋めたとしたら、どの家の

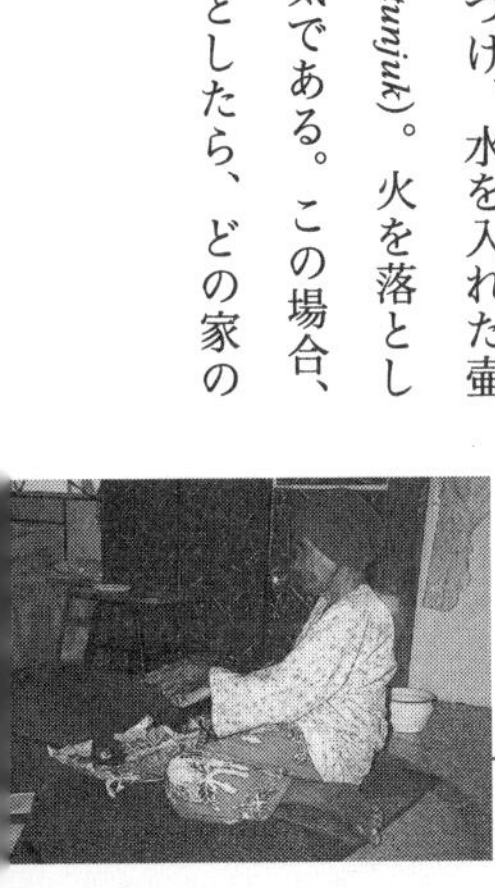

植物に呪文をかけて薬とする産婆

どこに埋めたのかを水のなかに示すことができる。人がもたらした病ではなく、たとえばフウの病ならば水のなかには何も見えないはずである。

**頭痛の治療法**

用意する植物は、以下の通りである。

キンマ（*Piper betle*）の葉

ビンロウジ（*Areca catechu*）の実

コショウ（*Piper nigurum*）の粒三個

リマウ（*Citrus spp.*）の葉一枚

ボモはこれらの植物を手に持ち、以下の呪文をとなえ、フーと息を吹きかけ薬とする。

「コーランの一節をとなえる

インナー　アプトゥイナ

パソリリ　パソリリ（意味不明）

コーランの一節をとなえる」

つぎに、ボモは患者のこめかみの一方に親指、他方に人差指を当て、額を右手で包み込む。そのままの姿勢で上記の呪文を小声でつぶやき、患者の頭に当てた自分の手元にフーと息を吹きかけ、その手で患者の額から何物かをかき取るようにしながら手を離し、かきとった何物かを右側に捨てる仕草をする。これは三回くりかえされる。このかきとって捨てる仕草によって、「病を捨てる（*buang penyakit*）」とボモはいう。

**頭痛その他さまざまな痛みの治療法**

用意するものは素焼きの壷と水である。素焼きの壷に水を張り、その水に向かって以下の呪文を発声し、フーと息を吹きかける。呪文と息を三回くりかえす。病が頭痛であれば、この水で頭を濡らす。

「（コーランの一節）
グヌン　ブゴチャン　（ブゴチャン山）
ブキト　ブゴチャン　（ブゴチャン丘）
ピンダーラ　（引っ越すのだ）
プニャキト　イニ　（この病）
（コーランの一節）」

**薬用植物を採る場所と採り方**

薬用植物は、G村の東側にある「ビンジャルの森（*hutan binjal*）」や「タナ・ランの森（*hutan tanah*

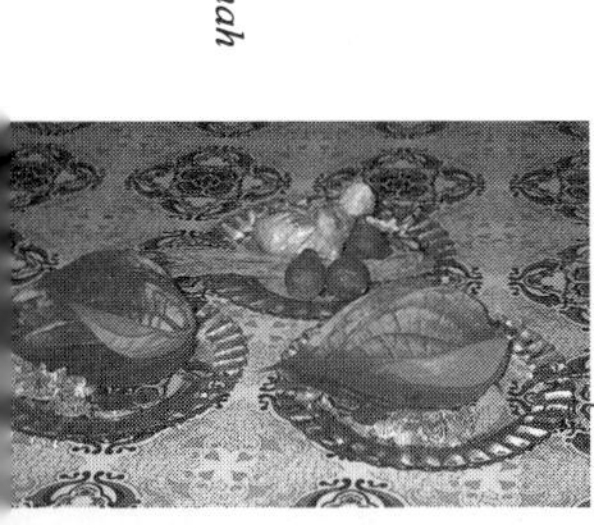

産婆のトランス儀礼のための呪薬

*rang*)」で採る。とくにカラン（各種利尿障害）の薬（*ubat karang*）であるハカイトの木は、タナ・ランの森にある。

植物には、その「世話をする『人』（*orang jaga*）」がいる。その「人」は目には見えないが確かに存在し、その人と話す特別の方法があると考えられている。我々が日常話すように、その「人」も話せる。名前はナビ・イリアス。彼がすべての植物を掌握している。彼はボモでもあり、消えることなく生きつづけていると考えられている。

たとえ葉の一枚であろうと、根の一部であろうと、植物を採るときは必ず彼に許しを乞わなければならない。呪文は以下の通りである。

「アサラマムアライクム　（アラビア語の挨拶の呼びかけ）
ムアライクムサラーム　（アラビア語の挨拶への返答）
ヘイ　ナビ　イリアス　（ヤア、ナビ・イリアス）
ナ　ミンタ　アカル　イニ　（この根が欲しい）
ナ　ブアト　ウバ　カラン　（カランの薬を作りたい）
バイク　アタウ　タ　バイク　（良いか悪いか）
バイク　（良い）」

最後のバイクは、ナビ・イリアスの言葉であるが、ボモがいってしまう。サラダやおひたしの野菜を採るときも同様にして許しを乞わねばならない。「～の薬を作りたい」が、「サラダをつくりたい」とか「おひたしをつくりたい」に代わるのである。「土地の上に育っているものを採るときは何がなんでもそのように『しゃべら』なければいけないのだ」とト・チャーは強調する。

呪文には、コーラン部分とマレー語部分とマレー語でもコーランでもない「呪術言葉」とよばれる部分がある。ボモは、呪文の最初と最後に、明瞭にコーランの一節をとなえて、そうでない部分をあまり聞こえないようにはさみこんでイスラム教の形式を整える。

**産婆のマ・ロン・ディア（一九八七年現在五五歳）**

マ・ロン・ディアの本名はサアディア・ビンティ・ハナフィア（Saadia binti Hanaphiah）だが、村人からは愛称でよばれている。

ＩＤカードによれば、彼女は一九三二年生まれの五五歳である。一六歳で現在の夫と結婚、八人の子供を出産したが、そのうち三人が死亡した。夫は水田を耕作している。

マ・ロン・ディアが産婆になったのは九年前である。治療法は、習ったのではなく、産婆をしていた祖母からの相続（*turun*）という。治療法は眠っている間に、祖先（*tok-nenek*）から子孫（*anak-cucu*）へと降りてくるものらしい。また、マ・ロン・ディアはテルルパという一種のトランス状態になり、失くしものをさがしたり、病気が人災病かどうかを判断したりできる。そのため、出産関係の病の治療

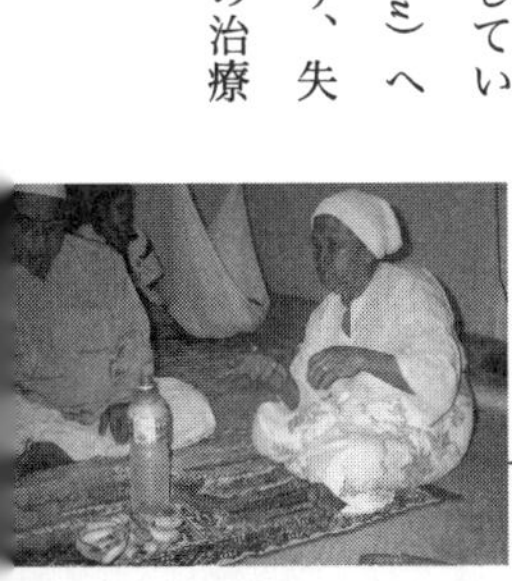

トランス状態の産婆

を担当するだけでなく、もっと広い病や困難に対応できる「ボモ」であると認められている。

以下に一九八七年六月二六日と七月二一日の活動観察から彼女の治療法の一部を紹介しよう。

**産後のマッサージ**

六月二六日の朝九時頃、G村の産婆マ・ロン・ディアがG村のSおばさんの家にやって来た。Sの娘の産後のマッサージによばれたのである。娘の夫がバイクで送り迎えをした。産婆がやって来ることは噂で伝えられ、産婆に用のある人はその日、Sの家に集まった。集まった病人は産後の娘Rと新生児、その他近所の具合が悪い人三人の計五人である。

以下は、治療の観察記録である。

① 産後一五日目のRをマッサージしたあと、石塊をあてる。マッサージは産後一三日、一四日、一五日の三日間にわたっておこなわれた。産婆はRにショウガ（*Zingeber officinale*）をゆでて飲むよう指示する。お茶うけに出ていたチュンパダという果物のてんぷらに呪文をかけ、手ずからRの口元に運び、食べさせる。キンマの葉とビンロウジに呪文をかけ、Rに与える。

② S宅はす向いの家の娘に産後のマッサージを実施し、暖めた石塊をあてる。

③ S宅はす向かいの家の妻は、足の側方のスジに痛みを感じ、眠れない（*tidor tak lena*）、食欲もない（*makan tak lalu*）と訴える。これに答えて産婆はマッサージをほどこす。腹や足をさすり、足

の裏を踏み、座骨神経を踵で踏み、腿を足で踏み、病人の手をつかんで体をねじる。

④ Sのもう一人の娘は、五か月前に出産したが、頭痛のため、顔色が青白い。産後の食物規制を守らなかったのでいまになってフウの病気にかかったのだと産婆が答える。頭、首、肩をマッサージし、シコウカ（*Lawsonia inermis*：英名はヘナ）の果実と葉をゆで、おひたし（*ulam*）にして食べると顔色が良くなると指示する。

⑤ 産後一五日の乳児の発疹が心配だと祖母が訴える。産婆はアミン・ブアッ（学名不明、冷の薬）の葉を米粉（*bedak sejuk*：米粉を水で溶き、米粒ほどずつ落として日光で固めたもの）と水を混ぜてもみ、発疹のある部位に塗るよう指示する。祖母はすぐにアミン・ブアッを採集して戻り、それを水と米粉と混ぜて乳児の発疹に軽くたたき込む。そのさい「冷たいね、冷たくて気持ちがいいね」と乳児に話しかける。

産婆は一一時三〇分頃、Sの家から帰宅し、沐浴をした後、昼食をとり、祈りをすませて二時から幼児の断髪儀礼に出かける。

### 産後の腹帯をつくる

七月二一日の朝、産後の女性をマッサージするために別の村に出かける。午後は腹帯づくり。産後は下腹部がたるむ。産婆は、このたるみを熱で刺激し（*terkejut*）きっちりとしめるための腹帯をつく

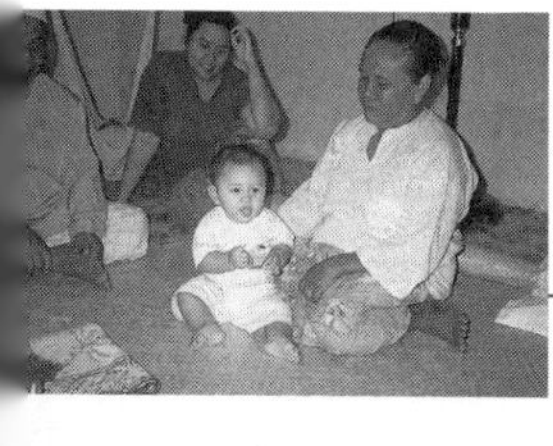

産婆の治療風景

っているという。幅約二〇㎝の白い布の一端を二〇㎝ほど二つにおり、袋にする。そこへ植物（すべて「熱い薬」）を細切りにして入れる。腹帯はひとつ一〇リンギットである。

腹帯に入れる植物は、ショウガ（*halia, Zingiber officinale*：ショウガ科）、ナンキョウ（*lengkuas, Languas galanga*：ショウガ科）、ショウブ（*jerangau, Acordas calamus*：サトイモ科）、バンウコン（*cekur, Kaempferia galanga*：ショウガ科）、和名不明（*kunyit terus, Zingiber sp*：ショウガ科）、ウコン（*kunyit, Curucuma domestica*：ショウガ科）、キンマの葉（*sirih, Piper betle*：コショウ科）などである。産婆は「この女の人はでかい人だからね。帯もでかいのをつくらなくちゃ」などと軽口を飛ばし、笑いながら作業をつづける。

**子供の夜泣きの治療**

四時頃、二〇歳代の父親が薬をもらいに来る。「一歳半の息子が泣いて眠らない」と訴えるため、次のような施術をする。

① 父親の持ってきたキンマの葉とビンロウジを並べる。キンマの葉は六枚ずつ重ね、横にビンロウジを四個並べ、それをビンロウジがなくなるまで何列かに配置する。
② キンマの葉とビンロウジを数え、すぐにかき集める。
③ キンマの葉に食用石灰をぬる。呪文をとなえながら、六枚の葉には表にぬり、他の六枚の葉は

裏にぬる。

④ キンマの葉をふたつ折りにし、それを丸めて袋にしたなかにビンロウジ片を入れる。キンマの葉の袋は全部で三個あり、そのうち二個は裏、一個は表を外側にして折る。

続いて、以下のように父親に説明をする。

① ナンキョウ（*lengkuas, Lenguau galanga*）の葉を水にいれてもむ。その水を子供の頭にぬる。それで子供を眠らせることができる。

② 袋にしたキンマの葉とビンロウジと花を二種類、一緒に口のなかで噛み、子供にふきつける。このとき、口と鼻をしっかりふさいでやらないと唖（*bisu*）になる。このキンマの葉とビンロウジと花は失われた気（セマンガット）を呼び戻すためのものである。眠れなかったり、眠っているときにピクピク（*terkejut*）したりすると気は飛び出してしまう。

③ 他のキンマの葉とビンロウジを食べて、それを口から出し、子供の足の裏に$\alpha$の文字を書く。病気のフウ、悪魔（*setan*）あるいは邪霊が子供をおびやかすことができなくなる。

以上が村のボモと産婆の治療例である。ト・チャーからはみたての占い、頭痛、そしてデキモノの治療法が聞き取られ、マ・ロン・ディアの出産関係の治療と小児の病気の治療が観察された。邪霊病や人災病のみたてができるものの、彼らの呪術は、強力な呪術を使う相手と戦えるほど強くはない。

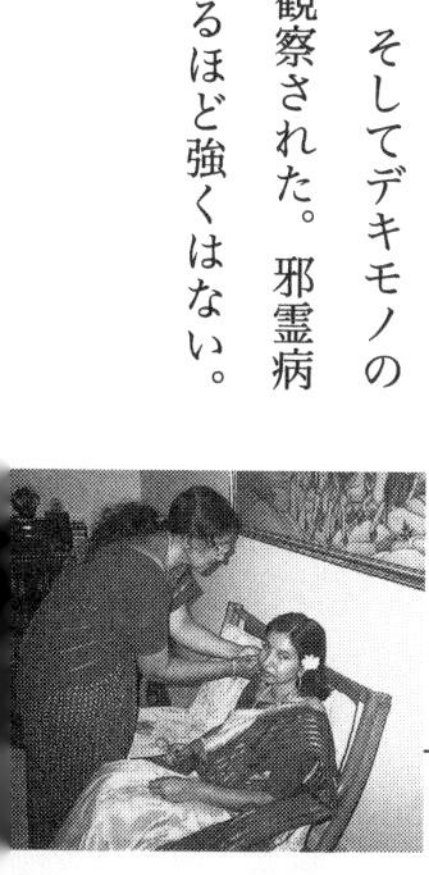

嫁に行く娘のイヤリングを直す母（インド系マレーシア人）

強い呪術に対抗しなければならないような非常時に、強力な呪医として登場するのが大ボモである。村のボモと村の産婆は、主治医のようにこまごまとした不調に対処している。人災病のみたてができるので、人災病の療法においては村人と大ボモの橋渡しをする役割を担う。

## 10 大ボモの療法とその限界

### 大ボモ

G村とK村のひとびとが利用するボモのなかには、ひとびとから高い評価を受ける大ボモが三名いる。彼らが治療法を習得した経緯は以下のように語られた。

大ボモのク・フセインは、かつてインドネシアのアッチェから移住しケダ王国を治めた王の直系の子孫であるという。ク・フセインのクという名は、アッチェから移住した王の子孫のみに受け継がれるものである。その治癒力は、教わらなくても王の血を引く者で適した人物に自然にひきつがれるものとも、神（*tuhan*）に与えられたものともいわれている。戦いや病気治療のための多くの呪術を知り、精霊や動物と話をすることができ、大木を引き抜くことができるほどの怪力の持ち主だという。

彼はアッチェの王族の子孫の青年たちに歴史と呪術を教える呪術の指導者（グル）でもある。アッチェは呪術をもちいた戦いにたけていることで有名な民族である。ク・フセインはかつて漁業・海上輸送関係者や海軍の呪術戦の指導者であったといわれる。

ある日、ク・フセインは王の偉大さについて語った。それは、村人が呪術について抱いているイメージをよく表現しているので、ここに紹介する。

かつて王は偉大だった。首に石を縛りつけられ、水中に投げ込まれても水は彼の鼻に入ることはできなかった。深い森に置き去りにされても、動物たちが道を作って王が帰るのを助けた。敵が剣で切りつけても彼の皮膚には刃がたたなかった。敵の銃撃手も恐怖にすくんで狙いを定めることができなかった。緊急の時、王は消えることもできた。これが王の偉大さであり、呪術（イルム）のすばらしさというものだ。

王の系譜（*keturunan raja*：系譜をたどって伝えられる力そのものも意味する）とボモの系譜は結びついている。ものの道理のわからぬ人間に治療法を教えるわけにはいかない。混乱が起きるからである。

ここで語られたような境地は、王自身の強い気と、継承された呪術的な能力によって達成されるものであると考えられている。王の偉大さは、攻撃力の大きさではなく、動物に協力してもらったり、敵の攻撃を回避したりする巧みな防衛の力として語られる。これはケダ州マレー人が考える呪術の性

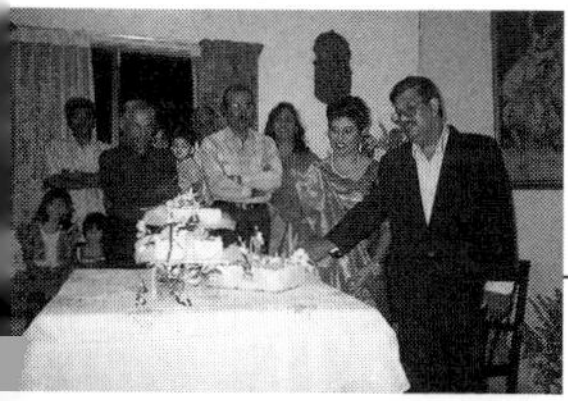

披露宴

質と呪術を使う人間の冷静な態度を表現している。みだりに攻撃を仕掛けるよりも、呪術をもちいた巧みな防衛によって危機を回避するほうが偉大な王にふさわしい行動であると考えているのである。ク・フセインは、呪術を使う者の、道理を見極める判断力の重要性を強調している。呪術は、間違った使用法をすると世界を混乱におとしいれるおそれがあるからである。

大ボモのハジ・オスマン（トクワン）は、伝統医であると同時に村の首長でもあった。彼は死んだ祖父から、夢を通じて呪文と精霊を継承したという。精霊は祖父の多くの孫のなかから、もっとも勇敢な男性を選び出してやってきた。彼は精霊を宿した忘我の状態で、人災病をひきおこすために使われた呪具を捜し出し、仕掛け人に呪術を送り返すことができる。

聖剣の大ボモとよばれる、ペラック州在住の大ボモは、もと海軍の軍人で、海のなかの精霊である師から剣（*pisau wali*）を授かったという。治療のときには精霊を宿して忘我の状態になり、その剣をもちいて手術をほどこす。彼の手術は出血が少なく、傷跡も残らないと村人はいう。

大ボモのうちの二名は継承ボモである。その背景には呪術が簡単に学べるものではなく、ある系譜と結びついたものであるとの考え方がある。また、精霊から直接に呪力を授かった大ボモも存在する。大ボモは、家系を通じて、あるいは精霊から直接、強い呪術を習得した呪術的なエリートであり、多くの病気に対処できる強力な呪医である。

大ボモに共通した特性は、精霊と直接に交信することができ、亡我状態になって精霊を宿し、精霊の力を借りて治療をする点である。並はずれた呪術的能力をもっていると考えられ、手術やマッサージなどの手技ももちいる。動物の骨やエメラルドなど手に入れにくい道具をもちいて薬をつくる点も特色としてあげられる。

大ボモはさまざまな技術をもちいるが、接骨、瀉血などはできない。また、木の根のボモとは異なり、森林の植物をもちいた煎薬やフウ油をつくることはできない。

親族から継承した強力な呪術、一般のボモがもちいないようなめずらしい薬、多様な治療法、多くの病気に対処する知識などが大ボモとよばれるための条件である。大ボモは偉大で、病気を治療するのがうまいというひとびとの信頼を得ている。

ここでは、具体的な治療の事例をとおして、大ボモによる人災病の治療法の特質をあきらかにする。

**大ボモ・トクワン**

人災病の治療を得意とし、呪術力、治癒力ともにすぐれた大ボモと村人がいうハジ・オスマン氏（Haji Othman Haji Ahamad）の家に一九八五年七月三日から九日の七日間滞在し、彼がおこなう人災病の療法のプロセスを見ることができた。外国人がいるというだけで、病人とその家族は驚きを示しているので、治療を妨げないようテープ録音は中止した。以下は筆記による治療の観察記録をまとめたものである。

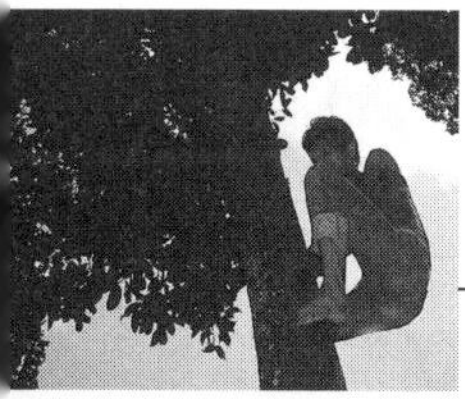

果物をとるために木にのぼる人

彼は、大ボモであると同時にS村の「村のボモ」でもあり、村人の熱病（デマム）、卒倒、頭痛、腹痛、神経痛などの治療も担うが、ここでは、彼が大ボモたる理由である人災病の治療法を取り上げる。人災病は村のなかで頻発するものではなく、人災病の治療を求め大ボモを訪れるのは、おもに村外のひとびとである。人災病の治療ができるボモは少ないため遠くても大ボモを探して訪れるといい、秘密保持のために遠くのボモのところにやってくるともいう。G村のある男性は、秘密が漏れるおそれがあるため、自宅近くの「村のボモ」には人災病の詳細を話すことはできない、だから、遠くの大ボモを頼るのだと説明した。また、私がG村の産婆に、人災病について相談したとき、ある婦人から「話が広まるおそれがあるので村の産婆に詳しく語るのはよくない」と注意された。

私がハジ・オスマンを訪れることになったのは、彼がK村で起きた人災病を治療したからである。彼の治療を受けたことがあるK村の人が、私を紹介し、同居を頼んでくれた。紹介者は、私に、ハジ・オスマンに対して多くの質問をせず、教えてくれることだけを覚えるようにと注意した。聞き取りも、私からの質問に大ボモが答えるのではなく、大ボモが一方的に語っている。

ハジ・オスマンは自称一二〇歳である。村人は親族でなくても彼を「おじいちゃん先生（ボモ・トクワン）」とよび親しんでいる。村外のひとびとはボモとトという年長者の敬称にハジのジとオスマンのマンをつけて、ボモ・トジマンとよぶ。以下彼を大ボモ・トクワンとする。

妻の名前はハジャル・ソピア（Hajar Sopia binti Itam）、六〇歳である。彼女は産婆で、大ボモ・トクワンの重要な助手（薬用植物の加工、供物準備の指導、大ボモに憑依した精霊の通訳をうけもつ）である。村人は彼女をト、「おばあちゃん」とよぶ（以下、彼女をトとする）。トは大ボモ・トクワンの後妻。一人目の妻は子供を二人産んで亡くなったという。大ボモ夫妻は治療を専業とし、その他の仕事はもっていない。

K村および居住するS村では、彼は偉大な伝統医すなわち大ボモの評価を得ている。大ボモ・トクワンが大ボモとして高い評価をうけているのは、人災病を治療するカウンター・マジックを扱えるからである。

彼はS村の首長でもあり、過去数十年にわたって政府から村長に任命されてきた。近年、村長を引退したが、現在も女性への暴行事件や未婚男女の同棲事件などの処理を相談しに彼の家を訪れる村人が絶えない。

妻と孫娘との三人暮らし、村の一般的な男性たちと同様にオートバイで孫を学校まで送り迎えし、市場で買い物をする。生活の場面では、彼の服装は他の村人と変わったところはない。しかし、薬用植物の採集のために、友人と旅行に出る際には、白いズボンと白い上着を着ていた。これは一般的である腰巻き布を愛用するこの年齢の人物にしては、風変わりな服装である。白はイスラムの清い色であるとともに、政府医療スタッフの制服の色でもある。村人は彼の服装を見て、立派な支度だと評価した。

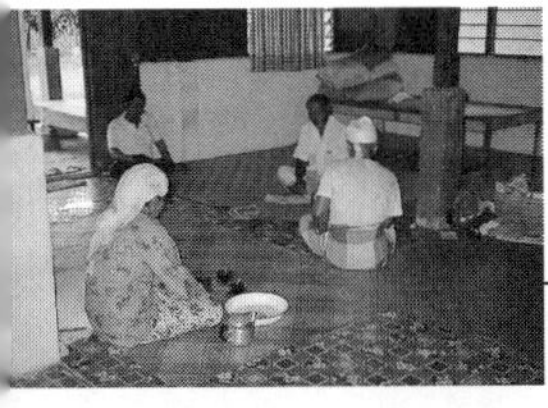

病人と面談する大ボモ。左隣にいる人は妻のト

## 大ボモを助ける精霊

大ボモによる人災病の治療は以下のように説明される。大ボモ・トクワンはトラの形態をもった精霊の援助を受け、病気をもたらす呪術に使われた呪具を捜しだし、呪術を送り手に返すことによって呪具の効力をなくすことができる。トラの精霊をよぶ儀礼においては、猫はどこかに閉じこめておかねばならない。トラが猫を捕らえてしまうからである。

大ボモの治療活動を助ける精霊は祖霊（*tok-nenek*）である。祖霊は丘、山など高いところにいるといわれ、祖霊には名前があり、呪文を使って名前をよぶと来てくれる。大ボモ・トクワンは、自分を助けてくれる精霊の名前はト・シェであるという。ト・シェとは人間の名だが、それがトラの形姿をしている理由については教えてもらえなかった。

大ボモ・トクワンの治療を受けたことのあるK村の村人は、「大ボモ・トクワンを助けているトラの精霊は、空を飛べる精霊（*jin para*）だ。大ボモのおじいさんはトラの精霊と結婚した」という。

このような祖霊について村人は多くを語らない。イスラム教徒としてこの話題が微妙なものであることを知っているからである。しかし、親しくなれば面白がって村人は精霊について話す傾向がある。

あまり親しくない人に対する安全策として、村人は、このような霊的存在を一括して、コーランにでてくる精霊「ジン」（*jin*）と同一視してみせる。コーランの「悪いジン（*jin jahat*）」と「邪霊」とは同じようなものだというのである。また「良いジン（*jin baik*）」と「祖霊」も同じものという。似たものをひとまとめにして、コーランの傘のもとにいれるというよそおいによって、邪霊と祖霊は温存される。

村人は、大ボモが確かにイスラムの方法に乗っ取っているのかどうかは深く追及しない。いずれにしても「大ボモを助けているのはコーランの精霊ジンである」といっておけば安全で、村人の口からはこの言葉がしばしば語られる。

呪文についても、大ボモは必ず始めと終りにコーランの祈りの一節をとなえる。コーランの祈りにはさまれた全体は呪文（*jampi*）とよばれる。また、願いごとをするイスラムの祈り、ドアーをもちいて病気治療が試みられることがある。

## 大ボモによる人災病診断と治療の経緯

人災病の治療には、病人あるいは病人の家族から訴えを聞き、病気が人災病であるかどうかを占い、そうであるならば対抗呪術をほどこすという手順がある。対抗呪術にも順序があり、最初は呪文をかけた石で邪霊よけのバリアーをつくったり、呪文をかけた水で沐浴させたり、邪霊がおそれる植物を吹きつけるなどで対処しようとする。それでも治らない場合には、最後の手段として、病気をもたらす呪具を除去し、呪術を送り返すことが必要とされる。また、呪術的な処置だけでなく、病人の人体をマッサージするなどの対症療法的な処置も実施される。

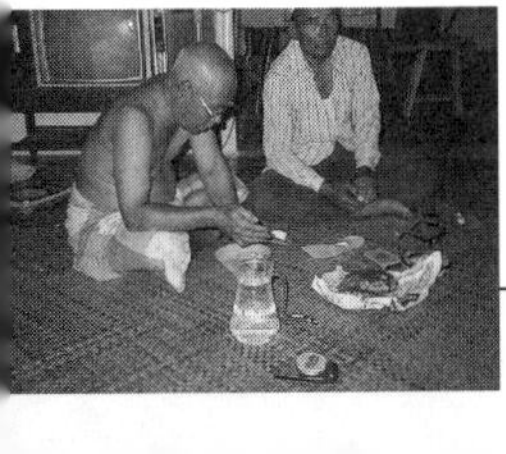

大ボモが黄米に呪文をとなえ病気の原因を占う

このような人災病の治療のプロセスを、以下のふたつの事例にみることができる。

**事例一　R氏の場合（一九八五年七月三日）**

**訴え**　「以前にも大ボモ・トクワンに治療してもらったことがある。ふたたび具合が悪くなった。病院やボモのところへ行ったが治らない。食べられるが、眠れない。心臓がどきどきして、心が安らかでない」。

**人災病のみたて**　大ボモ・トクワンは、まず、壷の縁に蝋燭を立てる。つぎに、壷の水に呪文をとなえ、水を見つめる。この動作を数度くりかえした後、病人の名前を聞き、何事かつぶやきながら指を折って数えるような仕草をする。これらは病因のみたてをする占いである。うつむいていた顔を上げながら「人災病だ」と述べ、病人の顔を見る。大ボモの手元を熱心に見ていた病人は、この答えに何度かうなずく。

**邪霊を防ぐ呪術**　大ボモは四一個の小石が入った箱に邪霊を祓う呪文をとなえる。病人に、コーランの一節をとなえながら、家のまわりにその小石をうめるよう指示を出し、「石は垣根のように家を守り、呪術の影響を防ぎ、悪霊が侵入できなくする」と説明を加える。

**病人の身体への処置**　つぎに大ボモは、病人を仰向けに寝かせ腹をさすって呪文をとなえ、身体全体をマッサージする。病人と向かい合い、足を開いて投げ出すように座り（開脚前屈の柔軟体操のような姿勢）、病人の肩に両手を置いて呪文をとなえ、フーと息を吹きかける。同じ姿勢のままで、腰をもって呪文をとなえ、同じように息を吹きかける。病人の足をさすって呪文をとなえて息を吹きかける。以上でその日の処置を終える。

処置の後しばらく雑談が続く。大ボモ・トクワンが中座したすきにR氏は私に近寄り、耳打ちする。「ここのトクワンは大ボモだ。亡我（*terlupa*）の状態になって四肢で歩き、家のまわりを嗅ぎ回って、呪具（*barang*）の埋められている場所をみつけ、口で呪具をとりだす」といいながら、口で床から物を持ち上げる仕草をしてみせる。そして、「私の家でも、呪具の除去を実施するだろう」とつけ加える。R氏は、彼の家に仕掛けられたであろう呪具を除去することを強く望んでいるが、大ボモはまだ動かない。

R氏はそれからしばらくして、お礼を置いて帰っていく。

**呪具の除去を決定**　三日後の夜、R氏はふたたび大ボモ・トクワンを訪れ、「身体の右側だけがひどく痛い。夢のなかで『片方だけ食べるぞ』といわれた。だれかがまた、新たに呪術を仕掛けたのかもしれない」と訴える。大ボモは占いをした後、呪具をもちいた強力な呪術が仕掛けられたと判断し、隠された呪具を除去することに同意する。

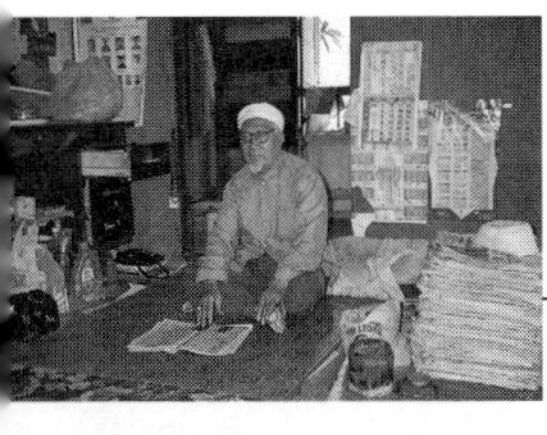

治療の説明をするボモ

**事例二　Wさんの場合（一九八五年七月四日）**

**訴え**　二〇歳前後の女性が父母と伯父に連れられやってくる。伯父が大ボモ・トクワンに彼女の不調を説明する。「めいは教育専門学校の二年。一九八二年に最初に具合が悪くなった。翌年ここを訪れ、トジマン（大ボモ・トクワンのこと）の薬で治った。去年（一九八四年）は学校を休んでいたが、今年学校へ行きはじめたら、また妙な行動をするようになった。しゃべり出したらひどいことを口にしつづけ、夜も眠らない。突然、放尿したりする。女性の部分が見えてしまうと、我々にとってもハラーム（イスラムの禁忌）だ。私達も困っている」と訴える。

**名前をもちいた呪術のみたて**　大ボモ・トクワンは病人の伯父の話を聞いてから、妻に水を満たしたガラスの壺と蝋燭を用意させる。壺の縁に蝋燭を立て、呪文をとなえながら、手に持った蝋燭の火を壺のなかに落とし、水面をじっと見つめる。水面に診断が映るという。つぎに病人の名前を聞いてから、指を折って数える占いをする。

人災病と大ボモ・トクワンが宣告する。「彼女は学校の成績がいいね」と大ボモがいうと、「ハイ」と答えがかえる。「それをねたんで呪術をかけたひとがいる。彼女の名前を書いて、呪文をかけたのだ」と説明がある。「治療できますか。治りますか」と心配そうにたずねる伯父に、「インシャ・アラー（神の御心のまま）、やってみよう」と答える。

大ボモは水に呪文をかけ、それで病人に沐浴をさせるよう指示する。また、キンマの葉とビンロウジに呪文をかけ、病人に食べさせるようにとの指示を出す。ウコンで色付けした米に呪文をかけ、病人が異常な行動をとったらそれを彼女にたたきつけるようにいう。いずれも、呪術の影響を病人から取り除くための処置である。

大ボモは病人にあしを投げだして座るように静かにいい、後ろから腰をもち、首筋、両肩、背中に向かって呪文をとなえ、フッフッと息を吹きかける。これは、病人が不快を訴える部分を治癒するとともに、呪術に対する抵抗力をつける処置である。

これらの作業を終えると、大ボモは病人の伯父のほうを向き、バリット・アタブ、バッリク・アンギン、デナル・アピとよばれる三種類の寄生木の葉をとり、それと七種類の植物のトゲを一緒に口のなかで良く噛んで、それを病人に勢い良く吹きつけるよう指示する。寄生木とトゲは、邪霊がおそれるもので、これをもちいることによって邪霊が病人に近づかぬよう予防し、病人の体内に入った邪霊を除去しようというものである。

彼らが帰った後で、大ボモ・トクワンは「あの伯父さんは学校の先生だよ。病人のイトコやその親たちは先生だったり、留学したりしている。みんなが頭が良いと、むずかしいことが起きるのだ」と私に説明してくれた。このことは、大ボモが病人の置かれた社会的な状況を考慮していることを示している。

**邪霊を使った呪術のみたて**　翌七月五日にふたたび、病人の伯父が現れ、症状が悪化したから、家に

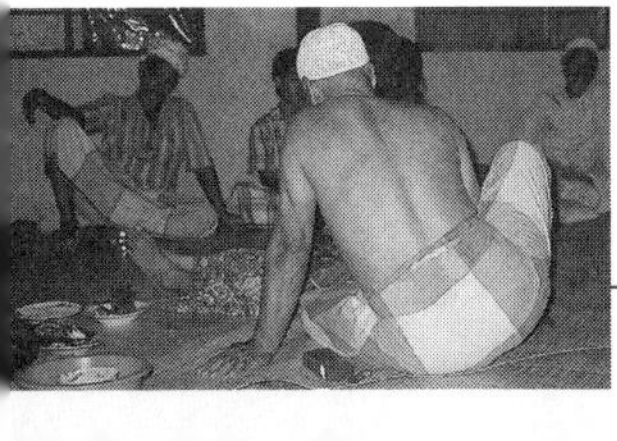

マッサージをする大ボモ

来てくれと頼む。病人は、はねたり、放尿したりしているという。大ボモ・トクワンは「今夜は儀礼があるからかんべんしてくれ」と断り、「昨日よりも悪化したのは、相手がいっそう強く呪術をかけてきたからだ。相手は邪霊を使っている。邪霊が彼女を食べているのだ」と説明、病人の伯父に薬をわたす。

**呪具の除去の儀礼に出向く**　翌六日、病人の伯父が自動車で現れ、往診を依頼し、大ボモ・トクワンとトはそれに応じて呪具の除去の儀礼に出向く。

これらふたつの事例において、人災病は一度の治療では治らず、病人（あるいは親族）が何度か大ボモ宅を訪れ、新たな治療を要求している。大ボモは、占いによるみたてを経て人災病を結論づけ、マッサージと呪文による処置をおこなう。占いは、水に呪文をかけたあと、指折りをしておこなわれる。大ボモの治療が、呪術に対する対抗処置だけでなく、病人が傷みを訴える部分にマッサージを直接ほどこすことも認められる。

最初の治療から数日、あるいはそれ以上の日にちがたった後、大ボモは呪具の除去の儀礼のために病人の家におもむく。

**呪具除去の儀礼**

呪文や薬による治療では治せない人災病の場合、病人の家のまわりに埋められた呪具を取り除く儀礼がおこなわれる。呪具は病気をひきおこすことができると考えられる物質で、これをもちいた強力な呪術は、一般人である加害者が行使できるはずはなく、呪術のプロである別のボモを雇って仕掛けたものと考えられる。大ボモ・トクワンはどこにあるかわからない呪具を探し出し処置することによって、仕掛けられた呪術を無効にすることができるといわれている。

病人の家で呪具を取り出すことを大ボモ・トクワンはラワタン（*rawatan*）とよぶ。ラワタンは直訳すると「処置、手当て」の意味。病人の屋敷地にある呪具を取り去ることである。

呪具を除去する儀礼の観察記録が二例あるが、大筋は同じなので、一例だけを示す。[*34]

なお、儀礼のなかでとなえられる呪文のうち、呪文Aは、呪術と邪霊を防ぐ呪文、呪文（メロヤン）はメロヤン病を追い払う呪文、呪文Bは、大ボモが私に教えなかった呪文で、聞き取れる部分の内容から推定すると、それは呪具を捜し出す作業を助ける精霊をよんだり、帰ってもらったりするための呪文らしい。そのほかの呪文がささやくようにとなえられるのとは対照的に、呪文Bだけは浪花節のような調子で朗々ととなえられる。

一九八五年一二月八日（月曜日、晴）、大ボモは病人が住む村に出向き、人災病をもたらす呪術にもちいられた呪具を除去する儀礼を実施する。病人は遠くの村に住んでいるので、大ボモは甥を雇って

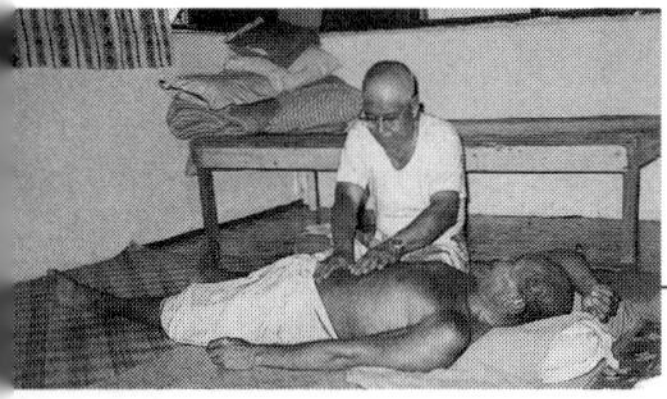
マッサージする大ボモ

彼の自動車で病人の家まで移動する。

病人の親族は、大ボモの妻トの指導のもと、水を満たした三個の素焼きの壷、鳥の丸焼き、ラパット、ビジ・マラカ、レンペなどの菓子類、黄飯（ウコンで色付けしたご飯）、ご飯、黄米（ウコンで黄色くした米）、椰子の実の外皮、安息香、安息香を焚く炭の入った小鉢、キンマの葉と卵とコインを載せた皿、キンマの葉七枚とビンロウジ三個を載せた皿などの供物（図5）を用意する。夜の一一時に始まる儀礼の進行は以下の通り。番号をつけて示したのは大ボモの行動で、（　）でくくったのは大ボモの妻トと周囲のひとびとの動きである。

一一：〇〇　大ボモ・トクワンが供物の前に座り、儀礼が始まる。

一、蝋燭に火をつけコーランの祈りをささげる。その蝋燭を右端の壷に立て

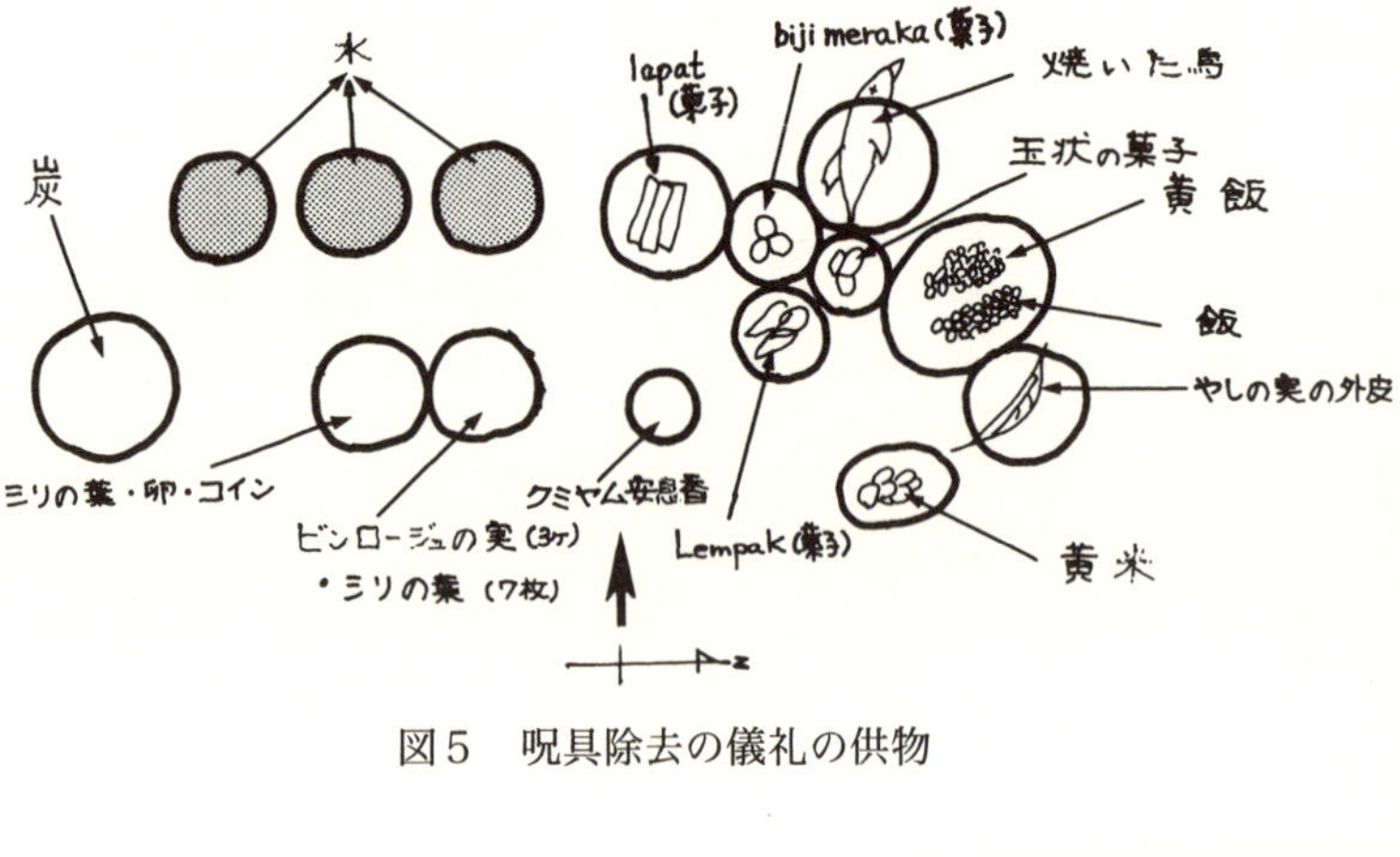


図5　呪具除去の儀礼の供物

る。

一一：〇五　二、黄米に呪文Aをとなえる。

三、黄米を周囲にまく。

一一：〇六　四、右端の壷に呪文Aをとなえる。

一一：〇八　五、入歯と帽子をとる。

六、安息香の煙が立つ炭鉢を引き寄せ手前に置く。

七、安息香に向けて呪文をとなえる。

八、あくびをする。

九、腰巻布に安息香の煙をつける。

一〇、腰巻布を頭からかぶる。

一一：一一　一一、腰巻布をかぶり安息香に呪文Aをとなえる。

一二、手が震え、頭を振る。

一三、壷をカカカ、ココココ、クククと指先で叩く。

一四、呪文Bをとなえる。

（トが傍にいる人に誰だれの薬を欲しいといえと促す。初老の男性が病人の名前をいう）

一五、蝋燭をもう一本立てる。

一一：一四　一六、右端の壷に向かってコーランの祈りと呪文Aをとなえる。

一七、三つの壷に息を吹きかける。

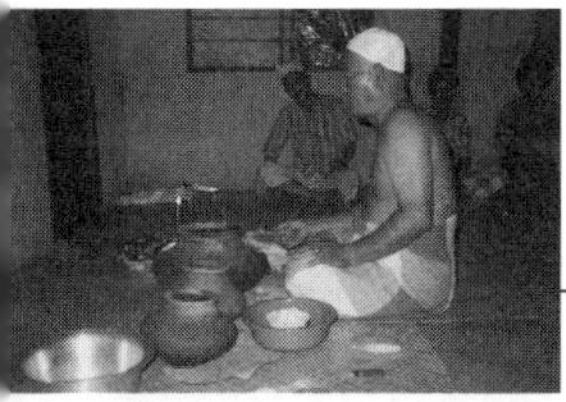

大ボモが供物を前にして呪文をとなえトラの霊を招く

一八、蝋燭を逆さにして水のなかに火がついたロウをたらす。
（水中に火が落ちた瞬間、ジュワッという音が部屋に響き、煙が上がる）

一一：二一　一九、キンマの葉とビンロウジに向かってコーランの祈りと呪文Aをとなえる。

一一：二四　二〇、黄米にコーランの祈りと呪文Aをとなえる。

一一：二七　二一、呪文（メロヤン）をとなえる。

二二、手を打って鼻をふんふんと鳴らす。

二三、水に向かって呪文をとなえる。

二四、指をたて、周囲の人に向かって何かを指示する。
（トが通訳し、コップ一杯の水を用意させる）

二五、そこに一筋の椰子の外皮を浸す。
（トが通訳、煙草を用意させる）

一一：三五　二六、煙草を吸う。

二七、水に呪文をとなえる。

二八、ふんふんと鼻を鳴らし、手を二回叩く。

二九、水に呪文をとなえる。

一一：四一　三〇、ふんふんと鼻を鳴らし、手をついて腰を浮かせながら、前かがみになって頭を壷のなかに入れ、水をすする。

一一：四二　三一、両手足でゆっくり動きはじめる。

三二、ゆっくりと向きを変え沐浴所の前から裏庭に出る。

（トが黄米を投げつけながら付いていく。そのまわりを水の入ったバケツや鍬を持ったひとびとが取り囲みながら付いていく）

三三、四肢歩行のままで匂いを嗅ぎながら進み、沐浴所の排水溝のわきをバシ！　バシ！と手の平で叩く。

（トはまるで怒ったように「鍬で掘れ掘れ」とせきたてる。ひとびとは鍬を打ちつけるが掘れない。排水溝とその両側はコンクリートで固められているからである。ひとびとは困った顔を互いに見合わせる。病人の娘婿はズボンの裾をひざまでたくしあげ、鍬を振り、コンクリートを割ろうとしている。コンクリートが割れるとトが今度は「水だ、水だ」と、低いが厳しい声でいいつける。バケツを持った女性が、あわててコンクリートの割れ目に水をバシャバシャとかける）

三四、水のたまった穴のなかに顔を入れ何かを探す。

（トは「掘れ掘れ」ときびしく、声高にいいわたす。何人かの男性が必死で掘る。みな、緊張しているが大声を出す人はいない。「水を、早く」、「もう一本鍬はないのか」、「懐中電灯だ」などのはりつめたささやき声が飛びかう。バケツの水がバシャバシャと入れられる。鍬が石に当たるガチンガチンという音が作業の大変さを物語る）

三五、水のたまった穴のなかを手（前脚？）でゴションゴションとかき回す。

三六、水がたまった穴のなかに顔を入れ呪具をくわえる。

一一：五七

三七、四肢歩行のままでもとの部屋に戻り、供物の前に座り、呪具を洗面器のなかに入れる。

三八、コップの水で口を濯ぐ。

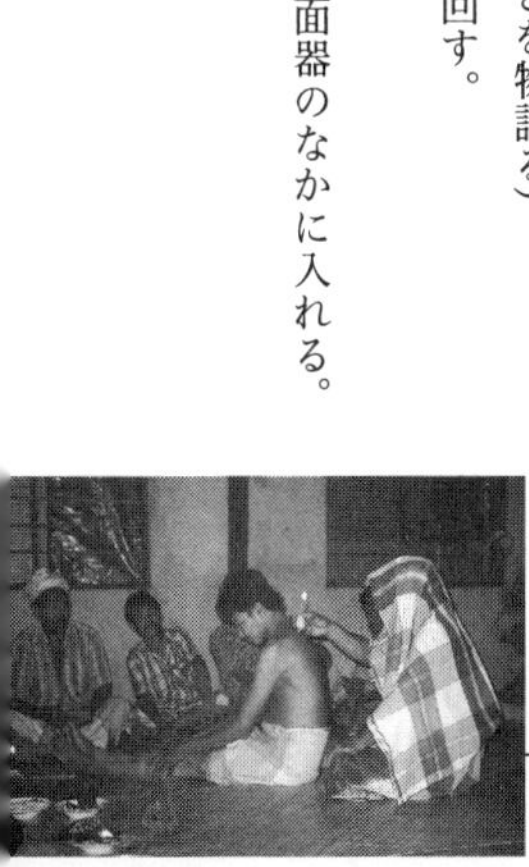

トラの霊がついた大ボモが病人の身体から邪霊を卵でおびき出す

（トの指示により二人の男性がキンマの葉とビンロウジを噛みはじめる）

三九、隣の部屋に寝ていた病人をつれてくるよう指示する。

（起き上がれないほど衰弱しているので、人が運んでくる）

四〇、ろうそくをつけた卵（図6）をふたつ用意しバナナの葉に載せ、病人の足元に置く。

四一、ろうそくをつけた卵をひとつ持ち、呪文をとなえながら、背中から顔面、胸、腹、足をなぞる。足元に達するとバナナの葉の上、もうひとつの卵の横におく。もうひとつの卵を取り上げて同じことをする。

（卵がふたつ足元に置かれると村人が川に捨てに行く。捨てた後は後ろを振り返ってはいけないとトがきびしく注意する）

（キンマの葉とビンロウジを噛んでいた二人の男性が、病人に噛んだキンマの葉とビンロウジを吹きつける）

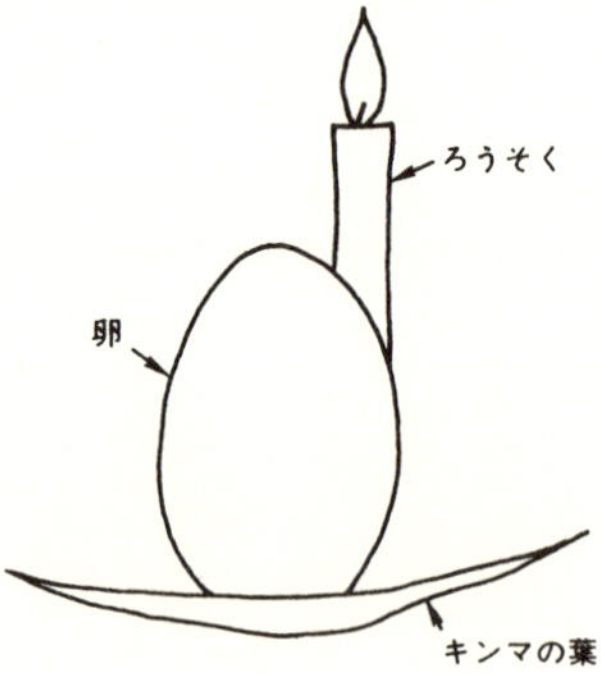


図6　邪霊を誘い出す卵

一二：三〇

四二、供物の前に戻ってすわり、呪文をとなえる。

四三、もんどりうってひっくりかえりそうになったように、上半身が後方に揺れ、思わず後ろに手をつく。

四四、沐浴所に行って吐く。

（ひとびとは気の毒そうに大ボモ・トクワンを見送り、「口で取り出すんだからねえ」などとささやきあう）

沐浴所から戻った大ボモ・トクワンはひとびとに呪具を開けてみるようにいう。呪具に手で触れないようかたく注意する。「ずいぶん古いものだ。もう何年も経っている」と大ボモ・トクワンがいう。「コンクリートの下にあったのだから家を建てる前からあったということになる」、「家を建てるときかもしれない」などとひとびとはいう。「呪具」の包みは、一〇センチほどの長さをもち、親指と人差し指でつくった円くらいの太さで、両端から二センチほどのところを糸でくくってある。先ほどの二人の男性がこわごわと包みを開く。まわりにそのほかの人たちが集まって見つめる。なかには髪の毛、動物の皮でできた人形が入っていて、人形には方々に針が刺してある。ひとびとは顔をしかめ、「イッシ」「アッ」などという不快を示す声を口々にあげる。女性たちは「キャッ」と叫んで別の部屋へ逃げてゆく。包みを開けた二人の男性は人形から一本一本ていねいに針を抜いていく。処置を終えた呪具は大ボモが持参した缶に納められる。

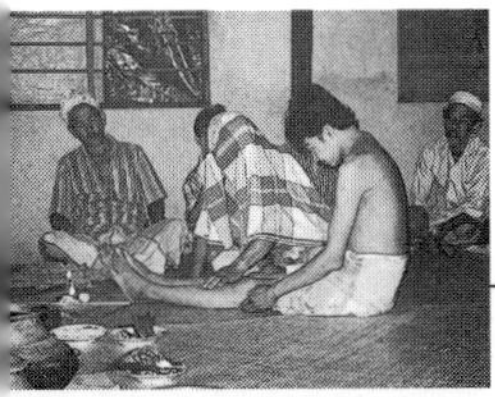

トラの霊がついた卵で全身をなぞり
大ボモが病人の身体から邪霊を除く

それからまたお茶とお菓子が出て、さまざまなおしゃべりが午前一時半頃まで続く。掘り出して、処置した呪具を納めた缶は大ボモ・トクワンが持ち帰る。

以上に示した事例から、大ボモ・トクワンによる人災病の治療のプロセスがわかる。大ボモ・トクワンの治療は事例により細かい点で違いがみられるが、基本的な部分は同じであるといってよい。治療のプロセスのなかに鎖のようにつながる重要な要素を取り出してみると次のようになる。

① 病人、あるいは家族から話を聞く段階がある。

② 次が精霊（*jin*）、祖霊（*tok-nenek*）などの霊的存在に病気の原因を尋ねる占い。大ボモは病気が人災病であることを宣言する。

③ 人災病と断定した場合、呪術を仕掛けた人間はどういう方法をとり、なぜ仕掛けたのか、病人とはどのような関係の人なのかという点を説明する。

④ 呪術を仕掛けた人間が送り込んだ邪霊や、もちいた呪術の影響を取り除くための薬を調製し、使い方を教える。薬の調製法は、特定の動植物の一部をすりおろす、おりたたむ、組み合わせる、呪文をかけるというもので、使用法は、病人に飲ませる、吹きつける、たたきつける、身につけさせるなどである。その場でマッサージをほどこしたり、病人の身体に向かってじかに呪文をとなえ、息を吹きかけるといった直接の処置もなされる。これに加え、邪霊や呪術といった

病因が病人の屋敷地や身体に入り込むのを防ぐ薬の使用法が指示される。

⑤　大ボモ・トクワンが直接病人の村におもむき、精霊の助けを得、呪具の処置を実施する。

治療のなかで、薬と同様に重要なのが呪文である。呪文にはマレー語とアラビア語のコーランの一節、そのどちらでもない「呪術ことば」とよばれる言葉が使われる。呪文の内容は秘密である。教えてもらったらお金を払うのが習慣となっている。また、呪文の内容は習ったのではなく、祖先から夢で告げられたもののため、ボモは自分の死後、子孫に夢で伝えなくてはならず、それ以外の人が知ることはできないとされている場合もある。この秘密性をもった呪文が、みたてを助ける精霊を呼び寄せ、邪霊を祓う回路として認められている。呪文なくして大ボモ・トクワンはみたてをすることも、治療することもできない。

呪文にはマレー語が部分的に使用され、その部分がとぎれとぎれにひとびとに聞こえてくる。マレー語の呪文は語りかけの形式をもっていて、日常の会話に非常に近い。しかし、そのいいまわしは定型化されている。正確で、効力のある呪文を知っていることが大ボモ・トクワンの職能のひとつである。そのような呪文がひとびとを霊的世界に引きつける。

大ボモ・トクワンの治療の後ろだてとなっているのが精霊である。占いをしているとき、精霊が彼にみたてを教え、呪具を探しているとき、彼の身体には精霊が宿っているという。精霊の助けを得る

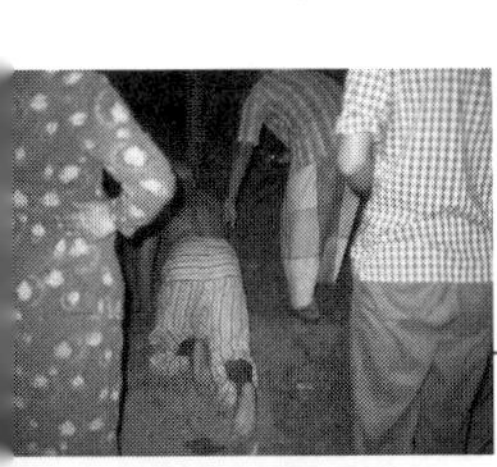

トラの霊を憑けて地面を嗅ぎながら呪具を探す大ボモ

ためには、それらに語りかける呪文が不可欠である。呪文は精霊と大ボモ・トクワンを連結する回路となっている。

大ボモ・トクワンによる呪具除去の儀礼の場合は、呪文で呼び出された精霊が大ボモの身体に憑依して活動、大ボモ自身はその間の記憶がないという、マレー語でいうテルルパ（忘我）の状態に導かれなければならない。呪文Bはマレー語の呪文で、それが精霊をよぶ内容をもっているらしいことは村人にもわかる。呪文Bがとなえられると、そろそろ精霊がきてくれると村人も考えはじめる。

先に示した呪具の除去の儀礼を思い出してみよう。一四番の呪文Bに続いていくつかの呪文がとなえられたのち、大ボモの動作に変化が生じる。病人の名前を告げる相手は、すでに精霊なのかもしれない。儀礼二二番の手を打ち鼻をふんふん鳴らす動作は大ボモの動作ではなく、精霊の動作であると考えられる。

儀礼二四番の指をたてる動作は、精霊が煙草を要求している部分である。それに応じてトが精霊の通訳をし、村人に煙草を用意させる。もっともはっきりとした精霊の行動は、三〇番の両手足で歩きはじめる動作である。四肢で歩くのは、大ボモ・トクワンに憑依している精霊がトラの精霊だからである。呪具を探す間、精霊を宿した大ボモはずっと四肢で歩きつづける。そして、精霊を宿した大ボモは誰も知るはずがない呪具のありかをかぎ出す。

続く儀礼三八番から四一番のキンマの葉とビンロウジの吹きつけ作業と卵を使った作業によって、

精霊を宿した大ボモは、邪霊を病人の身体から誘い出し仕掛け人に送り返す。供物の前で儀礼の最後の呪文がとなえられたあと、四三番のもんどりうってひっくりかえりそうになる部分は、精霊が大ボモ・トクワンの身体をはなれ、大ボモが意識を取り戻した部分である。

四四番の動作は我に帰った大ボモ・トクワンが嘔吐する部分である。排水溝に顔をつけるなどということは精霊には我慢できても人間である大ボモには耐えられない。いま吐いているのは人間であり、呪具を探していたのは精霊だったということがふたたび村人の心のなかで確認される。一一時三〇分から一二時三〇分までの一時間、村人は精霊の動きを見ていたのである。

精霊を宿した大ボモの動きは、人の形に針がさしてあるという呪具のインパクトの強さとあいまって、霊的世界と病気とのつながりの鮮明な手がかりとなり、大ボモ・トクワンの呪具の処置に権威を与える。

呪文と、呪文によって呼び出された精霊が大ボモ・トクワンの身体をかりて動きまわる姿は、儀礼に参加するひとびとにとって、霊的世界の手がかりである。日常的には、人間世界と霊的世界は視覚的に隔絶されているが、儀礼のなかでは大ボモに宿った精霊が身近に感じられ、動いたりふんふんと鼻を鳴らしたりする。呪具の除去の儀礼に参加するひとびとは、精霊の動きを目に見、精霊に処置してもらっていると感じる。大ボモの動きは霊的世界の強烈な印象を残し、霊的世界にひとびとを引きよせる。このような手がかりをとおして霊的世界が再構成され、ひとびとの心には、霊的世界と人間

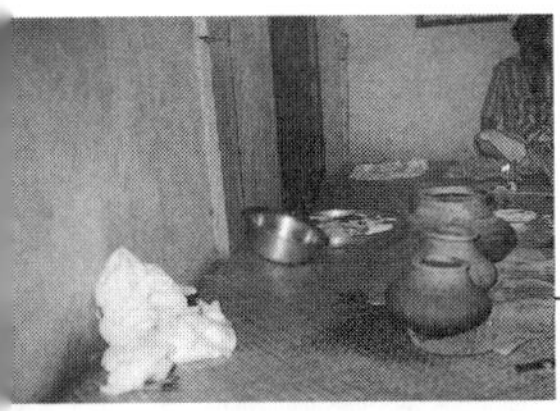

呪具除去の儀礼で呪具を
掘り出し置いたところ

世界の接点に位置し、ふたつの世界の相互作用を制御する大ボモ・トクワンの姿がはっきりと浮かび上がり、彼の地位は揺るぎないものとなる。

### 加害者への直接的処置の欠如

人災病は、病人に対してある人間（加害者）が意図的に仕掛けた呪術によって発生したものと考えられている。大ボモ・トクワンの治療にもかかわらず、なかなか治らない人災病にかけられた呪術はプロである大ボモ（仕掛け人）が請け負っていると考えられている。そのため、大ボモ・トクワンは別の人から呪術の仕掛けを請け負うもうひとりの大ボモの呪術と対抗することになる。しかし、事例に見たように、大ボモによる人災病の治療のプロセスにおいて、加害者あるいは仕掛け人の身体および住居などに対する直接の処置はない。観察されなかっただけではなく、治療の理論においても加害者あるいは仕掛け人への直接の処置は要求されない。

大ボモは対抗呪術をもちいて人を助けることはあるが、呪術的な戦いを望んではいないという。むしろ人災病の予防を重視している。彼は、他人の心に憎しみの感情を起こさないことが、人災病の予防と治療になるという。対人関係を緩和する呪文をもっている彼は、もっとも重要な呪文としてその呪文を私に伝えた。このような呪文の存在は、村人が人の気持ちを重視していることを示している。また、村人たちはつねに「人の気持ちの世話をしなければいけない（*mesti jaga hati orang*）」という。

人の気持ちというものは推測困難で、簡単には管理できず、呪術に頼らなければ思うようには動かしがたいやっかいなものであることを知っている。それでも彼らは、他者とのよい関係を保つことに努力を傾けている。

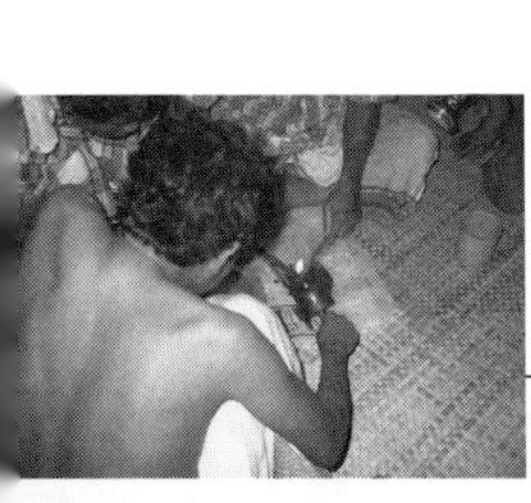

呪具を開ける

# 第四章　人災病の療法がおよぼす社会的影響

## 1　人災病の諸事例

ここでは、病因のみたてが身体理論から人災理論へ変化する転換点、および、発病後に生じた人間関係の変化を検討することによって、人災病の療法がおよぼす社会的影響をあきらかにすることをめざす。

### 事例A（男性五二歳）

**背景**　A氏は事業に成功し、村人から金持ちといわれている。しかし、妻と娘は、A氏が病気になる前から、彼が村人を雇わないこと、共同経営者を解雇したことについて語り、不安を示していた。

**病気の経緯**　A氏は、これまでに大病をした経験はないが、数年前に私立の診療所で高血圧と診断され、血圧降下剤を服用していた。一九八五年二月二〇日に倒れた。意識が戻ってからも落ち着かず、「行かなくては、行かなくては」とくりかえしていた。また、妻に対してなぜかひどく怒っていた。

トゥンジャン市街にある政府診療所の医療助手、ジットラ市の政府診療所のドクター、私立の診療所のドクターに診察してもらい、病院にも入った。同時に、七人のボモにも治療を依頼した。最後に、大ボモ・トクワンが人災病のみたてをし、呪具を除去する儀礼を実施した。大ボモはA氏がお金持ちなので呪術を仕掛けられたと説明。このときA氏はまだ起き上がれなかったという。

儀礼ののち、症状はいったん収まり、四月ごろまでは順調に回復していたという。しかし、長女夫婦と次女夫婦は「ドクターは何もいわない。何もわからないのだろう」とドクターにはあまり期待していないようすである。

一九八五年五月に入って、病状がふたたび悪化しはじめたA氏は私立診療所のドクターが出した薬を飲みつづけている。六月。A氏はドクターの薬を飲みつづけるが、妻はさまざまなボモのところへ行き、薬を貰ってくる。今回の薬はA氏の枕に仕掛けるもので、妻と次女夫婦は彼の寝床にほかの人が眠らないよう、彼の枕が他人にわたらぬように注意している。

**人災病のみたて**　恋人と結婚しようとしている夫を引き留めようと目論んだ妻の呪術により、A氏は病気になったとDボモがほのめかす。DボモはA氏ばかりではなく、A氏の妻も心の病気（*sakit jiwa*）だとして、彼女に薬を与える。

G村とK村周辺地域では、A氏が別の女性と結婚しようとしているという噂が、あちこちで飛び交っている。葬式の席で、ある婦人が私に「あの奥さんは、ああやって何もいわないでいるから。私だったら、うちの男は別に女ができたってみんなにしゃべって歩くのに」とささやきかける。

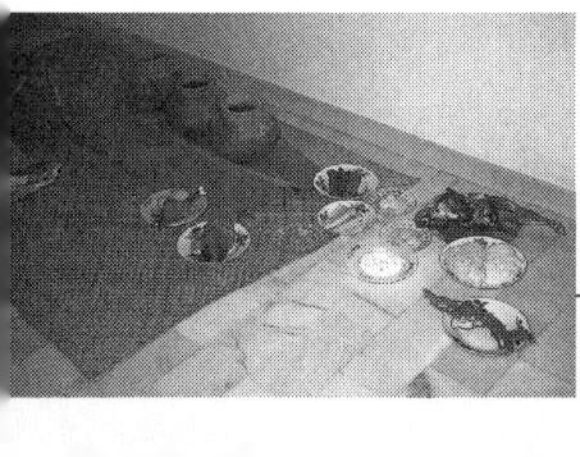

呪具除去の儀礼の供物

六月二一日昼。KSの家にA氏の妻がイスラム新年の挨拶に行き、A氏の病気は誰かが新たに呪術を掛けたのかもしれないといい、「一日中どこかへ出かけ、行き先を誰も知らない人がいる。その人はケランタン州へ行き、そこのボモに術掛けを依頼したのだと、あるボモはいった」と、ボモのみたてを報告する。

六月二一日夕方。私はイスラム新年の挨拶に、隣村のある家を訪れる。その家には婦人たちがおしゃべりに集まっている。A氏の状態について質問を受ける。A氏の家族から彼らへの贈り物として、二束の果物をあずかってきたのをみると、Hおばさんは「A氏の親族から二束よこしたのか」と私に聞く。私が、「そうだ」と答えると、みながうなずきあう。Hおばさんが、「A氏はこの娘に一束すでに持たせたのを忘れ、もう一束あとから持たせたのに違いない。万事がそういう具合という話だ。人にお金を支払ったのも忘れるそうだよ」というと、「人災病というのはどういう症状にでもなるそうだからね」と、同席した年長の婦人たちの間でそのことが話題になる。実際は、A氏の娘がすでに一束の果物を私に託したことに気づかなかった、あるいはそれを忘れていたA氏が、もう一束の果物を用意したので合計二束になったのである。具合の悪いA氏がせっかく用意してくれたのにいらないということはできなかったので、やや間が抜けていると感じながらも私は結局二束の贈り物を運ぶことになった。二束の贈り物にまつわるこのちょっとした食い違いをHおばさんは感じ取ったのである。

私は、となりの家を訪れ、新年の挨拶をする。家の主婦であるDおばさんは、「貧乏もつらいけれども、お金持ちになるのもまた怖いものだ。A氏の病気は人災病だそうだよ。あの人お金持ちだから気に食わなかったのさ」と教えてくれた。

同夜。A氏の長女の夫が、「邪霊を使って他人を病気にすることができる。それで死んでしまうことさえあるのだ」と語りはじめる。「義父の病気も人災病だ。我々は、人が台所で作って出してくれたものを疑いもせず食べたり飲んだりする。人災病を避けるのは難しい」という。彼は、台所で食物を作ってA氏にさしだすような親しい人を疑っている。

長女夫婦は「コーランのなかにもジンというものがいて、それは病気をひきおこすこともできる」、「他人に病気をもたらすことはイスラム教徒には許されないおこないだが、実行する人がいる。とくにタイのボモの呪術が強い。それに、彼らはイスラム教徒ではないので、なんでもするのだ」という。

長女の夫は、人災病の原因に言及する。「父は相続財産は何もなかったのに、よく働きお金持ちになった。しかし、それが気に入らない（*tak mahu*）人がいる。そういう人にやられて人災病になるのだ」といい、「母が留守の間に、父には別の女性ができた。父はその女性と結婚したがっている。あのような状態になってしまったのはそのためだ」ともいう。お金持ちであること、女性問題の二つの問題をめぐって人災病は発生したと長女夫婦は考えている。

状況をまとめると、大ボモ・トクワンの呪具の除去の儀礼により一時は病気が収まりかけたので家

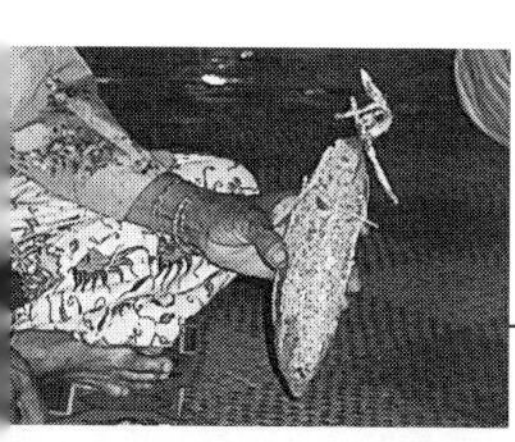

ケツラパイト。苦味に薬効があるという

族は安心していたが、最近ふたたび症状が悪化し家族は不安を感じはじめたところである。家族は診療所のドクターには期待していない。しかし、A氏はドクターの薬を飲みつづけ、同時に、大ボモ・トクワンのお守りを身につけている。A氏には、ドクターとボモの両方に期待する気持ちがあり、家族や村人の間では人災病説が優位に立っている。

六月二九日夜。妻がその日に訪問したボモの診断が、次女夫婦に伝えられる（この日、長女夫婦は夫側の家に移動して留守だった）。

妻の報告の概要は、「夫の病気は人災病だった。こちらが防ごうとすると、ますます強く仕掛けてくるのだそうだ。今度の呪術は非常に強いので、たぶんタイのボモを雇ったのだろうという。やはり『あの女』がかかわっている。水牛のいる家に関係があるそうだ」というものである。「あの女」とは恋人のことだろう。

次女の夫は、「父のようすはおかしいと思っていた。五月にはうまく話せなくても、なんとかみんなと話しをしようとしていたのに。この頃は話そうともしない。人災病というのは本当だろう」と賛意を表す。注意したいのは、これまでは卒倒、健忘の症状がくりかえし語られていたが、ここで、話そうとしないという新しい症状が加わったことである。

妻は、これはボモがよこした薬だといいながら、ビニール袋に入った水をとりだす。自宅の私設の水道タンクの水に薬が混ぜられた。そのあと家族は「このことは村のひとびとにいってはいけない。

人にいってしまうと薬の効果がなくなるから」と私に口止めをした。

七月一〇日。妻は、またボモを訪れ、夕方遅くに帰宅した。ボモに呪文をかけてもらった砂糖を台所の砂糖壷に入れている。長女によると、病気は人災病だというと、A氏はこれまで「そんなことはない」と否定していたという。しかし、ボモの診断や家族の説得によって、徐々に気持ちがかたむき、まもなく呪具除去の儀礼をしようと決心するにいたった。

七月一四日。真昼の一時から三時まで、呪具除去の儀礼が実施された。呪具は木の人形、髪の毛、A氏の写真であり、それらが大きな釘で地中に打ちつけられていたという。写真は古いもので、仕掛け人がどうやって手に入れたのかはわからない。人形の材質は木で、目鼻口、手足があった。

呪具を取り出したあと、ボモは、仕掛けた人に呪術を返した。ボモは「呪具は一年以上も埋まっていた古いものだ。おそらく、タイ人にお金を支払って依頼したのだろう」といっていたという。

八月。病状はやや改善され、A氏はペナン島まで自動車を運転することができるまでになる。笑顔が見られるようになり、妻がボモをたずね歩くこともなくなる。その月のうちに、私は、第二次調査を終えて日本に帰国した。

一九八七年六月。私は第三次調査のために、再度村を訪れた。長女によれば、A氏は一九八七年四月の断食月にふたたび病状を悪化させ入院したが、一か月で退院、仕事に復帰した。

**人間関係の変化**　一九八七年七月。A氏の妻は、夫が落ち着きを取り戻したという。一九八五年当時

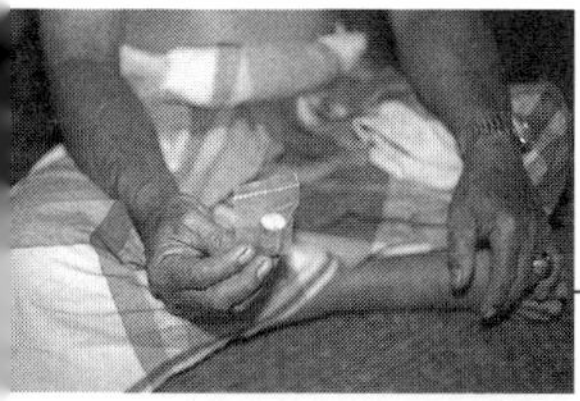
タスの木を示す大ボモ。身につけると邪霊を防ぐ効果があるという

は、彼女も病気だといわれていたが、現在は落ち着いている。夫婦は山間の果樹園に移住した。「おじさんは、あそこに住むのが好きなの」と妻は私に説明する。

一九八三年から一九八五年にかけて、A氏は村のひとびとを雇わないことにしていたが、現在彼は村人を雇い入れている。九人乗りの自動車を購入し、長女の夫に運転させて村の女性を送迎している。村の女性たちは毎朝A氏の家の前に集まり、自動車にすし詰めになってにぎやかに出かけていく。

私は一九八七年一〇月末、第三次調査を終えて帰国した。帰国の間際、ある事情によりA氏夫婦は村の家へ帰ることになる。

一九八九年一月。A氏の長女からA氏が発作を起こし、病院で死去したという便りが届いた。彼女は「ドクターによると心臓発作で死んだのではないそうだ……」と含みを残した表現をし、彼の死因がはっきりしないことを伝えている。

**事例B（男性一九歳、G村）**

B氏は一九八七年の五月に死去した。私が第三次調査のために村に着いたのは翌六月だった。そのころ、村はB氏の人災病の噂に満ちていた。B氏を育てていた祖母と、村人の話を総合すると以下のようになる。

**病気の経過**　聞き取りによると、はじめは上の歯ぐきから、その後は下の歯ぐきから出血した。死ぬ前に血を吐いた。午後三時だった。

**みたて**　病院に四回も行ったが、ドクターは何もわからないといった。私立の診療所のドクターは白血病との診断を下したが、それは死ぬ直前だった。そもそも白血病で歯ぐきから血が出たり、血を吐いたりしない。あんなようすは普通の病気ではない。まるで毒に当たったようだと人はいっている。二人のボモに治療を依頼。ひとりは植物を使った。出血は減少するが、病人は「頭がぼーっとする」といって服用を断った。

もうひとりは、人災病と判断した。食べ物のなかに薬を仕掛けたという話だった。

**人間関係の問題**　B氏には村の上地区に恋人がいた。祖母は「結婚するかどうかわからないのにつきあうなんてやめたほうがいいといったのに、あのこは『ただの友達だよ』と笑っただけだった」といい、恋人を疑っている口ぶりである。

**事例C（男性、老人、年齢不明）**

**訴え**　倒れた後、床に就いたまま起き上がれなくなった。大ボモ宅を訪れるまでの治療の経緯は不明。

**みたて**　娘婿が大ボモを訪れ、人災病と診断される。大ボモは病人の村に行き、呪具除去の儀礼を実施した。

**人間関係の問題**　病人および娘婿はゴムの仲買業に従事。事業は成功し、娘婿は繁華街の店に、病人

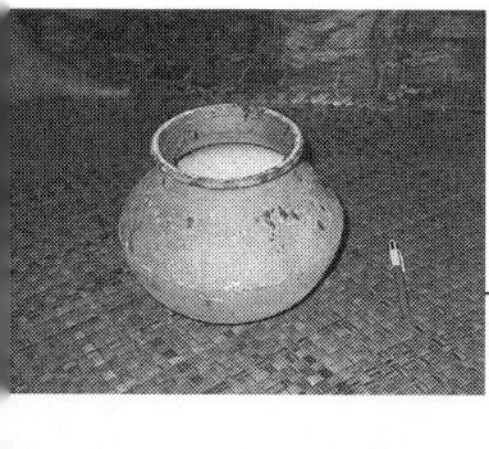

大ボモの儀礼に不可欠な素焼きの壺

は村の石づくりの家に住んでいる。病人がお金持ちであるのをねたんで、呪術を仕掛られた人災病であるという。

**事例D（女性、二〇歳）**

**訴え**　病人は教育専門学校の二年生。しゃべりはじめたら意味のないことをしゃべりつづける。ひどいことをいう。夜は眠らない。人前で突然放尿する。跳びはねる。

一九八二年に最初に具合が悪くなった。いろいろな治療を試みたが治らなかった。一九八三年に大ボモ・トクワンを訪れ、人災病治療をしてもらったところ、症状が消えた。一九八四年には学校を休学。一九八五年になって学校へ行きはじめると、ふたたび症状が現れた。

**みたて**　大ボモは占いをして、名前をもちいた呪文による人災病であるとみたてる。三日後に症状が悪化したので、もう一度占いをし相手が邪霊をもちいた強い呪術を仕掛けているとみたてる。

**人間関係の問題**　病人は学校の成績が良いので、学校の友達に呪術をかけられた。

**事例E（女性、年齢不明）**

**訴え**　ある女性が、結婚後まもなく、夫の顔を見ると動物の顔に見えるといい、夫をおそれるようになった。病院に行ったが異常はないといわれた。

**みたて**　総合ボモが人災病とみたてる。

**人間関係の問題**　病気の女性には結婚以前に恋人がいたが、女性は他の男性と結婚してしまった。それに腹を立てた元の恋人が、呪術を仕掛け女性を病気にした。

**事例F（集団邪霊病。女性複数、一〇代後半。新聞記事と村人からの聞き取り）**

**訴え**　一九八七年六月〜八月、ケダ州の州都アロールスターの宗教学校の少女たちに、「集団ヒステリー」あるいは「邪霊病」が発生した。

叫び声を上げて床に倒れ、硬直する者。ガラスを割り、その破片をもって教師に切りかかる者などがいた。呪術の心得がある少女が、それを収めようとしている写真が新聞に載った。新聞記事によれば、発作を起こした少女のうちの何人かは、新聞のインタビューに応じ、「発作が起きている間のことは、何も覚えていない」、「発作が起きる直前に、男の声が聞こえた」、「私たちを精神病のように言う人がいるのは心外だ」などと語った。

**みたて**　彼女達は診療所に運ばれたが、ドクターは身体に異常はないので、集団ヒステリーであると発表する。

一方、ボモが次々とよばれ、「学校の敷地を守る邪霊による病気」と判断し、邪霊を祓う沐浴や邪霊を鎮める儀礼を実施する。発作を起こした少女たちはしばらく学校を休むが、復学すると、ふたた

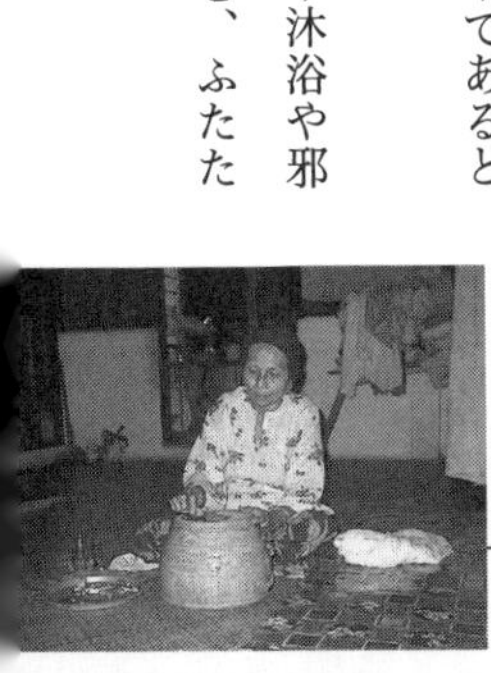

解毒効果があるという木の芯や根、動物の角や内臓などをすりおろす大ボモの妻

び発作が集団発生する。ボモがよばれ、儀礼を実施。今度は、精神科のドクターの治療を試みた家族が現れ、ストレスによる発作と発表される。新聞は邪霊病、ヒステリー、およびストレス説のすべてのみたてを発表し、村人は邪霊病のみたてを支持する。さまざまな手段を講じても事態が改善しないなかで、別のボモが「人災病」というみたてをする。

**人間関係の問題**　新聞によると人災病のみたてをしたボモは「かつて退学させられた少年が、呪術をかけている」といっている。発作を起こした少女の家族は、「しばらく休ませて様子を見る」、「転校させる」などの処置をとった。

**事例G（女性、四三歳）**

**訴え**　妊娠三か月ごろに病気がはじまり、産後も続いた。家から出られなくなった。世界が真っ暗に見えた。不安の病気だった。

**みたて**　「あるボモはメロヤム狂気（産後の病気の一種）だといった。本当は邪霊の病気だった。邪霊は心をつかみ心に住み込む。昼は眠り夜起きる。コーラン教師にコーランをとなえてもらったが治らなかったため、二〇日間入院。治らなかったのでペラック州の大ボモ、マド・サアド氏（おそらく聖剣をもつ大ボモ）を訪れた。人災病のみたてが出た。タイのボモは恐ろしい。タイのボモが呪術を仕掛けたのだそうだ。二年間苦しんだあと、やっと治った」。人間関係の問題は不明。

**事例H（女性、四〇歳代。病人は人災病の疑いをもったが、人災病の診断は出なかった事例）**

**訴え**　腹部に「しこり」を感じた。

**みたての混乱**　一九八七年六月二五日に産婆に診てもらったところ、産婆は妊娠しているという。つぎに、Hさんは診療所へ行き検査を受ける。やはり妊娠という結果が出る。しかし、つぎに行った診療所のドクターは子宮の腫瘍と診断、手術が必要だとドクターがいったのでHさんは落胆する。その前にHさんは妊娠しているといわれ喜んでいたため二重にがっかりする。Hさんは「手術は避けたい」といい、悩みはじめる。

Hさんは「これまでに四人の人が妊娠といったのに、妊娠していないわけがない。産婆に診てもらったら、妊娠しているといった。めまいがし、つわりがあった。診療所の尿検査も妊娠と出た」とくりかえし訴える。

**Hさんの問題**　Hさんは、結婚して一〇年以上になるが子供に恵まれなかった。Hさん夫婦は二人の子供を貰って育てたが、Hさんは自分の子供が欲しいと強く願っていた。

Hさんはその後、私立の診療所で超音波検査を受ける。「診療所には二人のドクターがいて、ひとりは腫瘍といい、ひとりは妊娠だといった」という。「ドクターのいうこともわからない」と、Hさんの不安と迷いは深まるばかりである。

Hさんは、あまり外出しなくなり、家のなかでコーランを静かに朗読している。Hさんは私に「邪

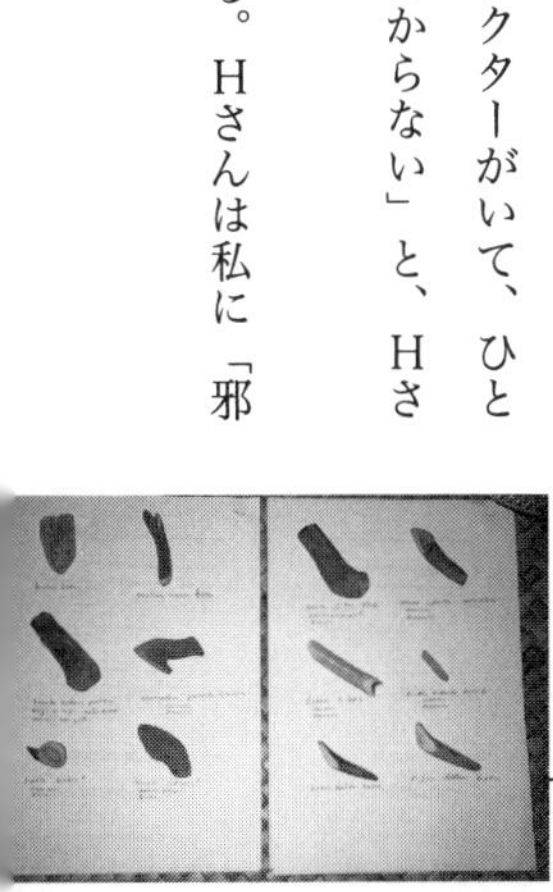

大ボモが使用する薬用材料。「解毒薬」となる

霊なんて本当はいない。邪霊というのは、実は人だ。人は恐ろしい」といい、「小人（*orang halus*）のことを知っているか。小人は本当にいる。私の友達は妊娠していた。ある夜眠っていたが、ふと気がつくとおなかが小さくなっていた。まわりに血液が流れ、まるでお産をしたようだった。しかし、胎児はいなかった。なにもなかった。友達は泣いた。どうしたのかと考えてずっと泣いた。そうしたらある夜、夢のなかに小人が現れ『子供は私たちが連れてきた。私たちが育てている』といったそうだ」と話し、「私の子供も小人が連れて行ったのか」と涙ぐんだ。

**人災病の疑い**　私がHさんの家を訪れ、お茶を飲んでいると、隣家の新しい妻がやってきて、「私は以前に、人災病にかかったことがある。不安で、人としゃべりたくなかった。人としゃべっていても全然楽しくなかった」と語る。Hさんは「わたしも人と話していても楽しくない」とつぶやく。Hさんはそれまで、腹部のしこりを問題にしていたが、そのころから楽しくないという症状を問題にし、病気は人災病かもしれないと考えはじめる。

**みたて**　Hさんは生まれた村の「村のボモ」であり総合ボモであるCのところへ行き、占いをしてもらうことにきめる。Hさんはキンマの葉とビンロウジをもってCボモの家に行く。Cボモは占いをし、Hさんの病気は人災病ではなく、フウの病気であるとみたて、体内のフウを動かすためのマジュン（木の根の粉末とハチミツを混ぜたもの）をHさんに渡し、毎日食べるよう指示する。

Hさんは念のため、D産婆のところへも行き、みたての占いをしてもらう。D産婆もまたフウの病気とみたてる。その後Cボモの薬を食べつづけるうち、腹部のしこりは小さくなったとHさんは語る。

**人間関係の変化**　後日、Hさんの家を訪れると、赤ん坊がいる。どこからかは不明だが、赤ん坊をもうひとりもらって、Hさんはうれしそうにほほえんでいる。

以上が人災病の事例である。2と3においてこれらの事例からあきらかになる人災病の特質をまとめ、4において人災病に現れた人間関係の問題を指摘することにする。

## 2　身体理論から人災理論への転換

人災病の事例のなかには、最初から人災病として治療がおこなわれた例はない。病因論的にみるといずれの病人も、最初は身体理論にもとづいた治療を試みている。人災病の事例は、これらの治療では症状にあきらかな改善がなかったものばかりであることが重要である。

事例Aでは最初の儀礼によって病気は一時期、落ち着くが、ふたたび症状の改善がみられなくなり、ひとびとはあらためて人災病の不安を感じはじめた。事例Bでは、診療所の薬は効かず、ドクターは何もいわなかった。村人が毒に当たったようだといいはじめ、人災病のみたてが出た。事例Dは、いろいろな治療法を試してみたが効果があがらなかった。事例Eは、病院へ行ったが異常なしといわれ

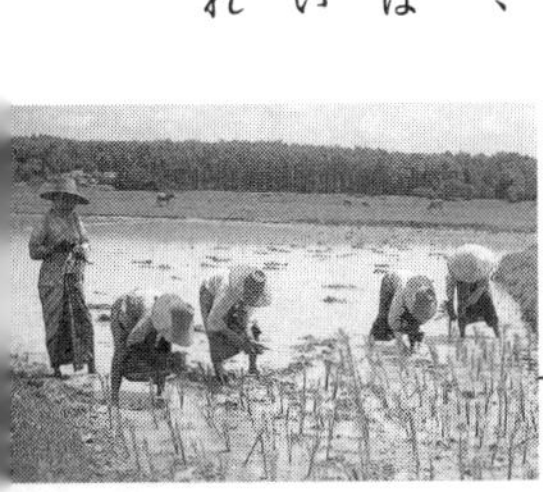

田植えをする女性たち（シェア・グループとも呼ばれる）

た。事例Fは、種々の治療を試みたが再発、事例Gでは、産婆およびドクターたちのみたてが一致せず、病人は迷いつづけたのちに人災病かもしれないという疑いをもった。

一般のボモやドクターの治療を受けても症状に改善がみられない場合、病人や周囲のひとびとの心に人災病だろうかという不安が浮かぶ。

また、人災病の疑いをもちはじめたころ、あるいは大ボモのみたてののち、病人や家族が口にする不調用語が増加するという現象がみられる。具体的には、事例Aでは、それまで卒倒の後遺症についての言及が聞かれたが、人災病の診断が出ると「以前はみんなと話そうとしていたのに、このごろは話そうともしない」という行動に関する言及が加わった。事例Hにおいては、人災病の疑いをもった時点で「人としゃべっていても楽しくない」という言及が新たに加わった。このことは、第二章において不調用語によって言及される項目と病因の関連を分析することで見いだされた傾向、すなわち、人災病の特徴として行動（ことに対人行動）に関する言及がみられるという傾向と一致する。村人は一般のボモやドクターの治療では対処できない病気であることを確認したのちに、着目する不調の幅を広げ、行動の変調をとらえて人災病の疑いをもつのである。

いずれの事例でも、ひとびとは、もしかしたら人災病かもしれないという気持ちをすでにボモに治療を依頼する前にもっている。一般の村人も邪霊や呪術についてはよく知っている。しかし、彼らは、それを制御する方法を知らない。人災病ではないかと疑いはじめると不安だけが先行し、不安をもてあます状況となる。

誰かに確かなことをいってもらわなければ気が済まない状態で、村人はボモのところへ行き、症状を話し、占いをしてもらう。したがって、ひとびとが望む治療はある程度定まっている。それがまさに呪術的な処置である。人災病のみたてをしたボモは、金持ち、成績が良い、恋人あるいは配偶者を裏切ったという病人の特性を取り出し、これに絡むひとびとのだれかが呪術を仕掛けたといい、その呪術的方法をあきらかにし、それに対抗する手段を教える。しかし、そのとき、ボモが呪術を仕掛けた人の名前をあきらかにした事例はない。

病因が身体機能や身体組織の異常であるという身体理論から、病因は人であるという人災理論へ移行すると同時に、治療の目標は大きく転換し、身体そのものから、人が仕掛けた呪術に変わる。仕掛け人の呪術に対抗しようとした家族や友人が、強力な呪術をもっている大ボモの援助を求める。

変化はそれだけではない。人災病のみたては村に持ち帰られ、家族以外の人にも語られる。人災病のみたてが出たという報告を受けた家族や親しい友人は「誰が呪術を仕掛けたのか」と考えはじめる。呪術をかけられるにいたったからには、仕掛け人や病人のつきあいのなかで、過去に何かが起きているはずであり、ひとびとはそれを探りはじめる。人災病の不安が生じるとともに、家族は、病人の身体的な不調に集中していた視点を病人の人間関係へと広げ、そこにある問題点の点検を試みる。人災病のみたてが出ると、そのほかの村人たちも、「あの病気は人災病だった」と噂し、いろいろな解釈

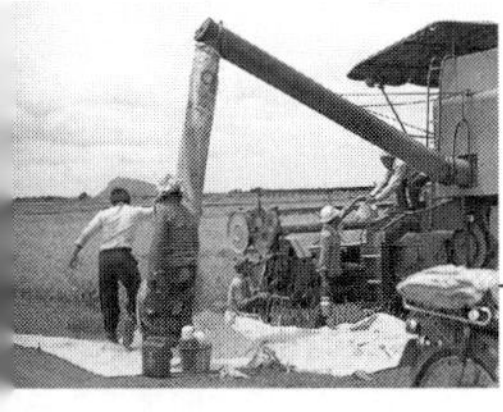

大型コンバインハーベスターによる米の収穫

を加え話し合う。病気は病人個人の問題を超え、家族とコミュニティの規模で扱われはじめるのである。

## 3 大ボモの代理戦争と人間同士の緊張関係

### 人災病の療法の三層構造

人災病の療法が進んでいくにつれ、相手の呪術の仕掛けを請け負っている大ボモとしてペルリス州のボモ、タイのボモ、ケランタン州のボモが登場し、病人側も大ボモの強い呪術で対抗するという展開がみられる。これは大ボモ同士による呪術的な代理戦争というべき構図である。大ボモは援助者としての精霊をもっており、敵方の大ボモは援助者としての邪霊をもっていると考えられている。人災病の療法の構造は、人と人との対立と、それを支援する大ボモ同士の戦いと、大ボモをそれぞれ支援する精霊と邪霊の戦いの三層構造になっている（図7）。

大ボモ同士の戦いの構図を背景として、村人は、人災病の発生について盛んに噂話をするが、仕掛け人をつかまえてなんらかの処置をしようとはならない。大ボモの治療のプロセスでも呪術を仕掛けた人に対する直接の処置は要求されない。そこには、大ボモ同士の戦いの背後に人間同士の戦いを隠蔽し、人間同士の戦いを表に出さないままに、人間の心の対立に対処しようとする村人の姿勢が感じ

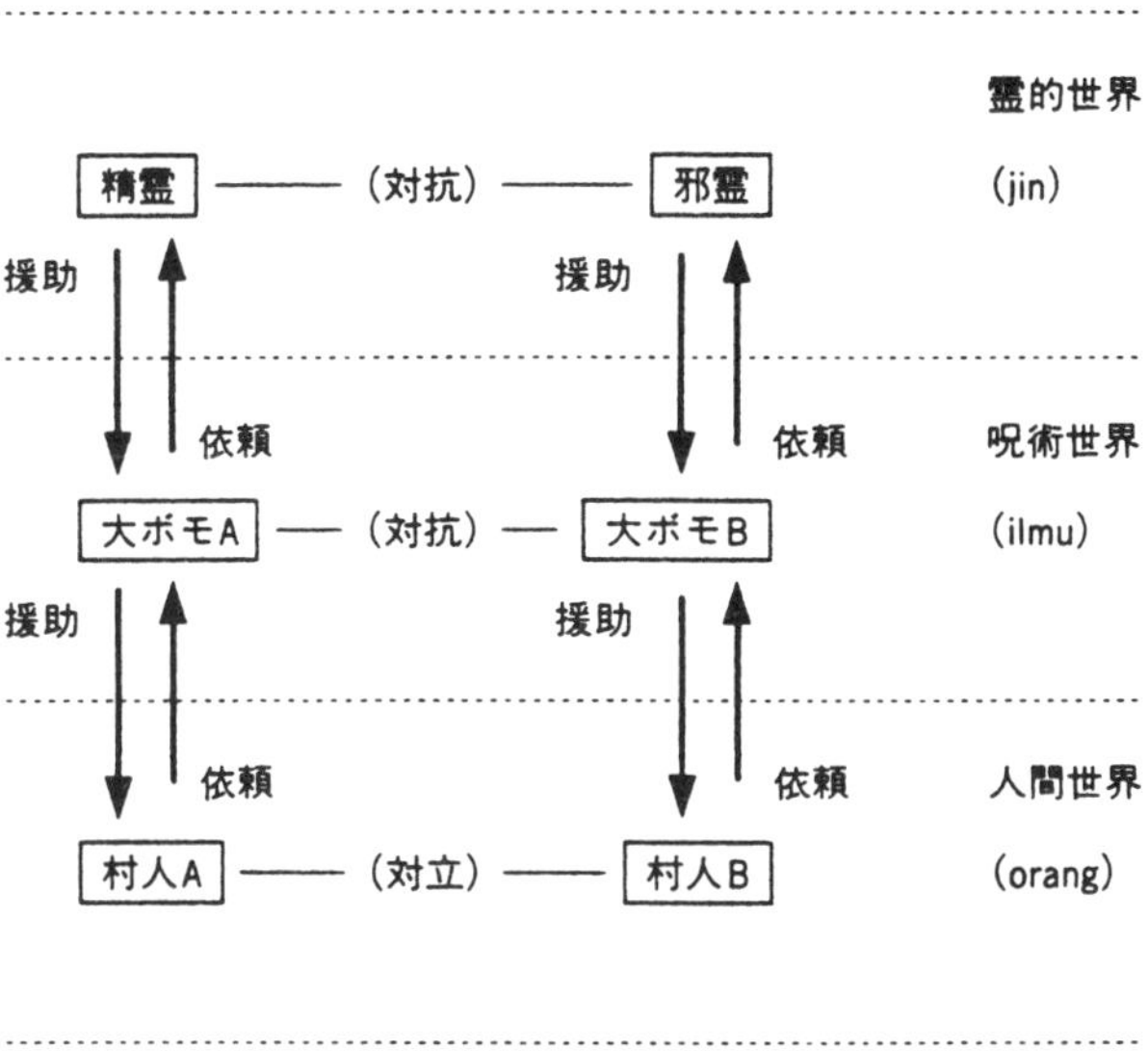


図７　人災病の療法の三層構造

られる。

呪術とは、人間の心を具象化する方法である。G村とK村のひとびとは大声でケンカをしたり、ののしったりすることがほとんどない。人間の心のなかを具象化する呪術がなければ、「人が心のなかで何と思おうとお金さえ手にすればいい」と考えている人に対して村人が議論で抗議することはむずかしい。呪術を媒介とした人災病の存在は、村人にとって、見える世界だけが世のなかではなく、心のなかの世界も見える世界と同様に重要な世界であることの指標となる。呪術というひとつの方法を設定することによって、ひとびとの心のなかを考えざるをえない世

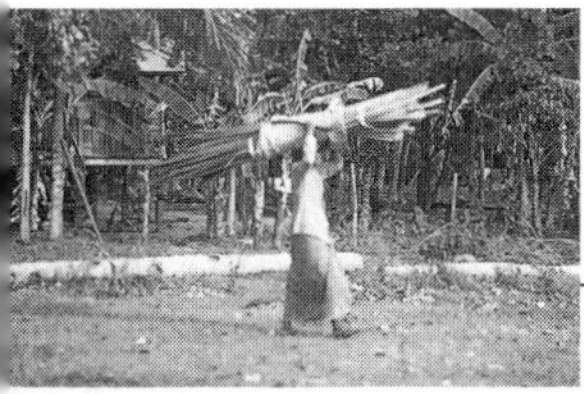

屋根材とするサゴの一種を頭にのせて運ぶ女性

界を作り上げているのである。

### 三者関係をめぐって発生する人災病

病人の家族は、なぜ病人が呪術を仕掛けられたのか、おのおの意見を提出する。その意見は、にわかに心に浮かんだものではなく、それぞれが日頃から感じていた人間関係の不安であり、意見を出した本人の不満である。

事例Aについてみてみると、病人が高額の収益を上げているにもかかわらず、村人を雇い入れないこと、共同経営者を切り捨てたことを家族は不安に思っていた。

家族は会社でも水田作業と同様に村人に作業を分担させ、収益を分配するべきだと考えていた。村人もまた、自分たちが雇われるのは当然だと思っていた。しかし、A氏の行動はその反対だった。村人を雇わず、協同経営者も切り捨てたのである。妻や娘は、自分自身の考えと病人の方針が合わないことを感じていた。ここにみられる問題の関係は、A氏と、A氏に雇われたひとびと、雇われなかったひとびとの三者関係である。それを感じとって心配する家族を加えれば四者関係になる。

A氏の妻は、夫の恋人の存在に悩んでいたが、恋人が夫に呪術を仕掛けたと考えた。A氏の恋人問題は、村人たちが雑談のなかで頻繁に取り上げていた話題である。妻は対抗呪術によって夫を守ろうとし、さまざまなボモをたずね歩き、みずからもまたあるボモから病気の診断を受けた。逆に、恋人

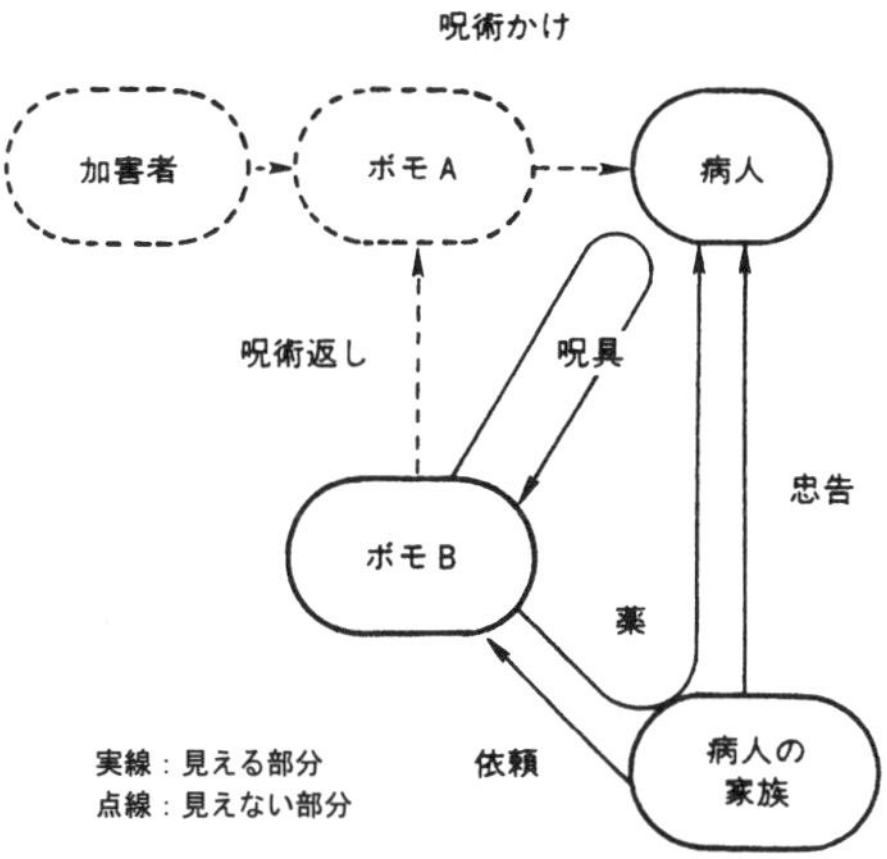


図8　人災病の構図

と結婚しようとしている夫を引き止めるために、妻が呪術を仕掛けたのでA氏が人災病になったとほのめかす人もいた。ここにみられる三者関係は、A氏と妻、恋人の関係である。心配して妻に協力する次女夫婦と、妻に同情的であるがその行動には若干の不審を感じているらしい長女夫婦を加えると関係はより複雑である。

　興味深いのは、以下に述べるような呪術の掛けられる方向である。仮に、ひとつのポストを争っていたライバルが、成功しつつある相手をねたんだという図式ならば、雇われた人と雇われなかった人、妻と恋人の間で呪術が掛けられる筈である。しかし、実際には、呪術は、三者関係の交点に位置し、その関係を形成する意思決定をしたA氏に向けられたと判断される。これは、いわばトップをたたく図式であり、同時に、複雑な人間関係の交点に位置するト

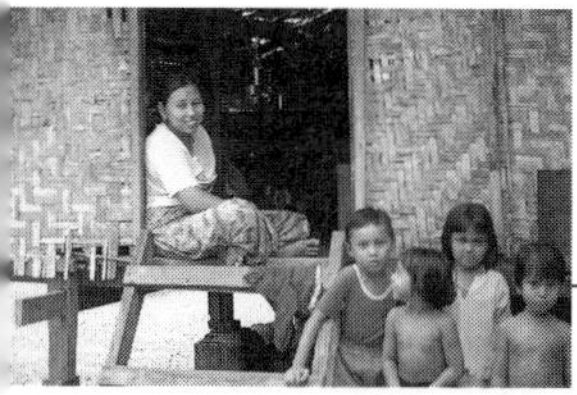

隣の家の台所で楽しくおしゃべり

ップにそれを改めて認識させる契機となる。

人災病をひきおこす人間関係は単純な二者関係ではなく、三者あるいはそれ以上のひとびとがからんだ複雑な関係である。病人、家族、加害者、その間に存在するボモを図8に示した。問題提起をした家族と加害者それぞれの援助者として大ボモが介在し、代理戦争を展開するという図である。

**病気の原因となった人間関係**

人災病として治療された事例において、病気の発生の原因となった人間関係は、以下の三種類のパターンをもっている。

① 病人はお金持ちで、それを気にいらなかった人が仕掛けた「富の分配の問題」(事例A、事例C)。

② 愛人や恋人が、病人の配偶者になれなかったのを悲しんで仕掛けた、あるいは、恋人や配偶者が、病人の気持ちを自分に引きつけるために仕掛けた「恋愛と夫婦の問題」(事例A、事例B、事例E)。

③ 病人が学校の勉強ができるのを気にいらなかった友人の仕掛けた「学校関係の問題」(事例D、事例F)。

各事例の加害者と被害者の関係をよくみると、そこには、被害者から愛情や富の分配を授けてもらいたいと願う人が加害者として想定されている。人数が限られたある社会的地位、つまり、お金持ちの男性の妻、事業の経営者、条件がよい雇用、学歴などをめぐる人間関係の緊張の構造が、人災病を発生させる。

事例Aにおいては加害者がひとりに決定されることはなく、お金持ちであるのを快く思わなかった人と女性関係の両方の可能性が挙げられたままで時間が経った。三角関係がいくつか重なった状態が事例Aの人災病をめぐる人間関係の構造である。

結果的に、A氏は大型の自動車を購入し村人の雇用を拡大した。病気にかかったA氏とその妻は村を離れ、森の果樹園に移り住み、ふたりで生活をはじめた。夫婦は落ち着き、生活は安定を取り戻した。事例Hにおいては、病人自身は人災病ではないかという疑いをもったが、人災病のみたては出なかった。それでも、総合ボモの薬によって症状は軽くなり、子供をもらうことになって病人の生活が変化した。

### 不調和の分析

ドクターや一般のボモの療法では治らない病気を契機として、病人や家族はその病気が呪術によってもたらされた人災病ではないかという疑いをいだく。ボモによってそれが公式に診断として出ると、病人や家族は人間関係の不調和を探り出し、対処する努力を開始する。

呪術という媒介を設定することによって、村人の頭のなかには本来は見えない、心と心のかかわり合いが浮かび上がってくる。表の世界では和やかに笑っていても、心のなかでは憎んでいるかもしれ

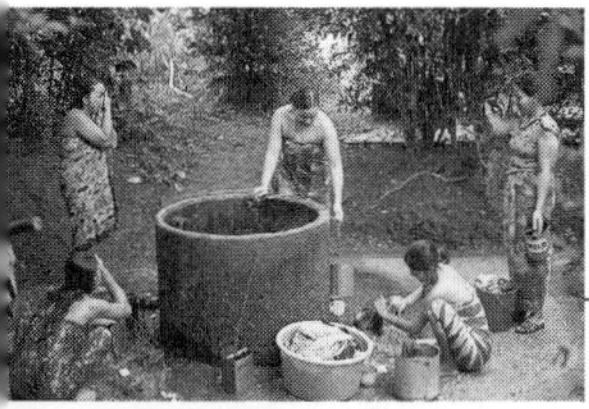

朝10：00ごろ共同の井戸で沐浴と洗濯をする女性たち

ないという、もうひとつの現実である。見える世界を表とするならば、それは裏の世界である。呪術という媒介を設定することによって、人災病を生じうる人間関係の不調和を探り出し、共同体における物品の流れや、妻の座をめぐるポジション争いに言及して人間関係の不調和を分析することが可能になっている。

しかし、被疑者に対して直接の処置が実施された事例はない。むしろ、不調和状況の打開策として、新しい雇用ルートをあみだしたり、夫婦関係を見直したり、学校を休ませたり、学校を変えたりすることによって緊張の場から病人を引き離すという動きがみられる。その結果、事例A、D、E、F、Gにおいて症状が緩和された。事例Bにおいて病人は死亡し、事例Cに関しては治療後の症状の変化は不明である。

これらの事例から読み取れることは、治りにくい病気を抱えた病人をめぐるひとびとが、人災病の療法を通じて病人に関心をはらい、周囲の人間関係を修正しながら新しい状況を築いて病人をふくめた共同体をつくりなおすということである。村人にとって治療とは、身体に対する処置だけでなく、病人が周囲のひとびとと新たな関係性を築き上げることをふくんでいる。

人間関係の問題に苦しむ病人であったならば、人間関係を修正することによって治癒を助けることはありうる。人間関係の問題によるストレス状態、または、いわゆる心身症的な病気[*35]であれば、人間関係の修正が病気の治癒に直接的に結びつく可能性がある。

# 第五章　総括と討論

## 1　村人の医療行動と療法の転換

### 各種療法の利用

第三章でみたように、村人は、自己療法、ボモの療法、診療所の療法、病院の療法を複合的に利用している。民間療法と近代療法は同等の頻度で利用され、同等に評価されている。満足度に関しては民間療法による治療の場合七四％、近代療法は六八％が満足であるという評価を得ている。しかし、民間療法であれ近代療法であれ一七％の病気は治ったとは考えられていない。治りにくい病気の場合は、村人はひとつの療法で治らなければ、別の療法を試してみるという具合に、横断的な利用をすることがわかった。

村人の病気治療には、①日常的な養生による自己療法から専門家の療法への流れ、②専門家の療法のなかでもボモの療法とドクターの療法の間の横断、③ドクターと病院の療法で治癒しない場合にはボモの療法を介して大ボモの人災病の療法にいたるという流れがある。

村人たちは、日常的な不調に対処する養生法をもち、自分の体質に合った食物を食べ、身近な植物

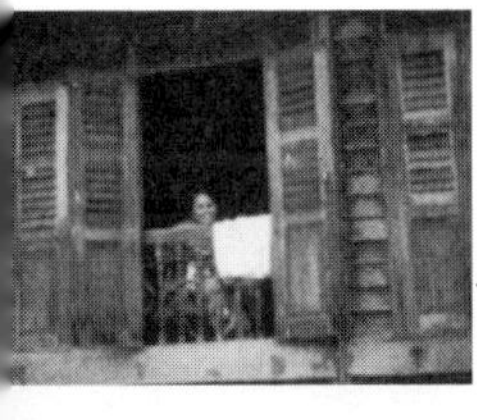

高床式の家の窓から微笑みかける婦人

を利用した自家調製薬で治療し、気（セマンガット）に合った名前、職業を選び、邪霊や呪術の影響を受けないように注意して心身の調子を維持することを心がけている。養生法は身近さと日常性を特徴とした療法である。しかし、自家調製薬の薬効はおもに加熱効果と冷却効果であり、それ以外の効果をもつ薬が必要になったときにはボモやドクターに頼らなければならない。また、養生法には邪霊や呪術に対する防衛法はあるが、邪霊や呪術の影響を受けて病気になった場合には、呪術的な処置をほどこすことはできない。

養生法ではどうにもならない病気にかかってしまったときには、村人は症状から病因を推定し、それに対処できるドクターやボモを選び出して治療を依頼する。療法選択の目安となるのは民族病因論の身体理論である。近代療法も、民族病因論の身体理論に組み込まれて理解されている。実際、近代療法の医師も民族病因論における身体理論の用語によって治療の説明をしているのである。

それでも、長期にわたって症状が改善されない場合、村人の心に不安がつのりはじめる。そして、以前からの症状に加え、彼らは毒にあたったような症状の奇怪さや、人と話をしないなどの行動の異常に着目し、これは誰かに呪術をかけられた人災病ではないかと疑いはじめる。人災病は仕掛けられた呪術に対抗する呪術によってのみ治療されうると考えられており、それができるのは強い呪力をもつ大ボモとされる。

村人が、人災病の治療のためにドクターを訪ねるのは畑違いと考えていることからもわかるように、民間療法と近代療法は村人に同等に評価されているが、それぞれにすぐれた点と限界があり、民間療法には、人災の不安に対する呪術的な処置など、近代療法では代替できない分野があることが判明した。

### 人災病の特質と視点の転換

病因論的にみると、人災理論にもとづいた療法は、ドクターの療法や一般のボモの身体理論、気理論、そして邪霊理論にもとづいた療法を試みて効果がなかった場合に実施される療法である。村人は、すべての病気を人災理論で説明することはなく、身体理論にもとづいた処置を試みたのちに人災病の可能性を考える。これは、身体的な異常を放置して病気を悪化させるという危険を避けるためにも妥当な方法である。

病因理論からみた人災病の特質は、第一に、究極の原因が人の意図にあると考えられていることであり、第二に、人の意図を媒介するものとして呪術が施行され、それが効果を発揮して発病にいたったという発病機序である。具体的には、病人の身体そのものに生じた異常によって発病したとする身体理論とは異なり、人災理論においては、周囲の人間関係に異常が生じ、その結果として仕掛けられた呪術によって病気が発生したとされる。

しかし、ボモが加害者の名前をあきらかにすることはない。病人と家族、友人たちは社会関係の分

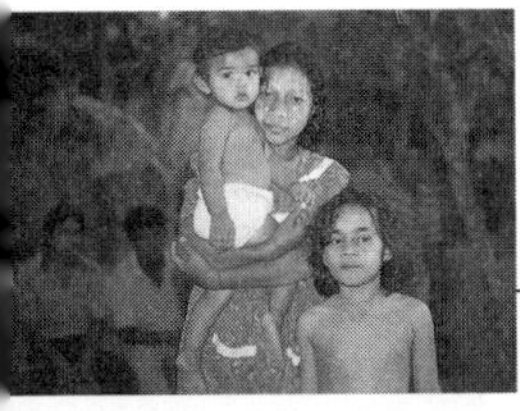

マレーシアでは異なる年齢の子供たちがいっしょに遊ぶ

析から加害者を推定する必要があり、加害者を探る過程が社会関係のなかの不調和、すなわち病因を探す過程でもある。それはむずかしいことではない。病人や病人の家族が大ボモを訪れるときにはすでに、人災病であろうという不安を抱いているからである。

人災病の疑いを抱いたとき、病人とその家族は、原因を探る視点を身体の内部環境の不調から、生活環境の不調へと転換しはじめる。村人は、身体そのものに処置をほどこすだけでは治らない病気があることを認識しており、それらの病気は身体外部の生活環境の問題、ことに人間関係の悪化によってひきおこされたと考えるのである。病因理論の転換とともに、治療もまた、家族、コミュニティの集団的治療へと移っていくことになる。

個人的治療から集団的治療への切り替えの公的な契機は、大ボモの人災病のみたてである。大ボモのみたてにはじまる一連の人災病療法は、内心すでに人災病の疑いをもち、なんとかしたいと願っている家族や友人を公式に治療に参入させる機能をもっている。

**大ボモ**

大ボモはカウンター・マジックをもちいて呪術を送り手に返すことができるといわれている。

その他の一般的なボモと大ボモとの相違点は治療法と対処できる病気の種類にある。木の根のボモは、みずから採集加工した植物をもちいて治療を試みる。彼らは呪術をほとんど使わないので、邪霊病や人災病には対処できない。骨折のボモ、マッサージのボモは、手技と呪文によって治療する。彼らは、骨やスジの損傷を治療する専門家である。総合ボモは、身近な植物と呪文をもちいて治療する。総合ボモは多くの病気に対処することができ、人災理論にもとづいて治療することがあるが、精霊の力を借りて呪術返しをすることはない。

精霊と直接、交信することができ、精霊の助力を得て呪術返しができるのは、大ボモとよばれる呪術力、治癒力ともに強大であると評判の高いボモである。大ボモ・トクワンは、祖父から継承した精霊（祖先霊。トラの霊といわれる）をもっており、この精霊を宿した忘我状態で治療行為をする、いわゆる憑霊型シャーマン[*36]である。

彼は、まず病人の訴えを聞き、占いによって人災病かどうかを判定し、人災病の場合は加害者が使った呪術を説明し、それを防ぐ処置をほどこすとともに、動物、鉱物、植物生薬やマッサージ、あるいは呪文などによって病人の苦痛を和らげる努力をする。これで事態が改善しない場合は、呪具をもちいた強力な呪術が仕掛けられたと考える。そこで大ボモは病人の家に出向き、真夜中に精霊をよび、忘我状態になって四足で歩き、地中に埋められた呪具を探し出し、加害者に呪術を送り返すという手続きをとる。大ボモのみたてによって開始された人災病の療法は、大ボモの呪具除去の儀礼によって締めくくられるのである。

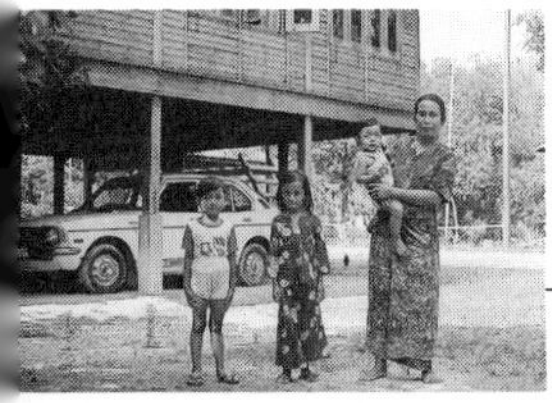

家族のひとこま。高床式家屋の下は駐車場になっている

## 告発の欠如と人災病の機能

ウィリス[*37]は中央アフリカにおけるウィッチの告発と無力化の方法について報告し、マクファーレン[*38]はウィッチの血を流すことが病気の治療法であるという信仰によってウィッチへの物理的な攻撃が盛んになったと報告している。

しかし、G村およびK村のひとびとは、呪術をもちいて人を病気にすることは、イスラム教徒として正しくない行為であると強調しつつも、加害者と思われる人物を社会的に告発し、加害者本人になんらかの処置をほどこすことで病気を治療するという考え方や行動はとらない。事実、私はカウンター・マジックについて口外すると、呪術的効力が失われるとして口止めされた。また、加害者と思われる人物に出会っても平静を装えと注意を受けた。

G村とK村における人災病の療法は、裏の世界を形成している。裏の世界は呪術の世界であると同時に、表情は穏やかでも心中何を考えているのか測り知れない人間という存在のもうひとつの現実でもある。

呪術の世界が裏の世界として完結し、表立った告発がない理由として、①人災病の療法の呪術的な完結性、②人災病をめぐる人間関係のねじれの構造、③複数の被疑者が存在し誰が真の加害者か特定できないことがある。以下、順に上述の三点について検討する。

## 人災病の療法の呪術的な完結性

人災病の療法の呪術的完結性は、使われた呪具を取り除かなければ、加害者を殺しても病気そのものは治療されず、呪術には呪術で対処しなければならないという考え方に支えられている。人災病の療法は、理論的にも実践的にも加害者の身体への物理的な処置を必要としない。妖術師はその身体そのものに発病の原因があり、その身体に対し処置を加えることは治療の論理として矛盾はないが、人災病の場合は呪文や道具に直接の病因があるので、加害者の身体への処置が治療の理論に組み込まれることはむずかしい。加害者の身体への処置は、治療の論理ではなく、加害者の動機や行動に対する社会的な制裁の論理によって遂行されると考えるべきである（この点については次の項で検討する）。

また、ボモが加害者の名前をあきらかにした事例がないこと（被疑者に対してもいつもどおりふるまえという注意が与えられることもある）、呪具が病人の家にあって、加害者の身近にはないという点が重要である。呪具の発見は、被害者の論理に根拠を与えることはできるが、加害者の特定には役に立たない。呪具が加害者の身近で発見される場合、発見の儀礼に立ち会ったひとびとは集団で加害者を告発し、制裁を加える行動に向かう可能性がある。すでに述べたように人災病の場合は呪具は病人の元にあり、加害者を確定するための根拠とならないので、呪具の発見は告発に結びつかない。

図7の人災病の三層構造、図8に示した大ボモによる代理戦争のイメージが呪術の世界に完結性を与えている。それは、人間同士の争いを隠蔽し、対立の激化を防いでいる。しかも、大ボモのカウン

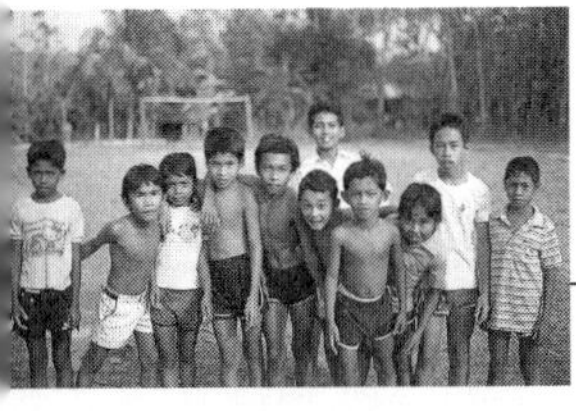

少年たちはサッカーが好き

ター・マジックについて口外すると効果が失われるといわれているため、大ボモの代理戦争も表面化しない。表面化するのは、人の呪術の被害を受け病気になったという被害者意識である。

G村とK村、大ボモの家で観察した人災病の事例において、仕掛け人が強い呪術を掛けているときは、相手方は大ボモ（隣のペルリス州、ケランタン州、タイのボモ）を雇っていると判断され、病人も大ボモを雇ってこれに対抗するという大ボモ同士の代理戦争のイメージができあがる。大ボモによる代理戦争が成立するのは、大ボモは呪術に対抗するが、呪術をかけることもできる存在と考えられているからである。大ボモたちは術掛けを引き受けることはないと主張するが、村人は、治療できる呪術をもっていれば、人に呪術を掛けることもできると考えている。人災病の場合、一般人に強い呪術を扱えるはずはなく、呪術の専門家である大ボモを雇ったというみたてが出る。

そこで、大ボモは、呪術の仕掛け人であるもうひとりの大ボモとの間に代理の戦いを開始する。大ボモの呪術的戦いの締めくくりは、呪具の除去の儀礼であり、これが究極の祓いである。他者からの呪術的な攻撃を取り除くさいに、人形を媒介項として立て、人形を取り除くことによって攻撃を取り除いたとするものである。この呪術理論を安定させるのは、呪具を除去する儀礼にさいし、大ボモが呪具を公然と取り出す方法である。精霊を宿し誰も知らないはずの呪具のありかを嗅ぎあてたときのインパクトは絶大である。

邪霊飼いが術掛けを請け負い、邪霊を使って人に病気をもたらしたあげく、大ボモに呪術返しをされ、まるぼうずになって死んだという世間話をしばしば耳にする。呪術返しは、制裁の役割も担っているのである。呪術的プロとして呪術をもちい、大ボモとの戦いを展開して敗北した場合、そこに待っているのは最悪の場合、死である。村人は、大ボモを信頼し、彼の呪術的報復にすべてをゆだねている。加害者に対する暴力や処刑といったかたちの制裁はみられない。

同様の治療手順が現代の南フランスの呪術に現れている。ファブレ＝サアダ[*39]が報告した女性呪術師（調査地域で有名な呪術師）は加害者の明確な指名をあえて避け、フライパンで塩をいるという方法で呪術返しをする。呪術返しの効果は加害者におよび、加害者は病気になるといわれ、呪術以外の方法での物理的な制裁は加えられない。しかし、ル＝ロア＝ラデュリ[*40]が報告した一七世紀の呪術師の場合は様子が異なり、加害者である魔女の指名だけして姿を消してしまう。すると、呪術的対応が不可能なひとびとの間には魔女と指名された人間への敵意と不安だけが残り、呪術的な対処の主体となるべき呪術師はいないという不安定な状況になり、結局、魔女の摘発と裁判が起きたという。これらの報告は、呪術返しという呪術的な締めくくりがなされた場合は加害者に対する物理的な制裁を必要としないが、締めくくりがなければ不安が増大し物理的な制裁が実施される可能性を示唆している。

マレーシア・ケダ州の人災病の療法においては、精霊の助けを得た大ボモによるみたてにはじまり、精霊を宿した大ボモの呪具除去の儀礼で締めくくられる明解な治療の手順によって、不安が取り除かれる。人災のみたてと呪具の探索について、村人が自己判断することはなく、すべての判断と処置を

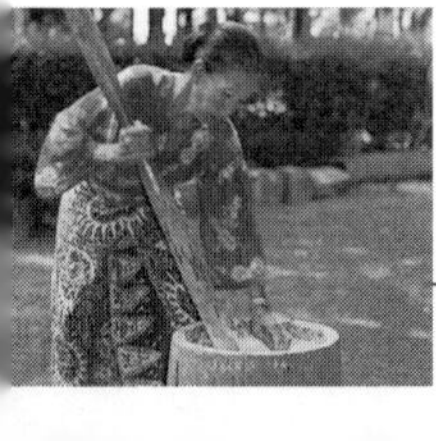

家庭菜園のウコンを乾燥し、粉にして食用に

大ボモに任せている。大ボモの治療にいたる前に、村人の身近な「村のボモ」による人災病のみたてが出ることがある。村のボモは大ボモと村人の中間に位置し、両者をつないでいる。いずれにしても、村人はボモという専門家に判断をゆだねているため、勝手に暴走することはない。

現代のマレーシアやフランスにおいては、表の世界では村人はイスラム教やキリスト教を信仰する立場にあり、また一方で科学的手法によって捜査する警察を信頼している。呪術的な判断によって指名された加害者に対する物理的な制裁、たとえば暴力行為が実行に移された場合、イスラム教の指導者や警察に呪術的な説明をすることでその行為を公的に正当化するのはむずかしい。その半面、人災病の療法は、物理的な方法による制裁を抑制し、呪術的な世界の完結性を保つことによって、裏の世界として存在し、村人の生活に影響を与えつづけているのである。

以上をまとめると、人災病の療法は、①仕掛けられた呪術には呪術的な処置をほどこすことによってしか対抗できないという論理構成、②大ボモの代理戦争によって治療とともに制裁も加える（大ボモへの治療と制裁の一任）、③大ボモによるみたて、呪具の処置に対する信頼、一般のひとびとの判断放棄（大ボモへの判断の一任）の三点を基礎として呪術的な裏の世界としての完結性をもっている。このような呪術的な完結性に支えられながら、抑制のきいたかたちで若干の人間関係の変化をひきおこすことが人災病の療法の機能である。しかし、人災病の療法では人と人との具体的な関係性が問われる以上、呪術世界を超えて、人間世界に対立が移行するという危険性を内包した治療法だということは、注意しておかねばならない。

人災病の療法の呪術的な完結性は、強力な呪術師としての大ボモに支えられている。この療法が正常に機能するためには、大ボモの存在が必須である。呪術的な対処ができる大ボモが失われた場合、人災理論だけが生き残り、治療の回路を失った理論は、中途半端な状態で暴走する危険性をはらんでいる。

対立激化の危険性を内包した図式を使い、なおかつ対立が顕在化して殺し合いになることをおさえながら、若干の社会的変化を起こして病人の人間関係を改善するということが人災病の療法の文化社会的機能である。

**ねじれの構造**

以上、告発の欠如について、治療の理論と実践という側面から検討し、そこでは加害者への処置が必要とされないことを論証した。つぎに、社会的制裁の論理について検討しよう。

人災病のみたてが出ると、病人の周囲のひとびとは、誰がどのような動機で呪術を仕掛けたかを内輪で語り合う。内輪では被疑者がいるが、村全体の規模でみれば加害者の告発と制裁が表だってあらわれず、被害者意識が強調されるにすぎない。その背後に、加害者は妖術師ではなく、本来は普通の

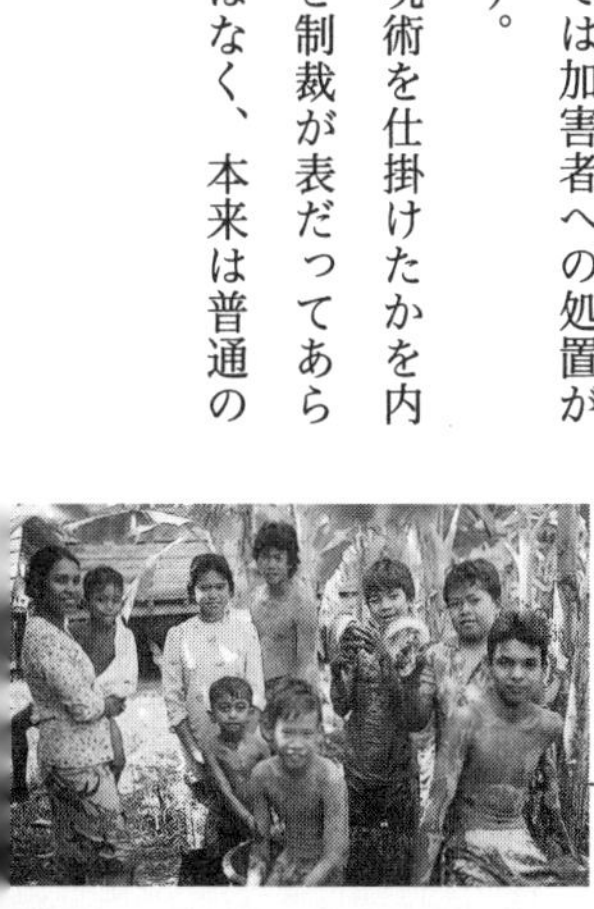

魚捕りのために集まった人々

人であったのに、被害者との関係のなかで呪術を使うに至ったという考え方がある。呪術を使って人を病気にしたこと自体は非難されるべきだが、被害者側にも、加害者をそのような状況に追いつめたなんらかの行動があったのである。前にのべたように人災病をひきおこす人間関係は三者あるいはそれ以上のひとびとが組み込まれた複雑な関係である。そして、呪術をかける側とかけられる側の人間関係は、資源やポストをめぐって争うライバル同士ではない。三者関係の交点、意思決定する立場にある者をねらって呪術は仕掛けられたとひとびとは考える。呪術の行使と発病という事態の背後に、トップに立つ人間の意思決定の問題点が明示されている。背後にある人間関係の悪化の経緯を考慮すれば、(ひとびとがあからさまにそう語ることはないが)病人こそは最初の加害者かもしれないということになる。呪術の次元では、病人は被害者で恨みをもった人は加害者だが、人間生活の次元では病人こそ加害者、恨みをもった人が被害者である。次元を変えると被害者と加害者が逆転してしまうこの現象を「ねじれの構造」とよぶことにする。

被害者の愛情を得ようとした愛の呪術の場合は、加害者に悪意はないと考えられ、制裁を加える雰囲気はない。

病人は被害者であるが、他方では富や魅力をもつ恵まれた存在であり、呪術をもちいた人は憎むべき加害者であるが他方では富や愛、学校の成績に恵まれない悲しい存在である。分析的に考えるならば、互酬的社会に生きている村人にとって、反社会的存在は、むしろ富を得ながら分配しなかった被害者（病人）、愛にむくいなかった被害者（病人）なのである。どちらが一方的に悪いのでもない、ねじれた状況のなかで人災病の療法は実施される。このねじれの構造が、村人をして復讐に駆り立てることなく、問題を分析させる余地を与えている。

**複数の被疑者**

複数の被疑者の存在は、病人の周囲のひとびとに加害者についての一致した意見がないことを示している。事例にみたように、病人の家族の内部においても、見解は錯綜している。病人にごく親しいひとびと以外には、大ボモによる代理戦争も隠されているので、一般の村人には事態の進展もよくわからない。たとえ、加害者の名前が一部のひとびとに明かされたとしても、村人は依然として本当にその人が加害者なのか疑いをもっている。人災病の加害者（実際は加害者として確定されることはなく、あくまでも被疑者にすぎない）は物理的に制裁されるまでにいたらない。村全体が一致して個人攻撃をするような基盤は形成されない。

村人の一斉行動がないという特質は、村人の生業や社会活動にもあらわれている。[*41] 水利や相続の問題もなるべくあからさまな対立にせず、水利においては政治家にはたらきかけるなどの個人的な行動、相続においては相続共有財産（*pesaka*）と認識することで分割しないですませるといった手法をもちいて問題点をあいまいにし、長期的に解決にもち込む傾向がある。

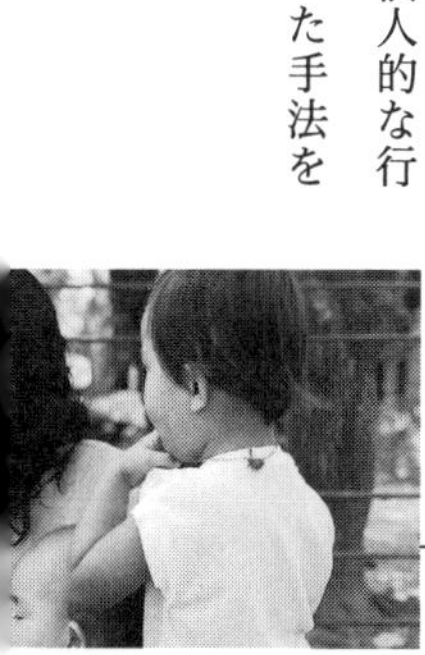

子供の首にははしか治療の薬がかかっている

一斉行動が少ないという特質は、個々人の固有性と適合（*sesuai*）を重視するという彼らの養生法の論理と通底する。人間はすべてこうでなければならない、村人はみなこうでなければならないという強制力は認められないのである。口羽は、[*42] ケダ州マレー人農村を調査し、彼らの間では「他をあからさまに非難するのは良くないという考え方が強い」と報告している。

人災病の回路は、反社会的な個人を摘発するのではなく、むしろ病人および彼とともに生きるひとびとが作り上げた社会的システムの不備を告発する。社会的システムの不調和を解きあかし、それに対処することによって心身健康に生きようとするならば、単に加害者を引き出して追放したり、殺したりしても目的は果たされない。

村人は、人災病を人間関係の不調和の指標としてとらえているのである。加害者が呪術を掛ける原因は、個人の性格や体質にあるのではなく、過去の意思決定、物品の流れ、ポジションの配分などの不適切によって発生した人間関係の不調和にあると考えられる。人災病は加害者を呪術に駆り立てた人間関係の不調和を探り出し、不調和な状況の打開策として、社会的決定の変更や慣習の部分的修正をうながす回路となっている。

## 2　個人と共同体の相互作用

### 病気を指標とした個人の多様性の容認と規範の緩和

病人と身近な他者とのかかわりに着目する人災理論を除けば、専門家の治療法は病人の身体そのものの形態的な異常、機能不全、バランス不全、異物の侵入などに着目したものである。しかし、村人が日常的に実践している養生法は病人と生活環境のかかわりを問題とする視点をもっている。村人たちは、身体理論と気理論の適合の概念を目安として、名前、配偶者、食物、住居、仕事、気候などの適合性を考慮しながら日常生活をおくっている。不適合の組み合わせは病気につながると考えられ、不適合によって起きた病気への対処法としては、不適合の組み合わせを回避する方法（ある食物を食べない、名前を変えるなど）と、薬によって調節する方法のふたつがある。

世代を超えて伝承された養生法に助けられながら、村人は心身に注意を向け、異常な反応を感知しみずから対処する。民族病因論にもとづいて説明すれば、自己の心身の異常に対処することは周囲のひとびとにも認められる。

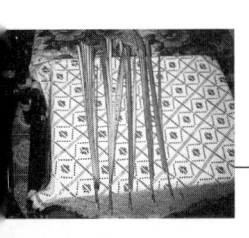

ちまきを巻く葉

## 人災病を契機とした人間関係の修正

二者関係の不適合によって生じた病気は養生法で対処できるが、より多くの関係者をふくみ、より多くの介在物がある複雑なシステム内の不調和は不透明なままである。ある病気を契機としてシステムの不調和を説き明かそうとするところに人災病があらわれる。

人災病で問題とされる人間関係は単なる二者関係ではなく、恋愛における三角関係などの複雑な人間関係である。人災病の療法には、病気は呪術によるものと公的に宣言し、公的な場面に引き出し、家族あるいはコミュニティに生じた問題点を顕在化させる機能がある。

人災病のみたてが出ると、家族や友人などが公式に病気治療に参入し、さまざまな不安や不満を表出しながら人間関係の問題点について語りはじめる。何年も前から関係者の心のなかにわだかまっていた不満や不安が語り明かされる。ひとびとは、大ボモの対抗呪術による治療を試みる一方、人間関係の不調和を共同体における物品および現金の流れ、妻や恋人の座をめぐる争い、学校における競争などに言及して分析する。加害者の告発と制裁によらない不調和状況の打開策として、社会的決定の変更、慣習の部分的修正などを実施する。人災病とその療法は、他者の人間としての尊厳や心の傷に対する深い配慮を喚起するとともに、病人をめぐる社会的な状況を再検討し、修正を試みる回路となっている。

人災病の不調の訴えの特質として、下痢、嘔吐、卒倒などの症状に加え、話さない、笑わない、すぐに怒る、人に挑みかかる、理由なく離婚したがるなどの対人行動の異常があった。これらの訴えはストレス病、神経症、心身症などと類似性がある。心身症と人災病の訴えの類似性については、今後さらに詳細に検討されなければならないが、病気が神経症、心身症的なものならば、人間関係の修正が病気の治療に直接結びつく可能性がある。人災病の療法で治らない場合も、少なくとも病人の周囲の人間関係が再構成され、病人が周囲のひとびとと共に生きて行くための助けとなる。

### 人災病の療法による現代的問題への対処

G村とK村は、一九七〇年以降、稲作の二期作化、機械化、化学肥料・農薬の導入といった技術的な変化のただなかにある。村人は、個人タクシーの経営、各種農産物の仲買業などの新しい事業にも挑戦している。

私は、水田における技術革新とその影響を調査し、[*43] 水田作業の機械化は、手間のかからない二期作を実現し、人と人とのコミュニケーションの時間を確保することに寄与したが、一方で土地なし農民や女性たちの現金収入源であった水田における雇用機会を減少させ人的ネットワークの経済的な基盤をゆるがせているとし、これを「機械化のジレンマ」とよんだ。土地なし農民は土木作業や出稼ぎに出ている。女性たちは水田労働の一部を担う兼業主婦から家事に専念する専業主婦に変化しつつある。そのなかで、夫婦の関係が変化している可能性が高い。これまで、マレーシアは離婚率が五〇〜

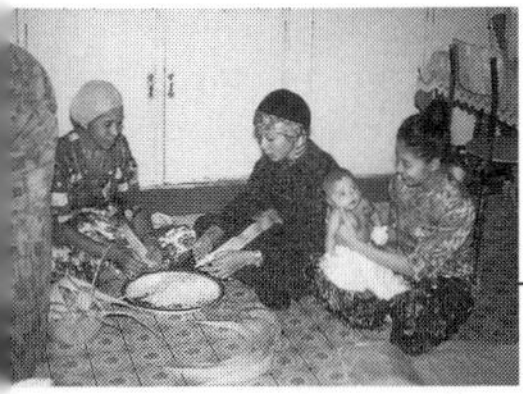

台所で大祭日用のケツパト（チマキ）をつくる母と娘たち

六〇%に達するといわれていたが、[44] 坪内は、法手続きの変更の影響もあるとしながら、クランタン州においては離婚率が一九七三年の五一・五%から一九九〇年、一六・六%に減少したと報告した。[45]

学校制度と試験制度もまた確立されたが、村人たちの間に高学歴への強いあこがれがある一方、多くの少年少女が試験に失敗、進学をあきらめざるをえない状況がある。このような社会的な状況と、人災病とは浅からぬかかわりがある。

宗教学校へ通う少女たちが人災病になった事例では、少女たちは学校を休学したり、転校したりした。ある学校へ入学したらその学校を卒業しなくてはならないという社会的慣習は変更されたのである。少女たちがどのような問題を抱えていたのかはわからない。しかし、彼女たちは、意図するとしないとにかかわらず大きな対立をひきおこさず両親のきめた学校を変更し、休学することに成功したのである。このように、人災病は、社会的に確定してしまった路線を変更する回路になる。

別の事例では、新しい雇用ルートが確保され、夫婦は村を離れ生活を立て直した。ここでは女学生の事例とは異なり、病人本人ではなく、周囲のひとびとの不満が探り出されている。治療の過程では、病人が経営していた会社の問題点の改善や夫婦間の不安の解消が実現された。これは、人災病の療法が、村の互酬的なネットワークを形成する人間関係にとって不適切な技術や制度の修正を試みる回路ともなりえるということを示している。しかも、人災病の病因は漠然としたものではなく人である。誰がどんな不満をもったかという具体的な人間関係のなかに、システムの不調を探り出していくので、人災病の療法は社会的状況に即した問題を抽出できる。すなわち、人災病の療法は既存の枠組みにとらわれず対象を広げることができる仕組みになっている。この仕組みは、変化する社会においてその重要性を発揮する。

日本における公害病、ストレス病、過労死[*46]などのように、変化する社会においては、ひとびとがそれまでに経験したことのない病気が発生することがある。そして、その病気の因果関係についての解明が遅れるほど、対処も遅れるのである。そのような問題に早い段階で対処するために、少なくとも医療システムの一部分に既存の枠組みにとらわれることなく病気を認識して作動するフィードバック装置が必要となる。

村人が人災病の増加について語っていることはすでにのべたが、伝統医たちも以前に比べて人災病が増加したという。大ボモ・トクワンは「かつては年に何件かという数だったが、いまでは月に一〇件もある」、「かつては恋愛関係の人災病がほとんどだったが、いまはお金が流通し、学校もできたので人災病も増えた」という。かつて、戦いの呪術や、恋愛関係の人災病を主な対象としていた大ボモは、事例に見たとおり、新しい商売にかかわる人災病や、学校関係の人災病を扱っている。人災病をひきおこす可能性がある人間関係のパターンを増やすことで、大ボモは技術的および制度的変化によって生じた新しい問題にも対処しているのである。

事例のなかで、人災病をひきおこしていると考えられた人間関係を表10にまとめた。

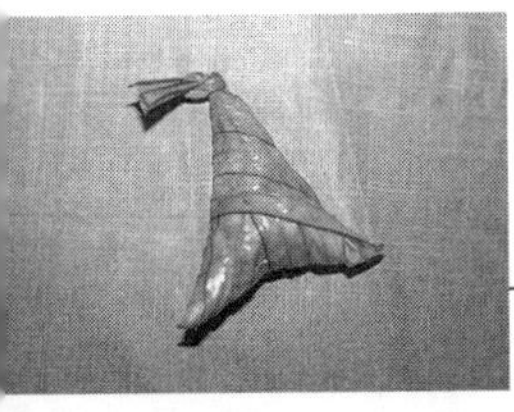

ケツパト（チマキ）

まさに、第一章に述べ、本節の冒頭でもくりかえした社会的変化にまつわる問題点、すなわち、富の分配の問題、夫婦間の役割の変化の問題、学校における競争の問題が人災病につながっている。技術的制度的な変化は村人に、これまでに体験したことのない問題を投げかけ、新しい対処を要求しているのである。

村人は技術的制度的変化に反応して、病気治療を契機とした小さな変化を起こしている。大きな変化に対応する小さな変化が、さざ波のようにくりかえされる。村人は新しい技術の導入に表立って抵抗するかわりに、民間療法を駆使して小まめに問題に対処しているのである。G村とK村においては、新しい技術や社会的制度を議論の場で批判し、参加を拒否するという行動は観察されない。水管理などは会議の席で表立って反対はしないにもかかわらず、実際は従わないという具合である。強力なリーダーの命令に従う慣習がなく、かといって、個々人が自己を主張して戦うということもない。そういう行動様式をもったひとびとのなかにあって、人災病の療法は、表立って主張されることのない抵抗や怒りを表出する回路となる。

以上のように、村人は養生法と人災病の療法をとおして、人間と人間、人間と居住地、人間と技術、人間と制度などさまざまなすり合わせに関して再検討を加えている。政府による米の増産プロジェクトを自己流に修正しつつ、増産を実現し、「怠惰」と非難されながら、自分たちの生活のリズムと平等主義的人間関係を保持する彼らの粘り強さは[*47]、このようなチェック機能に源を発している。民族病

表１０　人災病が起きた人間関係

| 事例（性別年齢） | 富の分配の問題 | 夫婦・恋愛の問題 | 学校の問題 | その後の経過 |
|---|---|---|---|---|
| Ａ（ｍ５２） | ＋ | ＋ | | 改善・転居・４年後死亡 |
| Ｂ（ｍ１９） | | ＋ | | 死亡 |
| Ｃ（ｍ老人） | ＋ | | | 不明 |
| Ｄ（ｆ２０） | | | ＋ | 改善・休学 |
| Ｅ（ｆ２０代） | | ＋ | | 良好 |
| Ｆ（ｆ１０代） | | | ＋ | 改善・休学・転校 |
| 合計（件） | ２ | ３ | ２ | |

＋：人災病をひきおこした問題、ｍ：男性、ｆ：女性

因論を共有する者同士においては、日々の養生に心を配り、人の尊厳を意識し、人と共に生きる時間を確保しても、「なまけ」「わがまま」といった批判を受けることはない。しかし、新しい技術を導入したにもかかわらず養生と人間重視の姿勢を崩そうとしない村人を、限りない増産を目的とするひとびとは「怠惰」と見るのである。

Ｇ村とＫ村のひとびとは人災病が身近に増えたといい、ボモたちも人災病のみたてを出すことが増えたと語った。人災病の増加は、人間関係の不調和を生ずる社会的ひずみの増大を示している。人災病の療法をひずみに対処する伝統的回路として積極的に評価し、これを保存しながら、導入技術の再検討の努力をはらうことが望ましい。一方で、村人は、大ボモが法外な謝礼を要求することがないよう監視する必要がある。

我々は、民間療法が村人によって評価されている事実を重視し、近代療法だけが病気治療の方法ではないこと

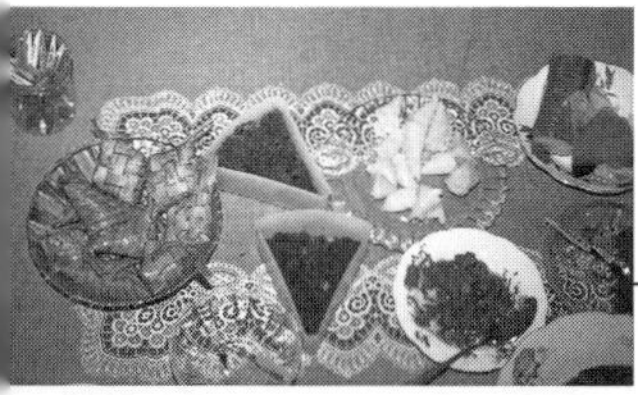

チマキとともに食べる肉そぼろ

を認識しなければならない。

謝辞

この研究を実施するにあたって多くの方々にお世話になりました。治療の見学を許してくれた村人の方々、辛抱強く治療法の説明をしてくださった伝統医、産婆、医師の皆様、快く聞き取りに応じて下さったG村、K村、そしてS村の皆様に深くお礼を申し上げます。

自宅に同居させていただいたYusuf Ismail氏とHawa夫人、Ku Saad Ku Abdullah氏とHawa夫人、Haji Othman Haji Ahamad氏とHajar Sopia夫人、そしてその家族の方々に感謝します。Ku Saad氏の二人の娘さん、Ku Hasimah Ku SaadさんとKu Habibah Ku Saadさんは私にマレー語と日常的な作法を教えてくださった。指導と友情に感謝します。

マレーシア滞在中の保証人であり、マレーシア科学大学での指導教官であったIdris Salleh先生とDzulkifli Abdul Razak先生、その夫人であるMasrah Abidinさん、指導にあたって下さった筑波大学歴史・人類学系の綾部恒雄（現、愛知学院大学）、佐藤俊、牛島巌、小野澤正喜、關一敏、西田正規の諸先生、京都大学の掛谷誠先生、川喜田研究所の川喜田二郎先生に深く感謝します。また、筑波大学大学院歴史・人類学研究科、文化人類学専攻、環境科学研究科の友人との討論から多くの示唆を得ました。東京大学医学部の金木正夫先生との討論から多くの示唆を得ました。東京外国語大学アジア・アフリカ言語文化研究所の宮崎恒二先生は、草案を読んでくださった。深く感謝致します。

なお、一九八三年～一九八四年の現地調査はスモン弁護団から、一九八五年と一九八七年の現地調査はトヨタ財団から援助を受けました。平成元年度と平成二年度は日本学術振興会の特別研究員として援助を受けました（奨励研究〇二九五一〇七四）。記して謝意を表します。

注


＊1 Chen, Paul C.Y. 1979, Traditional and cultural factors in Malaysian Medicine. *The Family Practitioner*, 3 (5) : 10-16

＊2 Heller, Peter S. 1982, A Model of the Demand for Medical and Health Services in Peninsular Malaysia. *Social Science & Medicine* 16: 267-284

＊3 Mandan T.N. et. al. 1980, *Doctors and Society: Three Asian Case Studies; India, Malaysia, Sri Lanka.* New Delhi: Vikas Publishing House

＊4 Skeat, W.W. 1900, *Malay Magic: An Introduction to the Folklore and Popular Religion of the Malay Peninsular*. London: Frank Cass & Co.Ltd.

＊5 Gimlette, J.D. 1915, *Malay Poisons and Charm Cure.* Oxford: Oxford University Press

＊6 Gimlette, J.D. & Thomson H.W. 1939, *A Dictionary of Malayan Medicine.* Oxford: Oxford University Press

＊7 Winstedt, Richard 1951, *The Malay Magician.* Oxford: Oxford University press

＊8 Endicott, K.M. 1970, *An Analysis of Malay Magic.* Oxford: Oxford University Press

＊9 Annandale, Nelson, 1903, A magical ceremony for the cure of a sick person among the Malays of upper Perak. *Man* III: 100-103

＊10 Cuisinier, Jeanne 1951, *Sumangat: I'ame et son culte en Indochine en Indonesie.* Paris: Gallimard

＊11 Laderman, Carol 1983, *Wives and Midwives: Childbirth and Nutrition in Rural Malaysia.* Barkeley: University of California Press

＊12 Laderman, 1992, *Taming the Wind of Desire.* Barkeley: University of California Press

＊13 Wazir, Jahan Karim 1985, Prelude to madness: The language of emotion in cortship and early marriage, *Emotions of Culture: A Malay Perspective.* Wazir Jahan Karim(ed.) Oxford: Oxford University Press


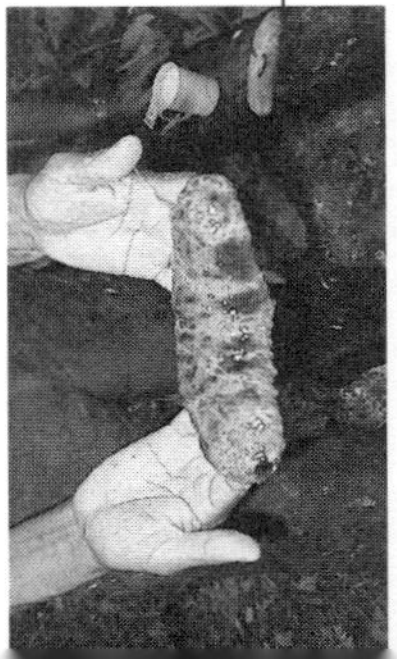

なまこ。傷を治す効果があるといわれている

＊14　なお、マレー人に特有な病気として「アモック（*amuk*）」と「ラター（*latah*）」が有名である（Gimlette & Thomson, ibid., Winzeler, Robert. 1990, Amok: Historical, psychological, and cultural perspectives. *Emotions of Culture: A Malay Perspective.* Wazir J.Karim(ed.) Oxford: Oxford University Press）が、調査地ではアモックを体験した村人がみつからず、伝統医もアモックは治療の範囲外であるという態度を示したので、これについては取り上げていない。ラターについても調査地でこの用語をもちいて説明された事例がみつからなかったので取り上げていない。

＊15　また、ここでもちいるマレー語の綴りは、Haji Abudul Rahman bin Yusop 1964, *Malalay-English English-Malay Dictionary.* London: Collins に、植物の学名と和名は、Gimlette & Thomson（前掲）、渡辺清彦、E・J・H・コーナー、一九六九『図説熱帯植物集成』廣川書店。木島正夫・柴田承二・下村孟・東丈夫編、一九八七［一九六三］『薬用植物大事典』広川書店、にもとづいている。

＊16　Gimlette & Thomson, ibid.

＊17　Evans-Pritchard E.E. 1937, *Witchcraft, Oracles, and Magic among the Azande.* Oxford: Clarendan Press

＊18　加藤泰、浜本満、一九八二「妖術現象理解の新展開についての試論」『人文科学科紀要第76号　文化人類学研究報告3』東京大学教養学部人文科学科　文化人類学研究室

＊19　綾部恒雄、永積昭（共編）一九八三『もっと知りたいマレーシア』弘文堂、七五頁

＊20　Yuan, Lim Lee 1984, Under one roof (The traditional Malay house).*The IDRE Reports* 12(4)

＊21　Mohd Tamin bin Yeop 1972, *A Study on Lerdership Pattern, Activities and Behaviour among Leaders of Famers' association within the Muda Scheme.* Malaysia: Muda Agricultural Development Authority

＊22　口羽益生・坪内良博・前田成文（編）、一九七六『マレー農村の研究』創文社

＊23　板垣明美、一九九一「マレー農村は変わったか」『族』一五

藤本は土地の貸借関係等の調査にもとづいて収益のシェアリングがマレー人農村にみられると報告

している。Fujimoto, A. 1994, *Malay farmers respond.* World Planning. スコットは農民の抵抗の日常的な形態について報告している。Scott, James C. 1984, *Weapons of the Weak: Everyday forms of Peasant Resistance,* Yale University Press

＊24 Wong, Diana 1983, *The Social Organization of Peasant Reproduction: a village in Kedah.* Germany: Universitat Bielefeld, unpubl. Ph.D.Thesis. Wong, 1983, Differentiation among padi households in the Muda Region: a village case study. *Kajian Malaysia1* (2): 124-142

＊25 板垣、前掲「マレー農村は変わったか」

＊26 板垣、一九八六『西マレーシア北西部稲作農村における稲作技術の変化とそれにともなう環境の変容に関する研究』トヨタ財団個人奨励研究報告書

＊27 Endicott, ibid.

＊28 藤平健、小倉重成、一九七九『漢方概論』創元社。品川嘉也、一九九〇『気功の科学』光文社。

＊29 詳しくは板垣、一九八九『マレー農村の民間医療と伝統医』筑波大学歴史・人類学研究科修士論文。同、一九八九「『人災病』の発生と処置」『族』九を参照

＊30 Foster, G.M. 1976, Disease etiologies in non-western medical systems. *Amer. Anthrop.* 78 : 773-782　G・M・フォスター&B・G・アンダーソン［中川米蔵訳］一九八七『医療人類学』リブロポート (Foster, G.M. and Anderson, B.G., 1978, *Medical Anthropology*)

＊31 項目の設定にあたっては、太田至、一九九一「トゥルカナの家畜をめぐる病気観」田中二郎、掛谷誠編『ヒトの自然史』平凡社を参考にした。要素の組み合わせに着目するという点では、Levi-Strauss, C.（たとえば 1973 *Structural Anthropology* Vollume II (Translated from French by Monique Layfoh), Penguin Books Ltd.）の方法に類似する。

＊32 Chen, ibid.

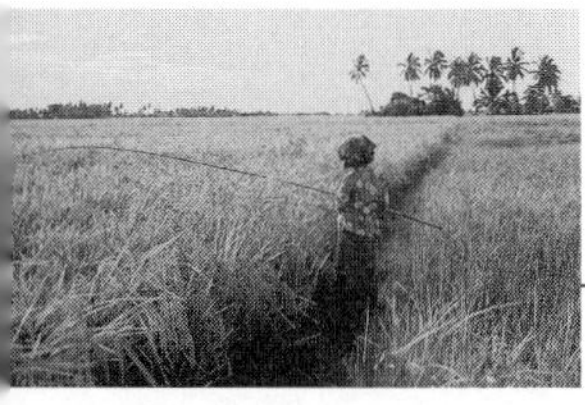

水田で魚つりをする女性

＊33　Wazir, ibid.

＊34　二例の呪具の除去については板垣、前掲「『人災病』の発生と処置」

＊35　池見酉次郎、一九六三『心療内科』中央公論社

＊36　佐々木宏幹、一九八三『憑霊とシャーマン』東京大学出版会

＊37　Willis, R. G. 1970, Instant Millenium: The Sociology of African Witch-cleansing cults, *Witchcraft Confessions & Accusations*, Mary Douglas(ed.) London: Tavistock Publications

＊38　Macfarlane, Alan 1970, Witchcraft in Tudor and Stuart Essex, *Witchcraft Confessions & Accusations*, Mary Douglas(ed.) London: Tavistock Publications

＊39　Fabret-Saada, Jeanne 1980, *Deadly Words: Witchcraft in the Bocage.* Great Britain: Cambridge University Press

＊40　E・ル＝ロワ＝ラデュリ［杉山三信訳］、一九八五『ジャスミンの魔女：南フランスの女性と呪術』新評論（Le Roy Ladurie, E., 1983, *La sorciere de Jasmin*）

＊41　板垣、前掲「マレー農村は変わったか」

＊42　口羽益生・坪内良博・前田成文（編）、一九七六、『マレー農村の研究』創文社

＊43　板垣、前掲「マレー農村は変わったか」

＊44　Wazir, ibid. p.61

＊45　坪内良博、一九九二「マレー農村の二〇年——人口と家族の変化を中心に——」『東南アジア研究』30（2）

＊46　山﨑喜比古、一九九二「職業病ストレスと『過労死』の社会学的パースペクティブ」園田恭一編『講座　人間と医療を考える　第5巻　社会学と医療』弘文堂

＊47　板垣、前掲「マレー農村は変わったか」

# 参考資料

| 頭くらくら | | | | ひきつけ | 声がれ | | 咳 | | | チャンバ[2] | | | 発疹 | | スジ痛 | | セナック[3] | | | | | | | | 下痢 | | 糖尿病 | | | | | レストン[4] | 傷の化膿 | | | | | 傷の出血 | 産前 | | 産後 | | セッ | | 出現頻度 |
|---|---|---|---|---|---|---|---|---|---|---|---|---|---|---|---|---|---|---|---|---|---|---|---|---|---|---|---|---|---|---|---|---|---|---|---|---|---|---|---|---|---|---|---|---|---|
| a | b | c | d | | a | b | a | b | c | a | b | c | a | b | a | b | a | b | c | d | e | f | g | h | a | b | a | b | c | d | e | | a | b | c | d | e | | a | b | a | b | a | b | |
| | | | | | | | | | | | | | | | | | | | | | | | | | | | | | | | | | | | | | | | | | | | | | 5 |
| + | | | | | | | | | + | | | | + | | | + | | | + | + | | | | | | | | | | | | | | | | | | | | | | | | | 9 |
| | | | | + | | | | | | | | | | | | | | | | | | | | | | | | | | | | | | | | | | | | | | | | | 3 |
| | + | | + | | + | + | + | + | | | | | | | | | | | | | | | | | | | | | | | | | | | | | | | | | | | | | 13 |
| | | + | | | | | | | | | | | | | | | | | | | | | | | | | | | | | | | | | | | | | | | | | | | 3 |
| | | | | | | | | | | | + | + | | | | | | | | | | | | | | | | | | | | | | | | | | | | | | | | | 3 |
| | | | | | | | | | | | | | | | | | | | | | | | | | | | | + | | | | | | | | | | | | | + | + | | | 4 |
| | | | | | | | | | | | | | | | | | | | | | | | | | | | | | | | | | | | | | | | | | | | | | 1 |
| | | | | | | | | | | | | | | | | | | | | | | | | | | | | | | | | | | | | | | | | | | | | | 1 |
| | | | | | | | | | + | | | | + | | | + | | | + | + | | | | | | | | | | | | | | | | | | | | | | | | | 5 |
| | | | | | | | | | | + | + | + | | | | | | | | | | | | | | | | | | | | | | | | | | | | | | | | | 3 |
| | | | | | | | | | | + | | | | | | | | | | | | | | | | | | | | | | | | | | | | | | | | | | | 1 |
| | | | | | | | | | | | | + | | | | | | | | | | | | | | | | | | | | | | | | | | | | | + | | | | 2 |
| | | | | | | | | | | | | | | + | | | + | | + | | | | | | | + | | | | | | | | | | | | | | | | | | | 4 |
| | | | | | | | | | | | | | | | + | | | | | | | | | | | | | | | | | | | | | | | | | | | | | | 1 |
| | | | | | | | | | | | | | | | | + | | | | | | | | | | | | | | | | | | | | | | | | | | | | | 1 |
| | | | | | | | | | | | | | | | | | | + | | | | + | | | | | | | | | | | | | | | | | | | | | | | 2 |
| | | | | | | | | | | | | | | | | | | | | | + | | | | | | | | | | | | | | | | | | | | | | | | 1 |
| | | | | | | | | | | | | | | | | | | | | | | | | | + | | | | | | | | | | | | | | | | | | | | 1 |
| | | | | | | | | | | | | | | | | | | | | | | | | | | | + | | | | | | | | | | | | | | | | | | 1 |
| | | | | | | | | | | | | | | | | | | | | | | | | | | | | | | | + | | | | | | | | | | | | | | 1 |
| | | | | | | | | | | | | | | | | | | | | | | | | | | | | | | | | + | | | | | | | | | | | | | 1 |
| | | | | | | | | | | | | | | | | | | | | | | | | | | | | | | | | + | | | | | | | | | | | | | 1 |
| | | | | | | | | | | | | | | | | | | | | | | | | | | | | | | | | | | | | | | + | | | | | | | 1 |
| | | | | | | | | | | | | | | | | | | | | | | | | | | | | | | | | | | | | | | | | | + | | | | 1 |
| | | | | | | | | | | | | | | | | | | | | | | | | | | | | | | | | | | | | | | | | | + | + | | | 2 |
| | | | | | | | | | | | | | | | | | | | | | | | | | | | | | | | | | | | | | | | | | + | + | | | 2 |
| | | | | | | | | | | | | | | | | | | | | | | | | | | | | | | | | | | | | | | | | | + | + | | | 2 |
| | | | | | | | | | | | | | | | | | | | | | | | | | | | | | | | | | | | | | | | | | + | + | | | 2 |
| | | | | | | | | | | | | | | | | | | | | | | | | | | | | | | | | | | | | | | | | | | | + | | 1 |
| | | | | + | | | | | | | | | | | | | | | | | | | | | | | | | | | | | | | | | | | | | | | | | 2 |
| | | | | | | | | | | | | | | | | | | | | | | | | | | | | | | | | | | | | | | | | | | | | | 1 |
| | | | | | | | | | + | | | | | | | | | | | | | | | | | | | | | | | | | | | | | | | | | | | | 1 |
| | | | | | | | | | | | | | + | | | | | | | | | | | | | | | | | | | | | | | | | | | | | | | | 1 |

「人災病　マレー人農民の医療人類学」　表７　自家調製薬

| 素材 | | | 不調 | | | | | | | | | | | | | | | | | |
|---|---|---|---|---|---|---|---|---|---|---|---|---|---|---|---|---|---|---|---|---|
| | | | デマム | | | | | | 過熱 | 乾燥 | 頭痛 | | | | | | | | | |
| マレー名 | 和名 | 使用部位 | a | b | c | d | e | f | | | a | b | c | d | e | f | g | h | i | j |
| 1. 植物性材料 | | | | | | | | | | | | | | | | | | | | |
| 1)* rambutan | ランブータン | 葉 | + | + | | | | | | | | + | + | | | | | | | + |
| 2)* sirih | キンマ | 葉 | | + | | | | | | | | | + | | + | | | | | |
| 3)* melor | マツリカ | 葉 | | | + | | | | | | + | | | | | | | | | |
| 4)* assam jawa | タマリンド | 果泥 | | | | + | + | + | + | + | | | | | | + | | | + | |
| 5)* bunga raya puteh | ハイビスカス | 根 | | | | | | | | | | | | + | | | | | | |
| 6)* bemban | ？ | 全草 | | | | | | | | | | | | + | | | | | | |
| 7)* inai | シコウカ | 葉 | | | | | | | | | | | | | | | + | | | |
| 8)* kelapa | ココヤシ | 水 | | | | | | | | | | | | | | | | + | | |
| 9)* sarang ayam | ？ | 葉 | | | | | | | | | | | | | | | | | | + |
| 10)* pinang | ビンロウジュ | 種子 | | | | | | | | | | | | | | | | | | |
| 11)* tawarhutan | オオホザキアヤメ | 全草 | | | | | | | | | | | | | | | | | | |
| 12)* asin asin | アマメシバ？ | 葉 | | | | | | | | | | | | | | | | | | |
| 13)* pisang kelat | バナナ属 | 葉 | | | | | | | | | | | | | | | | | | |
| 14)* jambu batu | バンジロウ | 芽 | | | | | | | | | | | | | | | | | | |
| 15)* mengkudu besar | ヤエヤマアオキ | 葉 | | | | | | | | | | | | | | | | | | |
| 16)* halia | ショウガ | 根茎 | | | | | | | | | | | | | | | | | | |
| 17)* teh | チャ | 葉 | | | | | | | | | | | | | | | | | | |
| 18)* janggus(gajus) | カシウナットノキ | 芽 | | | | | | | | | | | | | | | | | | |
| 19)* delima | ザクロ | 果皮 | | | | | | | | | | | | | | | | | | |
| 20)* kantan | カンタン | 根 | | | | | | | | | | | | | | | | | | |
| 21)* kerian dot | ？ | 種子 | | | | | | | | | | | | | | | | | | |
| 22)* jintan hitam | クミン | 種子 | | | | | | | | | | | | | | | | | | |
| 23)* pegaga | ツボクサ | 葉 | | | | | | | | | | | | | | | | | | |
| 24)* daun kapal terbang | ？ | 葉 | | | | | | | | | | | | | | | | | | |
| 25)* serai wangi | コウスイガヤ | 葉 | | | | | | | | | | | | | | | | | | |
| 26)* cemumat | ？ | 葉 | | | | | | | | | | | | | | | | | | |
| 27)* kunyit | ウコン | 根茎 | | | | | | | | | | | | | | | | | | |
| 28)* pandan | ニオイタコノキ | 葉 | | | | | | | | | | | | | | | | | | |
| 29)* mengkudu kecil | コヤエヤマアオキ | 葉 | | | | | | | | | | | | | | | | | | |
| 30)* tumbia | トゲサゴ（サゴヤシ） | 樹脂 | | | | | | | | | | | | | | | | | | |
| 31)b beras pulut | モチゴメ | 種子 | | | | | | | | | + | | | | | | | | | |
| 32)b ketunbar | コリアンダー | 種子 | | | | | | | | | | | | | | | | | | |
| 33)b tepung tawar | コメ粉 | 種子 | | | | | | | | | | | | | | | | | | |
| 34)b bawang merah | シャロット | りん茎 | | | | | | | | | | | | | | | | | | |

| 頭くらくら | | | | ひきつけ | 声がれ | | 咳 | | | チャンパ[2] | | | 発疹 | | スジ痛 | | セナック[3] | | | | | | | | 下痢 | | 糖尿病 | | | | | レストン[4] | 傷の化膿 | | | | | 傷の出血 | 産前 | | 産後 | | セッ | | 出現頻度 |
|---|---|---|---|---|---|---|---|---|---|---|---|---|---|---|---|---|---|---|---|---|---|---|---|---|---|---|---|---|---|---|---|---|---|---|---|---|---|---|---|---|---|---|---|---|---|
| a | b | c | d | | a | b | a | b | c | a | b | c | a | b | a | b | a | b | c | d | e | f | g | h | a | b | a | b | c | d | e | | a | b | c | d | e | | a | b | a | b | a | b | |
| | | | | | | | | | | | | | | | | | | | | | | | | | | | | | | | | | | | | | | | + | + | | | | | 2 |
| | | | | | | | | | | | | | | | | | | | | | | | | | | | | | | | | | | | | | | | + | + | | | | | 2 |
| | | + | | | | | | | | | | | | | | | | | | | | | | | | | | | | | | | | | | | | | | | | | | | 3 |
| | | | | | | | | | | | | | | | | | | | | | | | | | | | | | | | | | | | | | | | | | | | | | 1 |
| | | | | | | | | | | + | | | | | | | | | | | | | | | | | | | | | | | | | | | | | | | | | | | 1 |
| | | | | | | | | | | + | | | | | | | | | | | | | | | | | | | | | | | | | | | | | | | | | | | 1 |
| | | | | | | | | | | | + | | | | | | | | | | | | | | | | | | | | | | | | | | | | | | | | | | 1 |
| | | | | | | | | | | | | + | | | | | | | | | | | | | | | | | | | | | | | | | | | | | | | | | 1 |
| | | | | | | | | | | | | | | | | + | | | | | | | | | | | | | | | | | | | | | | | | | | | | | 1 |
| | | | | | | | | | | | | | | | | | | | | + | | | | | | | | | | | | | | | | | | | | | | | | | 1 |
| | | | | | | | | | | | | | | | | | | | | | | | | | | | + | | + | | | | | | | | | | | | | | | | 2 |
| | | | | | | | | | | | | | | | | | | | | | | | | | | | + | | | | | | | | | | | | | | | | | | 1 |
| | | | | | | | | | | | | | | | | | | | | | | | | | | | | | | + | | | | | | | | | | | | | | | 1 |
| | | | | | | | | | | | | | | | | | | | | | | | | | | | | | | | | + | | | | | | | | | | | | | 1 |
| | | | | | | | | | | | | | | | | | | | | | | | | | | | | | | | | | + | | | | | | | | | | | | 1 |
| | | | | | | | | | | | | | | | | | | | | | | | | | | | | | | | | | | + | | | | | | | | | | | 1 |
| | | | | | | | | | | | | | | | | | | | | | | | | | | | | | | | | | | | + | | | | | | | | | | 1 |
| | | | | | | | | | | | | | | | | | | | | | | | | | | | | | | | | | | | | + | | | | | | | | | 1 |
| | | | | | | | | | | | | | | | | | | | | | | | | | | | | | | | | | | | | | + | | | | | | | | 1 |
| | | | | | | | | | | | | | | | | | | | | | | | | | | | | | | | | | | | | | | | | | | + | | | 1 |
| | | | | | | | | | | | | | | | | | | | | | | | | | | | | | | | | | | | | | | | | | | + | | | 1 |
| | | | | | | | | | | | | | | | | | | | | | | | | | | | | | | | | | | | | | | | | | | + | | | 1 |
| | | | | | | | | | | | | | | | | | | | | | | | | | | | | | | | | | | | | | | | | | | | | | 110 |
| | | | + | | + | + | + | + | | | | | | | | | | | | | | | | | | | | | | | | | | | | | | | | | | | | | 10 |
| | | | | | | | | | + | | | | | | | | | | | | | | | | | | | | | | | | | | | | | | | | | | | | 1 |
| | | | | | | | | | | | | | | | | | | + | | | | | | | | | | | | | | | | | | | | | | | | | | | 1 |
| | | | | | | | | | | | | | | | | | | | | | | | | | | | | | | | | | | | | | | | | | | | + | | 1 |
| | | | | | | | | | | | | | | | | | | | | | | | | | | | | | | | | | | + | | | | | | | | | + | + | 3 |
| | | | | | | | | | | | | | | + | | | | | | | | | + | + | | | | | | | | | | | | | | | | | | | | | 3 |
| | | | | | | | | | | | | | | | | | | | | | | | | + | | | | | | | | | | | | | | | | | | | | | 1 |
| | | | | | | | | | | | | | | | | | | | | | | | | | | | | | | | | | | | | | | | | | | | | | 20 |
| | | | | | | | | | | | | | | | | | | | | | | | | | | | | | | | | | | | | | | | | | | | | | 130 |

1）デマム：熱感、倦怠感をともなう熱性の病気一般。2）チャンパ：発疹などをともなう病気の一種。子供に多い病気。
3）セナック：滞り感、生理痛などの不快感。4）レストン：顔の痒み、痛み、鼻詰りなどの症状がある病気。

表7つづき

| 素材 | | | 不調 | | | | | | | | | | | | | | | | | |
|---|---|---|---|---|---|---|---|---|---|---|---|---|---|---|---|---|---|---|---|---|
| | | | デーマム | | | | | | 過熱 | 乾燥 | 頭痛 | | | | | | | | | |
| マレー名 | 和名 | 使用部位 | a | b | c | d | e | f | | | a | b | c | d | e | f | g | h | i | j |
| 1. 植物性材料 | | | | | | | | | | | | | | | | | | | | |
| 35)b minyak kelapa | ココナツ油 | 油脂 | | | | | | | | | | | | | | | | | | |
| 36)b santan kelapa | ココナツ・ミルク | 果肉 | | | | | | | | | | | | | | | | | | |
| 37) medang talor | ? | 葉 | + | | | | | | | | | + | | | | | | | | |
| 38) samak | マメアデク | 葉 | | | | | | | | | | | | | | | + | | | |
| 39) mamu | ? | 全草 | | | | | | | | | | | | | | | | | | |
| 40) tomba bemban | ? | 全草 | | | | | | | | | | | | | | | | | | |
| 41) bayam tubar | ハリビユ | 全草 | | | | | | | | | | | | | | | | | | |
| 42) mambu | インドセンダン | 葉 | | | | | | | | | | | | | | | | | | |
| 43) kapur barus | リウノウ | 結晶 | | | | | | | | | | | | | | | | | | |
| 44) pulas(pulai?) | ジタノキ | 芽 | | | | | | | | | | | | | | | | | | |
| 45) jering | ジリンマメ | 根 | | | | | | | | | | | | | | | | | | |
| 46) seruntun | イボツヅラフジ | 根 | | | | | | | | | | | | | | | | | | |
| 47) kerian | ? | 種子 | | | | | | | | | | | | | | | | | | |
| 48) menyarum | ? | 葉 | | | | | | | | | | | | | | | | | | |
| 49) me(r)tajam | マタジャムノキ | 根 | | | | | | | | | | | | | | | | | | |
| 50) mata pelandok | マンリョウ | 根 | | | | | | | | | | | | | | | | | | |
| 51) balik angin | アカメガシワ属 | 根 | | | | | | | | | | | | | | | | | | |
| 52) mengkula(mengkulang) | ミサキノハナ | 根 | | | | | | | | | | | | | | | | | | |
| 53) buluh gading | ? | 葉 | | | | | | | | | | | | | | | | | | |
| 54) meringan | タマツナギ | 葉 | | | | | | | | | | | | | | | | | | |
| 55) pagar anak | イクソナンテス | 葉 | | | | | | | | | | | | | | | | | | |
| 56) kunyit terus | ? | 根茎 | | | | | | | | | | | | | | | | | | |
| 小計 | | | | | | | | | | | | | | | | | | | | |
| 2．その他の材料 | | | | | | | | | | | | | | | | | | | | |
| 57)b gula batu | 氷砂糖 | | | | | + | + | | + | + | | | | | | + | | | | |
| 58)b gula | 砂糖 | | | | | | | | | | | | | | | | | | | |
| 59)b gula pasir | グラニュー糖 | | | | | | | | | | | | | | | | | | | |
| 60)b madu lebah | ハチミツ | | | | | | | | | | | | | | | | | | | |
| 61)b kapur | 食用石灰 | | | | | | | | | | | | | | | | | | | |
| 62)b tungku | 鉄塊 | | | | | | | | | | | | | | | | | | | |
| 63)b minyak angin | フウ油 | | | | | | | | | | | | | | | | | | | |
| 小計 | | | | | | | | | | | | | | | | | | | | |
| 合計 | | | | | | | | | | | | | | | | | | | | |

*：屋敷地にみられる植物。b：購入して家庭に常備されているもの。+：処方されるもの。種類の合計は63種類である。

## 資料1　不調用語と言及項目

| 番号 | 不調用語 | 内容 | 言及項目 | | | | | | | | | |
|---|---|---|---|---|---|---|---|---|---|---|---|---|
| | | | 感覚 | 行動 | 形状 | 部位 | 病因 | 病名 | 程度 | 年齢 | 時間帯 | 性別 |
| | 感覚 | | | | | | | | | | | |
| 1 | demam | デマム(熱感、倦怠感などをともなう熱性の病気 | + | | | | | | | | | |
| 2 | panas | 熱 | + | | | | | | | | | |
| 3 | hangat | 乾熱 | + | | | | | | | | | |
| 4 | sakit | 痛み | + | | | | | | | | | |
| 5 | gatal | 痒み | + | | | | | | | | | |
| 6 | senak | セナック（滞り感、生理痛などの不快感） | + | | | | | | | | | |
| 7 | lenguh | だるさ | + | | | | | | | | | |
| 8 | sakit lenguh | だるさ病 | + | | | | | | | | | |
| 9 | letih | 疲労感 | + | | | | | | | | | |
| 10 | lumpuh | 麻痺 | + | | | | | | | | | |
| 11 | loya | 吐き気 | + | | | | | | | | | |
| 12 | penat | 動悸・息切れ | + | | | | | | | | | |
| 13 | sakit penat | 動悸・息切れ病 | + | | | | | | | | | |
| 14 | pening | くらくら | + | | | | | | | | | |
| 15 | demam pening | デコムとくらくら | + | | | | | | | | | |
| 16 | pening penat | くらくらと動悸・息切れ | + | | | | | | | | | |
| 17 | pusing | 旋回感 | + | | | | | | | | | |
| 18 | susah nafas | 呼吸困難 | + | | | | | | | | | |
| 19 | lapar air(dahaga) | 水が欲しい（喉の渇き） | + | | | | | | | | | |
| 20 | mengantuk | 眠気 | + | | | | | | | | | |
| 21 | rasa lemah | 虚弱感 | + | | | | | | | | | |
| 22 | tak sehat | 健康でない | + | | | | | | | | | |
| 23 | tak seronok | 不愉快 | + | | | | | | | | | |
| 24 | tak tahu chakap apa | 何を話せばよいのかわからない | + | | | | | | | | | |
| 25 | hati tak senang | 不安感 | + | | | | | | | | | |
| 26 | takut | 恐怖感 | + | | | | | | | | | |
| 27 | takut orang | 人に対する恐怖感 | + | | | | | | | | | |
| 28 | dengar suara orang | 人の声が聞こえる | + | | | | | | | | | |
| 29 | dunia gelap | 世界が暗く見える | + | | | | | | | | | |
| | 行動 | | | | | | | | | | | |
| 30 | megandung | 妊娠 | | + | | | | | | | | |
| 31 | beranak, bersalin | 出産 | | + | | | | | | | | |
| 32 | keguguran, menggugur | 流産 | | + | | | | | | | | |
| 33 | sebelum bersalin | 出産前 | | + | | | | | | | | |
| 34 | drlrpsd nrtdslin | 出産後 | | + | | | | | | | | |
| 35 | batuk | 咳 | | + | | | | | | | | |
| 36 | batuk kering | 乾いた咳（肺結核を意味することもある） | | + | | | | | | | | |
| 37 | batuk keluar darah | 喀血 | | + | | | | | | | | |
| 38 | lelah | 喘鳴 | | + | | | | | | | | |
| 39 | lelah batuk | 喘鳴と咳 | | + | | | | | | | | |
| 40 | selesema | セルセマ（鼻水や寒気などをともなう不調） | | + | | | | | | | | |
| 41 | selesema batuk | セルセマと咳 | | + | | | | | | | | |
| 42 | muntah | 嘔吐 | | + | | | | | | | | |

資料1つづき

| 番号 | 不調用語 | 内容 | 言及項目 | | | | | | | | | |
|---|---|---|---|---|---|---|---|---|---|---|---|---|
| | | | 感覚 | 行動 | 形状 | 部位 | 病因 | 病名 | 程度 | 年齢 | 時間帯 | 性別 |
| 43 | cirit-birit | 下痢 | | + | | | | | | | | |
| 44 | jalan ketar | 跛行 | | + | | | | | | | | |
| 45 | sawan | けいれん発作 | | + | | | | | | | | |
| 46 | jatuh sawan | 卒倒 | | + | | | | | | | | |
| 47 | tarik | ひきつけ | | + | | | | | | | | |
| 48 | teriak | 泣き叫ぶ | | + | | | | | | | | |
| 49 | lupa semua | 健忘 | | + | | | | | | | | |
| 50 | makan tak lalu | 食欲不振 | | + | | | | | | | | |
| 51 | lawan ke orang | 人に挑みかかる | | + | | | | | | | | |
| 52 | tak cakap | 話さない | | + | | | | | | | | |
| 53 | tak mahu cakap | 話したくない | | + | | | | | | | | |
| 54 | cakap teruk | 話しすぎる | | + | | | | | | | | |
| 55 | tak boleh keluar rumah | 家から出られない | | + | | | | | | | | |
| 56 | tak boleh duduk, nak pi | じっとしていられない | | + | | | | | | | | |
| 57 | tak fikir | 思慮がない | | + | | | | | | | | |
| 58 | tak hawar | 優しさがない | | + | | | | | | | | |
| 59 | tak mahu jaga anak | 子供の世話をしない | | + | | | | | | | | |
| 60 | tidur sahaja | ただ眠るばかり | | + | | | | | | | | |
| 61 | tidur tak mahu lena | 不眠 | | + | | | | | | | | |
| 62 | tak larat | 耐えられない | | + | | | | | | | | |
| 63 | lemah | 弱い | | + | | | | | | | | |
| 64 | gila | 狂気 | | + | | | | | | | | |
| | 形状 | | | | | | | | | | | |
| 65 | bengkak | 腫れ | | | + | | | | | | | |
| 66 | geliat | 捻挫 | | | + | | | | | | | |
| 67 | patah | 折れ | | | + | | | | | | | |
| 68 | ubah | 脱臼 | | | + | | | | | | | |
| 69 | biji-biji | 発疹 | | | + | | | | | | | |
| 70 | jerawat | ふきでもの | | | + | | | | | | | |
| 71 | tumbuhan | デキモノ | | | + | | | | | | | |
| 72 | bisul | セツ | | | + | | | | | | | |
| 73 | kudis | 跡 | | | + | | | | | | | |
| 74 | luka | 傷 | | | + | | | | | | | |
| 75 | retak | 割け傷 | | | + | | | | | | | |
| 76 | nanah | 膿 | | | + | | | | | | | |
| 77 | pucat | 蒼白 | | | + | | | | | | | |
| | 部位 | | | | | | | | | | | |
| 78 | sakit kulit | 皮膚病 | | | | + | | | | | | |
| 79 | penyakit mata | 眼病 | | | | + | | | | | | |
| | 病因 | | | | | | | | | | | |
| 80 | panas lebih | 過熱 | | | | | + | | | | | |
| 81 | kena panas | 熱の被害 | | | | | + | | | | | |
| 82 | penayakit panas | 熱の病気 | | | | | + | | | | | |
| 83 | sejuk | 冷あるいは冷感 | | | | | + | | | | | |

資料1つづき

| 番号 | 不調用語 | 内容 | 言及項目 | | | | | | | | | |
|---|---|---|---|---|---|---|---|---|---|---|---|---|
| | | | 感覚 | 行動 | 形状 | 部位 | 病因 | 病名 | 程度 | 年齢 | 時間帯 | 性別 |
| 84 | kena sejuk | 冷の被害 | | | | | + | | | | | |
| 85 | angin | フウあるいはフウが溜った感じ | | | | | + | | | | | |
| 86 | barah-kayap | バラッおよびカヤップと呼ばれるデキモノの総称 | | | | | + | | | | | |
| 87 | barah | バラッと呼ばれるデキモノ | | | | | + | | | | | |
| 88 | kayap | カヤップと呼ばれるデキモノ | | | | | + | | | | | |
| 89 | darah kotor | 血液の汚濁 | | | | | + | | | | | |
| 90 | darah tak jalan betul | 血液が正しく流れない | | | | | + | | | | | |
| 91 | gula darah | 血液の糖 | | | | | + | | | | | |
| 92 | hantu makan orang | 邪霊が人を食べる | | | | | + | | | | | |
| 93 | hantu sampar | 邪霊の跳梁 | | | | | + | | | | | |
| 94 | masuk hantu | 邪霊の侵入 | | | | | + | | | | | |
| 95 | kena hantu | 邪霊の被害 | | | | | + | | | | | |
| 96 | kena orang | 人の被害 | | | | | + | | | | | |
| 97 | buatan orang | 人災 | | | | | + | | | | | |
| 98 | kena api | 火の被害（やけど） | | | | | + | | | | | |
| 99 | kena kayu | 木の被害 | | | | | + | | | | | |
| 100 | kena motor | バイクの被害 | | | | | + | | | | | |
| | (berlanggar motor) | | | | | | + | | | | | |
| 101 | kena paku | クギの被害 | | | | | + | | | | | |
| 102 | kena racun | 毒の被害 | | | | | | | | | | |
| 103 | santau | 慢性中毒 | | | | | + | | | | | |
| 104 | ular gigit | 蛇が噛んだ | | | | | + | | | | | |
| 105 | nyamuk gigit | カが刺した | | | | | + | | | | | |
| 106 | rebah hitam gigit | 黒蜂が刺した | | | | | + | | | | | |
| 107 | potong | 切る | | | | | + | | | | | |
| 108 | jatuh dari pokok | 木からの落下 | | | | | + | | | | | |
| 109 | jatuh | 転倒 | | | | | + | | | | | |
| 110 | aksiden (kemalangan) | 交通事故 | | | | | + | | | | | |
| 111 | taun | コレラ | | | | | + | | | | | |
| 112 | tibi (T.B.) | 結核 | | | | | + | | | | | |
| | 病名 | | | | | | | | | | | |
| 113 | angin meroyan | メロヤン・フウ（産後の鬱状態等の症状を呈する病気） | | | | | | + | | | | |
| 114 | penyakit meroyan | メロヤン病（産後の鬱状態等の症状を呈する病気） | | | | | | + | | | | |
| 115 | gila meroyan | メロヤン狂気（産後の鬱状態等の症状を呈する病気） | | | | | | + | | | | |
| 116 | penyakit resdung (restung) | レストン病（顔の痒み、痛み等の症状がある病気の一種） | | | | | | + | | | | |
| 117 | penyakit karang | カラン病（排尿困難、頻尿などの症状がある病気の一種） | | | | | | + | | | | |
| 118 | karang batu | 石のカラン病（カラン病の一種、尿とともに石が出る） | | | | | | + | | | | |
| 119 | karang darah | 血のカラン病（カラン病の一種、尿とともに血が出る） | | | | | | + | | | | |
| 120 | karang nanah | 膿のカラン病（カラン病の一種、尿とともに膿が出る） | | | | | | + | | | | |
| 121 | demam campak | チャンパ熱（発疹、発熱等がある病気の一種） | | | | | | + | | | | |
| | 年齢 | | | | | | | | | | | |
| 122 | sakit tua | 老齢病 | | | | | | | | + | | |

資料1つづき

| 番号 | 不調用語 | 内容 | 言及項目 | | | | | | | | | |
|---|---|---|---|---|---|---|---|---|---|---|---|---|
| | | | 感覚 | 行動 | 形状 | 部位 | 病因 | 病名 | 程度 | 年齢 | 時間帯 | 性別 |
| | 感覚＋部位 | | | | | | | | | | | |
| 123 | demam sendi | 関節のデマム | + | | | + | | | | | | |
| 124 | panas tangan | 手の熱 | + | | | + | | | | | | |
| 125 | kaki tangan hangat (panas) | 手足の熱 | + | | | + | | | | | | |
| 126 | kaki sejuk | 足の冷え | + | | | + | | | | | | |
| 127 | gatal mata | 目の痒み | + | | | + | | | | | | |
| 128 | gatal muka | 顔の痒み | + | | | + | | | | | | |
| 129 | kebas kaki | 足の無感覚 | + | | | + | | | | | | |
| 130 | kebas urat | スジの無感覚 | + | | | + | | | | | | |
| 131 | kebas tangan | 手の無感覚 | + | | | + | | | | | | |
| 132 | kelabu mata | 目のかすみ | + | | | + | | | | | | |
| 133 | lemah jantung | 心臓が弱い | + | | | + | | | | | | |
| 134 | lenguh lengan | 腕のだるさ | + | | | + | | | | | | |
| 135 | lenguh lutut | ひざのだるさ | + | | | + | | | | | | |
| 136 | lumpuh sebelah | 身体の片側麻痺 | + | | | + | | | | | | |
| 137 | pening kepala | 頭のくらくら | + | | | + | | | | | | |
| 138 | pusing kepala | 頭の旋回感 | + | | | + | | | | | | |
| 139 | senak perut | 腹部のセナック | + | | | + | | | | | | |
| 140 | sakit badan sebelah kanan | 右半身の痛み | + | | | + | | | | | | |
| 141 | sakit dada | 胸の痛み | + | | | + | | | | | | |
| 142 | sakit dalam badan | 身体内部の痛み | + | | | + | | | | | | |
| 143 | sakit dalam kepala | 頭内部の痛み | + | | | + | | | | | | |
| 144 | sakit dalam mulut | 口内の痛み | + | | | + | | | | | | |
| 145 | sakit gigi | 歯の痛み | + | | | + | | | | | | |
| 146 | sakit gusi | 歯茎の痛み | + | | | + | | | | | | |
| 147 | sakit kaki | 足の痛み | + | | | + | | | | | | |
| 148 | sakit kerongkong | のどの痛み | + | | | + | | | | | | |
| 149 | sakit kepala | 頭の痛み | + | | | + | | | | | | |
| 150 | sakit kepala dan telinga | 頭と耳の痛み | + | | | + | | | | | | |
| 151 | sakit leher | 首の痛み | + | | | + | | | | | | |
| 152 | sakit mata | 目の痛み | + | | | + | | | | | | |
| 153 | sakit lutut | ひざの痛み | + | | | + | | | | | | |
| 154 | sakit urat | スジの痛み | + | | | + | | | | | | |
| 155 | sakit kepala, urat | スジによる頭痛 | + | | | + | | | | | | |
| 156 | sakit urat bahu | 肩のスジの痛み | + | | | + | | | | | | |
| 157 | sakit urat lutut | ひざのスジの痛み | + | | | + | | | | | | |
| 158 | sakit urat tangan dan lengan | 手と腕のスジの痛み | + | | | + | | | | | | |
| 159 | sakit paha | ももの痛み | + | | | + | | | | | | |
| 160 | sakit perut | 腹の痛み | + | | | + | | | | | | |
| 161 | sakit pinggang | 腰の痛み | + | | | + | | | | | | |
| 162 | sakit tangan | 手の痛み | + | | | + | | | | | | |
| 163 | sakit telinga | 耳の痛み | + | | | + | | | | | | |
| 164 | sakit uluhati | ミゾオチの痛み | + | | | + | | | | | | |
| 165 | sakit masa kencing | 排尿痛 | + | | | + | | | | | | |
| 166 | susah kencing | 排尿困難 | + | | | + | | | | | | |

資料1つづき

| 番号 | 不調用語 | 内容 | 言及項目 | | | | | | | | | |
|---|---|---|---|---|---|---|---|---|---|---|---|---|
| | | | 感覚 | 行動 | 形状 | 部位 | 病因 | 病名 | 程度 | 年齢 | 時間帯 | 性別 |
| | 形状＋部位 | | | | | | | | | | | |
| 167 | air hidung | 鼻水 | | | ＋ | ＋ | | | | | | |
| 168 | bengkak kaki | 足の腫れ | | | ＋ | ＋ | | | | | | |
| 169 | bengkak muka | 顔の腫れ | | | ＋ | ＋ | | | | | | |
| 170 | bengkak pipi | ほほの腫れ | | | ＋ | ＋ | | | | | | |
| 171 | bengkak sendi-sendi | 関節部の腫れ | | | ＋ | ＋ | | | | | | |
| 172 | urat bengkak | スジの腫れ | | | ＋ | ＋ | | | | | | |
| 173 | gigi bengkak | 歯の腫れ | | | ＋ | ＋ | | | | | | |
| 174 | biji mata bengkak | 眼球の腫れ | | | ＋ | ＋ | | | | | | |
| 175 | bibir merah | 唇の赤さ | | | ＋ | ＋ | | | | | | |
| 176 | biji-biji dibelakang | 背中の発疹 | | | ＋ | ＋ | | | | | | |
| 177 | bisul muka | 顔のセツ | | | ＋ | ＋ | | | | | | |
| 178 | busuk badan | 身体の悪臭 | | | ＋ | ＋ | | | | | | |
| 179 | cabut gigi | 抜歯 | | | ＋ | ＋ | | | | | | |
| 180 | kambung perut | 腹の膨れ上がり | | | ＋ | ＋ | | | | | | |
| 181 | ketul dalam peput | 腹内の塊 | | | ＋ | ＋ | | | | | | |
| 182 | kulit puteh | 皮膚の白さ | | | ＋ | ＋ | | | | | | |
| 183 | luka dalam | 身体内部の傷 | | | ＋ | ＋ | | | | | | |
| 184 | luka kaki | 足の傷 | | | ＋ | ＋ | | | | | | |
| 185 | nanah paha kaki | ももの膿 | | | ＋ | ＋ | | | | | | |
| 186 | otak tak cukup | 脳の不足 | | | ＋ | ＋ | | | | | | |
| 187 | patah kaki | 足の折れ | | | ＋ | ＋ | | | | | | |
| 188 | pecah mulut | 唇の損傷 | | | ＋ | ＋ | | | | | | |
| 189 | tumbuhan dalam perut | 腹内のハレモノ | | | ＋ | ＋ | | | | | | |
| 190 | appendicitis | 盲腸炎 | | | ＋ | ＋ | | | | | | |
| 191 | gastrik | 胃炎 | | | ＋ | ＋ | | | | | | |
| 192 | bronchitis | 気管支炎 | | | ＋ | ＋ | | | | | | |
| 193 | kencing manis | 糖尿病 | | | ＋ | ＋ | | | | | | |
| 194 | darah tinggi | 高血圧 | | | ＋ | ＋ | | | | | | |
| | 部位＋病因 | | | | | | | | | | | |
| 195 | badan panas | 身体の熱 | | | | ＋ | ＋ | | | | | |
| 196 | badan kering | 身体の乾燥 | | | | ＋ | ＋ | | | | | |
| 197 | badan sejuk | 身体の冷 | | | | ＋ | ＋ | | | | | |
| 198 | angin dada | 胸のフウ | | | | ＋ | ＋ | | | | | |
| 199 | angin keronkong | 喉のフウ | | | | ＋ | ＋ | | | | | |
| 200 | barah bawa mata | 目の下のバラッというデキモノ | | | | ＋ | ＋ | | | | | |
| 201 | barah dalam | 身体内部のバラッというデキモノ | | | | ＋ | ＋ | | | | | |
| 202 | barah dalam perut | 腹内のバラッというデキモノ | | | | ＋ | ＋ | | | | | |
| 203 | hantu duduk dalam hati | 邪霊が心内に住む | | | | ＋ | ＋ | | | | | |
| 204 | hantu tangkap hati | 邪霊が心をつかむ | | | | ＋ | ＋ | | | | | |
| | 行動＋病因 | | | | | | | | | | | |
| 205 | suara hilang kena panas | 熱による声がれ | | ＋ | | | ＋ | | | | | |
| 206 | tarik hangat | 熱によるひきつけ | | ＋ | | | ＋ | | | | | |
| 207 | batuk hangat | 乾熱の咳 | | ＋ | | | ＋ | | | | | |

資料 1 つづき

| 番号 | 不調用語 | 内容 | 言及項目 | | | | | | | | | |
|---|---|---|---|---|---|---|---|---|---|---|---|---|
| | | | 感覚 | 行動 | 形状 | 部位 | 病因 | 病名 | 程度 | 年齢 | 時間帯 | 性別 |
| 208 | batuk panas | 熱の咳 | | + | | | + | | | | | |
| 209 | batuk sejuk | 冷の咳 | | + | | | + | | | | | |
| 210 | tarik kena hantu | 邪霊の被害を受けたひきつけ | | + | | | + | | | | | |
| | 行動＋部位 | | | | | | | | | | | |
| 211 | kancing gigi | 歯を食いしばる | | + | | + | | | | | | |
| 212 | keras tangan | 手の硬直 | | + | | + | | | | | | |
| 213 | mulut naik sebelah | 唇のひきつれ | | + | | + | | | | | | |
| 214 | tukar suara muka | 声と顔の急変 | | + | | + | | | | | | |
| 215 | tak boleh kencing | 排尿できない | | + | | + | | | | | | |
| 216 | kencing sini sana | あちこちで放尿する | | + | | + | | | | | | |
| | 感覚＋行動 | | | | | | | | | | | |
| 217 | batuk pening | 咳とくらくら | + | + | | | | | | | | |
| 218 | demam batuk | デマムと咳 | + | + | | | | | | | | |
| 219 | demam selesema | デマムとセルセマ | + | + | | | | | | | | |
| 220 | demam selesema batuk | デマムとセルセマと咳 | + | + | | | | | | | | |
| | 感覚＋病因 | | | | | | | | | | | |
| 221 | pening panas | 熱によるくらくら | + | | | | + | | | | | |
| 222 | demam panas | 熱のデマム | + | | | | + | | | | | |
| 223 | demam kena sejuk | 冷のデマム | + | | | | + | | | | | |
| 224 | gatal-gatal selepas menabur baja | 肥料散布後の痒み | + | | | | + | | | | | |
| 225 | mabuk ketupat | モチゴメのチマキによる酔い | + | | | | + | | | | | |
| | 感覚＋程度 | | | | | | | | | | | |
| 226 | demam sedikit | 少々のデマム | + | | | | | | + | | | |
| 227 | demam teruk | ひどいデマム | + | | | | | | + | | | |
| 228 | mengantok habis | 強い眠気 | + | | | | | | + | | | |
| 229 | pening sedikit | 少々のくらくら | + | | | | | | + | | | |
| | 行動＋年齢 | | | | | | | | | | | |
| 230 | bakut budak | 子供の咳 | | + | | | | | | + | | |
| 231 | budak menangis | 子供が泣く | | + | | | | | | + | | |
| 232 | budak tarik | 子供のひきつけ | | + | | | | | | + | | |
| | 行動＋程度 | | | | | | | | | | | |
| 233 | sakit perut sedikit | 少々の下痢 | | + | | | | | + | | | |
| 234 | sakit perut teruk | 激しい下痢 | | + | | | | | + | | | |
| 235 | batuk sedikit | 少々の咳 | | + | | | | | + | | | |
| | 行動＋時間帯 | | | | | | | | | | | |
| 236 | batuk pagi malam | 朝晩の咳 | | + | | | | | | | + | |
| 237 | batuk pagi-pagi | 早朝の咳 | | + | | | | | | | + | |
| 238 | lena siang jalan malam | 昼眠って夜歩き回る | | + | | | | | | | + | |

資料1つづき

| 番号 | 不調用語 | 内容 | 言及項目 | | | | | | | | | |
|---|---|---|---|---|---|---|---|---|---|---|---|---|
| | | | 感覚 | 行動 | 形状 | 部位 | 病因 | 病名 | 程度 | 年齢 | 時間帯 | 性別 |
| | 形状＋程度 | | | | | | | | | | | |
| 239 | bisul basar | 大きなセツ | | | + | | | | + | | | |
| 240 | bisul kecil | 小さなセツ | | | + | | | | + | | | |
| 241 | bengkak besar | ひどい腫れ | | | + | | | | + | | | |
| | 病名＋年齢 | | | | | | | | | | | |
| 242 | demam campak budak | 子供のチャンパ熱 | | | | | | + | | + | | |
| 243 | demam campak tua | 大人のチャンパ熱 | | | | | | + | | + | | |
| | 感覚＋年齢 | | | | | | | | | | | |
| 244 | badak senak | 子供のセナック | + | | | | | | | + | | |
| 245 | demam budak | 子供のデマム | + | | | | | | | + | | |
| | 形状＋病因 | | | | | | | | | | | |
| 246 | biji-biji kelopak garam | 塩不足の発疹 | | | + | | + | | | | | |
| 247 | luka kemalangan | 交通事故のけが | | | + | | + | | | | | |
| | 形状＋年齢 | | | | | | | | | | | |
| 248 | biji-biji bayi | 赤ん坊の発疹 | | | + | | | | | + | | |
| 249 | budak sangkut uri | 子供に胎盤が絡まった | | | + | | | | | + | | |
| | 形状＋病名 | | | | | | | | | | | |
| 250 | tak keluar campak | チャンパがでない | | | + | | | + | | | | |
| 251 | campak jadi kudis | チャンパが跡になる | | | + | | | + | | | | |
| | 行動＋性別 | | | | | | | | | | | |
| 252 | lemah lelaki | 男性の虚弱 | | + | | | | | | | | + |
| | 感覚＋部位＋病因 | | | | | | | | | | | |
| 253 | sakit kepala panas | 熱による頭痛 | + | | | + | + | | | | | |
| 254 | sakit kepala, panas lebih | 過熱による頭痛 | + | | | + | + | | | | | |
| 255 | sakit kepala, kepala kering | 頭の乾燥による頭痛 | + | | | + | + | | | | | |
| 256 | senak perut, sejuk | 冷による腹のセナック | + | | | + | + | | | | | |
| 257 | senak, angin perut | 腹のフウによるセナック | + | | | + | + | | | | | |
| 258 | sakit perut, barah | バラッというデキモノによる腹痛 | + | | | + | + | | | | | |
| 259 | sakit kepala fikir lebih | 思考過多で頭痛 | + | | | + | + | | | | | |
| 260 | sakit urat leher selepas kemalangan | 交通事故による首のスジの痛み | + | | | + | + | | | | | |
| | 感覚＋形状＋部位 | | | | | | | | | | | |
| 261 | sakit leher tumbuhan | 首のデキモノが痛む | + | | + | + | | | | | | |
| 262 | sakit perut, katalisis | 腹痛カタル | + | | + | + | | | | | | |
| 263 | sakit lutut cawan pinggang | ひざの痛みと腰のコブ | + | | + | + | | | | | | |
| | 感覚＋行動＋部位 | | | | | | | | | | | |
| 264 | sakit kepala sekikit | 少々の頭痛 | + | + | | + | | | | | | |
| 265 | demam muntah berak | 激しい頭痛 | + | + | | + | | | | | | |

## 資料1つづき

| 番号 | 不調用語 | 内容 | 言及項目 | | | | | | | | | |
|---|---|---|---|---|---|---|---|---|---|---|---|---|
| | | | 感覚 | 行動 | 形状 | 部位 | 病因 | 病名 | 程度 | 年齢 | 時間帯 | 性別 |
| | 感覚＋行動＋部位 | | | | | | | | | | | |
| 266 | batuk demam sakit kepala | 咳とデマムと頭痛 | + | + | | + | | | | | | |
| 267 | demam muntah berak | デマムと嘔吐と便 | + | + | | + | | | | | | |
| | 感覚＋部位＋病名 | | | | | | | | | | | |
| 268 | sakit muka resdung (restung) | レストン病による顔の痒み | + | | | + | | + | | | | |
| | 感覚＋病因＋程度 | | | | | | | | | | | |
| 269 | pening panas sedikit | 熱による少々のくらくら | + | | | | + | | + | | | |
| | 感覚＋病因＋年齢 | | | | | | | | | | | |
| 270 | budak demam cacing | 子供の腹ムシ熱 | + | | | | + | | | + | | |
| | 行動＋病因＋年齢 | | | | | | | | | | | |
| 271 | budak tarik hangat | 熱による子供のひきつけ | | + | | | + | | | + | | |
| | 形状＋部位＋年齢 | | | | | | | | | | | |
| 272 | budak patah tulang | 子供の骨折 | | | + | + | | | | + | | |
| | 形状＋部位＋程度 | | | | | | | | | | | |
| 273 | gastrik tetap | 慢性胃炎 | | | + | + | | | + | | | |
| | 形状＋部位＋時間帯 | | | | | | | | | | | |
| 274 | darah tinggi masa panas | 気温上昇時の高血圧 | | | + | + | | | | | + | |
| | 形状＋部位＋病因＋年齢 | | | | | | | | | | | |
| 275 | bengkak kaki anak, barah | 子供の足のバラッというデキモノによる腫れ | | | + | + | + | | | + | | |
| | 計 | 275 | 104 | 64 | 57 | 120 | 68 | 13 | 12 | 11 | 8 | 1 |

該当の項目が含まれている場合に該当欄に＋
項目の組み合わせごとにまとめ、個数の多い順に並べた

## 資料2　不調症例と病因

| 不調症例ごとの訴え | 病因 | | | | | | | | | | | | | | |
|---|---|---|---|---|---|---|---|---|---|---|---|---|---|---|---|
| | 熱冷 | 血液 | クマン | 塩 | 毒 | 傷 | デキモノ | フウ | 骨・スジ損傷 | チャチン | 考えすぎ | 気 | 邪霊 | 人災 | 不明 |
| 1 デマム〔熱感、倦怠感などをともなう熱性の病気〕 | + | | | | | | | | | | | | | | |
| 2 熱のデマム〔頭熱足熱〕 | + | | | | | | | | | | | | | | |
| 3 ケビアル・デマム〔全身から高熱を発する〕 | + | | | | | | | | | | | | | | |
| 4 身体の過熱 | + | | | | | | | | | | | | | | |
| 5 身体の乾燥 | + | | | | | | | | | | | | | | |
| 6 乾燥による頭痛 | + | | | | | | | | | | | | | | |
| 7 過熱による頭痛 | + | | | | | | | | | | | | | | |
| 8 子供のひきつけ | + | | | | | | | | | | | | | | |
| 9 ひきつけ | + | | | | | | | | | | | | | | |
| 10 少々の熱のくらくら | + | | | | | | | | | | | | | | |
| 11 乳児の発疹 | + | | | | | | | | | | | | | | |
| 12 咳 | + | | | | | | | | | | | | | | |
| 13 声がれ | + | | | | | | | | | | | | | | |
| 14 便秘、痔症 | + | | | | | | | | | | | | | | |
| 15 セナック | + | | | | | | | | | | | | | | |
| 16 冷のデマム〔頭熱足冷〕 | + | | | | | | | | | | | | | | |
| 17 冷による腹のセナック | + | | | | | | | | | | | | | | |
| 18 セナック | + | | | | | | | | | | | | | | |
| 19 咳 | + | | | | | | | | | | | | | | |
| 20 無感覚 | + | | | | | | | | | | | | | | |
| 21 月経が来ない | + | + | | | | | | | | | | | | | |
| 22 頭のくらくら | + | + | | | | | | | | | | | | | |
| 23 怒りやすい | | + | | | | | | | | | | | | | |
| 24 頭痛 | | + | | | | | | | | | | | | | |
| 25 顔色が悪い | | + | | | | | | | | | | | | | |
| 26 顔面蒼白、頭痛、頭くらくら | | + | | | | | | | | | | | | | |
| 27 心は良いが、顔が悪い | | + | | | | | | | | | | | | | |
| 28 ピタム病〔頭痛とくらくらがある〕 | | + | | | | | | | | | | | | | |
| 29 旋回感 | | + | | | | | | | | | | | | | |
| 30 糖尿病〔水をほしがる、ひざのだるさと痛み、尿のにごり〕 | | + | | | | | | | | | | | | | |
| 31 頭が重い | | + | | | | | | | | | | | | | |
| 32 狂人 | | + | | | | | | | | | | | | | |
| 33 卒倒後の麻痺 | | + | | | | | | | | | | | | | |
| 34 ブタ・デマム〔高熱を発する〕 | | + | | | | | | | | | | | | | |
| 35 高血圧 | | + | | + | | | | | | | | | | | |
| 36 レストン病〔身体、顔、鼻、目の痒み、鼻水、涙が出る、少々のくらくら、くしゃみ、吹出物〕 | | + | + | | | | | | | | | | | | |
| 37 顔が痛い、レストン病 | | | + | | | | | | | | | | | | |
| 38 発疹 | | | | | + | | | | | | | | | | |
| 39 デマムと痛みがあるセナック | | | | | + | | | | | | | | | | |
| 40 咳 | | | | | + | | | | | | | | | | |
| 41 下痢 | | | | | + | | | | | | | | | | |
| 42 下痢、嘔吐 | | | | | + | | | | | | | | | | |

資料２つづき

| 不調症例ごとの訴え | 病因 | | | | | | | | | | | | | | |
|---|---|---|---|---|---|---|---|---|---|---|---|---|---|---|---|
| | 熱冷 | 血液 | クマン | 塩 | 毒 | 傷 | デキモノ | フウ | 骨・スジ損傷 | チャチン | 考えすぎ | 気 | 邪霊 | 人災 | 不明 |
| 43 サンタウ〔慢性毒物中毒〕 | | | | | ＋ | | | | | | | | | | |
| 44 カラン病〔排尿困難、尿とともに石がでる〕 | | | | | ＋ | ＋ | | | | | | | | | |
| カラン病〔排尿困難、尿とともに膿がでる〕 | | | | | | | | | | | | | | | |
| カラン病〔排尿困難、尿とともに血液がでる〕 | | | | | | | | | | | | | | | |
| 45 喀血 | | | | | | ＋ | | | | | | | | | |
| 46 咳 | | | | | | ＋ | | | | | | | | | |
| 47 バイク事故の傷 | | | | | | ＋ | | | | | | | | | |
| 48 ネコの足跡状のたくさんの発疹、激痛 | | | | | ＋ | | ＋ | | | | | | | | |
| 49 ひとつの大きなはれもの、激痛 | | | | | ＋ | | ＋ | | | | | | | | |
| 50 帯状の発疹、激痛 | | | | | ＋ | | ＋ | | | | | | | | |
| 51 歯茎の腫れと痛み | | | | | | | ＋ | | | | | | | | |
| 52 ほほの腫れ | | | | | | | ＋ | | | | | | | | |
| 53 耳の中の痛み | | | | | | | ＋ | | | | | | | | |
| 54 子供の足のバラッというデキモノによる腫れ | | | | | | | ＋ | | | | | | | | |
| 55 膿をもった発疹、激痛 | | | | | | | ＋ | | | | | | | | |
| 56 水をもった発疹、激痛 | | | | | | | ＋ | | | | | | | | |
| 57 頭の片側の内部の激痛、目の激痛 | | | | | | | ＋ | | | | | | | | |
| 58 頭の内部の激痛 | | | | | | | ＋ | | | | | | | | |
| 59 腹内の激痛 | | | | | | | ＋ | | | | | | | | |
| 60 耳の後ろのハレモノ、激痛 | | | | | | | ＋ | | | | | | | | |
| 61 首のハレモノ、痛み | | | | | | | ＋ | | | | | | | | |
| 62 麻痺 | | ＋ | | | | | | ＋ | | | | | | | |
| 63 セナック | | | | | | | | ＋ | | | | | | | |
| 64 フウによる腹のセナック | | | | | | | | ＋ | | | | | | | |
| 65 腹部の内部の塊 | | | | | | | | ＋ | | | | | | | |
| 66 フウのむくみ | | | | | | | | ＋ | | | | | | | |
| 67 胸の痛み、咳、腹の膨れ上がり | | | | | | | | ＋ | | | | | | | |
| 68 腹の水による膨れ上がり | | | | | | | | ＋ | | | | | | | |
| 69 汗が出ない | | | | | | | | ＋ | | | | | | | |
| 70 不眠 | | | | | | | | ＋ | | | | | | | |
| 71 男性の性的低下 | | | | | | | | ＋ | | | | | | | |
| 72 腎臓病 | | | | | | | | ＋ | | | | | | | |
| 73 心臓の腫れ | | | | | | | | ＋ | | | | | | | |
| 74 動悸・息切れ | | | | | | | | ＋ | | | | | | | |
| 75 スジの痛み | | | | | | | | ＋ | ＋ | | | | | | |
| 76 腫れ、捻挫 | | | | | | | | ＋ | ＋ | | | | | | |
| 77 麻痺 | ＋ | | | | | | | ＋ | ＋ | | | | | | |
| 78 ひざの痛み | | | | | | | | ＋ | ＋ | | | | | | |
| 79 腰の痛み | | | | | | | | ＋ | ＋ | | | | | | |
| 80 だるさ | | | | | | | | ＋ | ＋ | | | | | | |
| 81 関節の腫れと痛み | | | | | | | | ＋ | ＋ | | | | | | |
| 82 関節デマム〔関節の痛みと熱〕 | ＋ | | | | | | | | ＋ | | | | | | |
| 83 後頭部の痛み | | | | | | | | | ＋ | | | | | | |

資料2つづき

| 不調症例ごとの訴え | 病因 | | | | | | | | | | | | | | |
|---|---|---|---|---|---|---|---|---|---|---|---|---|---|---|---|
| | 熱冷 | 血液 | クマン | 塩 | 毒 | 傷 | デキモノ | フウ | 骨・スジ損傷 | チャチン | 考えすぎ | 気 | 邪霊 | 人災 | 不明 |
| 84 足の無感覚 | | | | | | | | | + | | | | | | |
| 85 子供の足の折れ | | | | | | | | | + | | | | | | |
| 86 腫れ、骨折 | | | | | | | | | + | | | | | | |
| 87 転倒後肩の激痛、脱臼 | | | | | | | | | + | | | | | | |
| 88 手のひび | | | | | | | | | + | | | | | | |
| 89 子供のデマム | | | | | | | | | | + | | | | | |
| 90 子供の咳 | | | | | | | | | | + | | | | | |
| 91 子供の嘔吐 | | | | | | | | | | + | | | | | |
| 92 子供の下痢 | | | | | | | | | | + | | | | | |
| 93 子供の嘔吐、顔色の蒼白、病気がち、やせている | | | | | | | | | | + | | | | | |
| 94 頭痛 | | | | | | | | | | | + | | | | |
| 95 狂人 | | | | | | | | | | | + | | | | |
| 96 産後 | + | | | | | + | | + | + | | | + | | | |
| 97 早産の後 | + | | | | | + | | + | + | | | + | | | |
| 98 弱い | | | | | | | | | | | | + | | | |
| 99 乳児が泣く、眠らない | | | | | | | | | | | | + | + | | |
| 100 産後不安、子供の世話をしない、思慮がない、優しくない、メロヤン病 | | | | | | | | + | | | | | + | | |
| 101 下痢・嘔吐が長期に続く、食べられない、やせている | | | | | | | | | | | | | + | | |
| 102 動悸、身体側面痛、不安、不眠、食欲不振、何を話せばよいのかわからない | | | | | | | | | | | | | + | | |
| 103 動悸・息切れ、頭痛、不安、卒倒、ひざが痛い、起き上がれない | | | | | | | | | | | | | + | | |
| 104 不快、不安、ひきつけ、歯をくいしばる、手が硬直する、邪霊侵入 | | | | | | | | | | | | | + | | |
| 105 狂人 | | | | | | | | | | | | | + | | |
| 106 ひきつけ、邪霊侵入、意識不明 | | | | | | | | | | | | | + | | |
| 107 学校へいきたくない | | | | | | | | | | | | | + | | |
| 108 工場における女性の集団ひきつけ、硬直、泣き叫ぶ、邪霊侵入 | | | | | | | | | | | | | + | | |
| 109 女性、声、顔つきが急変、泣き叫ぶ、意識不明 | | | | | | | | | | | | | + | | |
| 110 女生徒の集団ひきつけ、硬直、泣き叫ぶ、教師を襲う、ガラスを割る、男の声がする、意識不明、邪霊侵入 | | | | | | | | | | | | | | + | |
| 111 長期不安、不眠、食欲不振 | | | | | | | | | | | | | | + | |
| 112 妊娠中、長期にわたって世界が暗く見える、不安、恐怖、家から出られない、メロヤン病 | | | | | | | | | | | | | | + | |
| 113 高血圧、卒倒、健忘、でかけたい、怒る、手の麻痺、口のひきつれ、笑わない、しゃべらない | | | | | | | | | | | | | | + | |
| 114 歯茎・皮膚から出血、吐血 | | | | | | | | | | | | | | + | |
| 115 動悸・息切れ、不安、不眠、まわりが暗く見える、人の声がする、急に痩せる | | | | | | | | | | | | | | + | |
| 116 痴呆のようになる、人の顔がみわけられない | | | | | | | | | | | | | | + | |
| 117 セナックと下痢が続き弱る、起き上がれない | | | | | | | | | | | | | | + | |

資料２つづき

| 不調症例ごとの訴え | 病因 | | | | | | | | | | | | | | |
|---|---|---|---|---|---|---|---|---|---|---|---|---|---|---|---|
| | 熱冷 | 血液 | クマン | 塩 | 毒 | 傷 | デキモノ | フウ | 骨・スジ損傷 | チャチン | 考えすぎ | 気 | 邪霊 | 人災 | 不明 |
| 118 卒倒、長期にわたって寝たきり | | | | | | | | | | | | | | + | |
| 119 動悸・息切れ、不安、不眠、長期にわたって治らない、半身痛、夢のなかで「半身を食べるぞ」とおどされた | | | | | | | | | | | | | | + | |
| 120 意味のないことをしゃべり続ける、ひどいことをいう、人前で放尿する、夜眠らない、とびはねる | | | | | | | | | | | | | | + | |
| 121 ひどく笑う、ひどくしゃべる、人に挑みかかる、けんかをする | | | | | | | | | | | | | | + | |
| 122 家にじっとしていられない、でかけたい | | | | | | | | | | | | | | + | |
| 123 家にじっとしていられない、仕事ができない | | | | | | | | | | | | | | + | |
| 124 夫の顔が動物に見える、夫をおそれる、夫に近寄らない | | | | | | | | | | | | | | + | |
| 125 理由なく離婚したい、妻に近寄らない | | | | | | | | | | | | | | + | |
| 126 ペカン病〔夜明け頃に前頭部と眼部に痛みが毎日ある〕 | | | | | | | | | | | | | | | + |
| 127 チャンパ熱〔子供の全身性の発赤、発疹、発熱など〕 | | | | | | | | | | | | | | | + |
| 128 出産時に内臓が脱出 | | | | | | | | | | | | | | | + |
| 129 出産において胎盤がでない | | | | | | | | | | | | | | | + |
| 130 経血がとまらない | | | | | | | | | | | | | | | + |
| 131 不妊症 | | | | | | | | | | | | | | | + |
| 132 女性の性的低下 | | | | | | | | | | | | | | | + |
| 133 男性の強壮 | | | | | | | | | | | | | | | + |
| 134 女性の強壮 | | | | | | | | | | | | | | | + |
| 135 重労働の人の疲労 | | | | | | | | | | | | | | | + |
| 136 老人性の動悸・息切れ | | | | | | | | | | | | | | | + |
| 137 カイセン | | | | | | | | | | | | | | | + |
| 138 黄色病 | | | | | | | | | | | | | | | + |
| 139 下痢 | | | | | | | | | | | | | | | + |

〔 〕内は症状の一例

＋は病因のみたて、＋が複数あるものは複数の病因が併存する場合

101, 102, 103, 104 は同じ時期に発生し同一の邪霊が病因であるとみたてられた

## 資料3　言及項目と病因

| 言及項目 | 病因 | | | | | | | | | | | | | | | | 合計 |
|---|---|---|---|---|---|---|---|---|---|---|---|---|---|---|---|---|---|
| | 熱冷 | 血液 | クマン | 毒 | 毒・傷 | 傷 | デキモノ | フウ | 骨・スジ損傷 | チャチン | 考えすぎ | 気 | フウと気と邪霊 | 邪霊 | 人災 | 不明 | |
| (不調例数) | (20) | (15) | (2) | (6) | (1) | (3) | (14) | (13) | (14) | (5) | (2) | (3) | (2) | (9) | (16) | (14) | (139) |
| 〈行動に関する言及〉 | | | | | | | | | | | | | | | | | |
| 咳 | 2 | | | 1 | | 1 | | 1 | | 1 | | | | | | | 6 |
| 声がれ | 1 | | | | | | | | | | | | | | | | 1 |
| 便秘 | 1 | | | | | | | | | | | | | | | | 1 |
| 卒倒・卒倒後 | | 1 | | | | | | | | | | | | 1 | 2 | | 4 |
| 月経がこない | | 1 | | | | | | | | | | | | | | | 1 |
| 狂人 | | 1 | | | | | | | | | 1 | | | 1 | | | 3 |
| 下痢 | | | | 2 | | | | | | 1 | | | | 1 | 1 | 1 | 6 |
| 嘔吐 | | | | 1 | | | | | | 2 | | | | 1 | | | 4 |
| 喀血 | | | | | | 1 | | | | | | | | | | | 1 |
| 汗が出ない | | | | | | | | 1 | | | | | | | | | 1 |
| 性的低下 | | | | | | | | 1 | | | | | | | | 1 | 2 |
| 出産・産後・早産後 | | | | | | | | | | | | 2 | 1 | | | 2 | 5 |
| 弱い | | | | | | | | | | 1 | | 1 | | | | | 2 |
| 泣く・泣き叫ぶ | | | | | | | | | | | | | 1 | 2 | 1 | | 4 |
| 不眠 | | | | | | | | 1 | | | | | 1 | 2 | 4 | | 8 |
| 新生児の世話をしない | | | | | | | | | | | | | 1 | | | | 1 |
| 食欲不振 | | | | | | | | | | | | | | 1 | 1 | | 2 |
| ひきつけ | 2 | | | | | | | | | | | | | 3 | 1 | | 6 |
| 硬直 | | | | | | | | | | | | | | 2 | 1 | | 3 |
| 声と顔の急変 | | | | | | | | | | | | | | 1 | | | 1 |
| 歯を食いしばる | | | | | | | | | | | | | | 1 | | | 1 |
| 学校へ行きたくない | | | | | | | | | | | | | | 1 | | | 1 |
| 寝たきり | | | | | | | | | | | | | | 1 | 2 | | 3 |
| しゃべらない | | | | | | | | | | | | | | 1 | 1 | | 2 |
| 耐えられない | | | | | | | | | | | | | | 1 | | | 1 |
| 飛び跳ねる | | | | | | | | | | | | | | | 1 | | 1 |
| 痴呆のようになる | | | | | | | | | | | | | | | 1 | | 1 |
| 吐血 | | | | | | | | | | | | | | | 1 | | 1 |
| 口のひきつれ | | | | | | | | | | | | | | | 1 | | 1 |
| 妊娠中－産後 | | | | | | | | | | | | | | | 1 | | 1 |
| 出血 | | | | | | | | | | | | | | | 1 | | 1 |
| 家にいられない | | | | | | | | | | | | | | | 3 | | 3 |
| 家から出られない | | | | | | | | | | | | | | | 1 | | 1 |
| 仕事ができない | | | | | | | | | | | | | | | 1 | | 1 |
| 人の見分けが付かない | | | | | | | | | | | | | | | 1 | | 1 |
| 健忘 | | | | | | | | | | | | | | | 1 | | 1 |
| すぐ怒る | | 1 | | | | | | | | | | | | | 1 | | 2 |
| 笑わない | | | | | | | | | | | | | | | 1 | | 1 |
| 人に挑みかかる | | | | | | | | | | | | | | | 3 | | 3 |

資料３つづき

| 言及項目 | 病 | | | | | | | | | | | | | 因 | | | 合計 |
|---|---|---|---|---|---|---|---|---|---|---|---|---|---|---|---|---|---|
| | 熱冷 | 血液 | クマン | 毒 | 毒・傷 | 傷 | デキモノ | フウ | 骨・スジ損傷 | チャチン | 考えすぎ | 気 | フウと気と邪霊 | 邪霊 | 人災 | 不明 | |
| (不調例数) | (20) | (15) | (2) | (6) | (1) | (3) | (14) | (13) | (14) | (5) | (2) | (3) | (2) | (9) | (16) | (14) | (139) |
| ガラスを割る | | | | | | | | | | | | | | | 1 | | 1 |
| しゃべり続ける | | | | | | | | | | | | | | | 2 | | 2 |
| 放尿する | | | | | | | | | | | | | | | 1 | | 1 |
| ひどく笑う | | | | | | | | | | | | | | | 1 | | 1 |
| 理由なく離婚したい | | | | | | | | | | | | | | | 1 | | 1 |
| 夫の顔が動物に見える | | | | | | | | | | | | | | | 1 | | 1 |
| 月経が止まらない | | | | | | | | | | | | | | | | 1 | 1 |
| 不妊 | | | | | | | | | | | | | | | | 1 | 1 |
| 疲労 | | | | | | | | | | | | | | | | 2 | 2 |
| 出産時内臓脱出 | | | | | | | | | | | | | | | | 1 | 1 |
| 出産時胎盤が出ない | | | | | | | | | | | | | | | | 1 | 1 |
| 小計 | 6 | 4 | 0 | 4 | 0 | 2 | 0 | 4 | 0 | 5 | 1 | 3 | 4 | 20 | 39 | 10 | 102 |
| 〈感覚に関する言及〉 | | | | | | | | | | | | | | | | | |
| デマム | 3 | | | 1 | | | | | 1 | 1 | | | | | | | 6 |
| セナック | 3 | | | 1 | | | | 2 | | | | | | | 1 | | 7 |
| 痛み | 2 | 2 | 1 | 1 | | | 12 | 1 | 6 | | 1 | | | 2 | 1 | | 29 |
| くらくら | 1 | 2 | | | | | | | | | | | | | | | 3 |
| 無感覚 | 1 | | | | | | | | 1 | | | | | | | | 2 |
| 麻痺 | | 1 | | | | | | 1 | 1 | | | | | | 1 | | 4 |
| 旋回感 | | 1 | | | | | | | | | | | | | | | 1 |
| 重み | | 1 | | | | | | | | | | | | | | | 1 |
| 動悸・息切れ | | | | | | | | 1 | | | | | | 1 | 2 | 1 | 5 |
| だるさ | | | | | | | | | 1 | | | | | | | | 1 |
| 不安 | | | | | | | | | | | | | 1 | 3 | 4 | | 8 |
| 不愉快 | | | | | | | | | | | | | | 1 | | | 1 |
| 意識不明 | | | | | | | | | | | | | | 2 | 1 | | 3 |
| 暗く見える | | | | | | | | | | | | | | | 2 | | 2 |
| 人の声 | | | | | | | | | | | | | | | 2 | | 2 |
| 恐怖 | | | | | | | | | | | | | | | 2 | | 2 |
| 夢見 | | | | | | | | | | | | | | | 1 | | 1 |
| | 10 | 7 | 1 | 3 | 0 | 0 | 12 | 5 | 10 | 1 | 1 | 0 | 1 | 9 | 17 | 1 | 78 |
| 〈部位に関する言及〉 | | | | | | | | | | | | | | | | | |
| 身体 | 2 | | | | | | | | | | | | | | | | 2 |
| 頭 | 2 | 4 | | | | | | | 1 | | 1 | | | 1 | | | 9 |
| 腹 | 1 | | | | | | | 3 | | | | | | | | | 4 |
| 顔 | | 3 | 1 | | | | | | | | | | | 1 | | | 5 |
| 尿 | | 1 | | | | | | | | | | | | | | | 1 |
| 血液 | | 1 | | | | 1 | | | | | | | | | 2 | | 4 |

資料3つづき

| 言及項目 | 病因 | | | | | | | | | | | | | | | | 合計 |
|---|---|---|---|---|---|---|---|---|---|---|---|---|---|---|---|---|---|
| | 熱冷 | 血液 | クマン | 毒 | 毒・傷 | 傷 | デキモノ | フウ | 骨・スジ損傷 | チャチン | 考えすぎ | 気 | フウと気と邪霊 | 邪霊 | 人災 | 不明 | |
| (不調例数) | (20) | (15) | (2) | (6) | (1) | (3) | (14) | (13) | (14) | (5) | (2) | (3) | (2) | (9) | (16) | (14) | (139) |
| 経血 | | 1 | | | | | | | | | | | | | | 1 | 2 |
| 頭内 | | | | | | | 2 | | | | | | | | | | 2 |
| 腹内 | | | | | | | 1 | 1 | | | | | | | | | 2 |
| 耳内 | | | | | | | 1 | | | | | | | | | | 1 |
| 耳 | | | | | | | 1 | | | | | | | | | | 1 |
| 目 | | | | | | | 1 | | | | | | | | | | 1 |
| ほほ | | | | | | | 1 | | | | | | | | | | 1 |
| 歯茎・歯 | | | | | | | 1 | | | | | | | 1 | 1 | | 3 |
| 首 | | | | | | | 1 | | | | | | | | | | 1 |
| 足 | | | | | | | 1 | | 2 | | | | | | | | 3 |
| 胸 | | | | | | | | 1 | | | | | | | | | 1 |
| 心臓 | | | | | | | | 1 | | | | | | | | | 1 |
| 腎臓 | | | | | | | | 1 | | | | | | | | | 1 |
| 手 | | | | | | | | | 1 | | | | | 1 | 1 | | 3 |
| 関節 | | | | | | | | | 2 | | | | | | | | 2 |
| ひざ | | | | | | | | | 1 | | | | | 1 | | | 2 |
| 腰 | | | | | | | | | 1 | | | | | | | | 1 |
| 肩 | | | | | | | | | 1 | | | | | | | | 1 |
| 骨 | | | | | | | | | 1 | | | | | | | | 1 |
| スジ | | | | | | | | | 1 | | | | | | | | 1 |
| 身体側面・半身 | | | | | | | | | | | | | | 1 | 1 | | 2 |
| 皮膚 | | | | | | | | | | | | | | | 1 | | 1 |
| 口 | | | | | | | | | | | | | | | 1 | | 1 |
| 胎盤 | | | | | | | | | | | | | | | | 1 | 1 |
| 内臓(子宮) | | | | | | | | | | | | | | | | 1 | 1 |
| 小計 | 5 | 10 | 1 | 0 | 0 | 1 | 10 | 7 | 11 | 0 | 1 | 0 | 0 | 6 | 7 | 3 | 62 |
| 〈形状に関する言及〉 | | | | | | | | | | | | | | | | | |
| 発疹 | 1 | | | 1 | | | 4 | | | | | | | | | | 6 |
| 蒼白・人相が悪い(顔) | | 3 | | | | | | | | 1 | | | | | | | 4 |
| 糖分(尿) | | 1 | | | | | | | | | | | | | | | 1 |
| 高い(血圧) | | 1 | | | | | | | | | | | | | 1 | | 2 |
| 腫れ | | | | | | | 2 | 1 | 3 | | | | | | | | 6 |
| ハレモノ | | | | | | | 3 | | | | | | | | | | 3 |
| ネコの足跡状 | | | | | | | 1 | | | | | | | | | | 1 |
| 帯状 | | | | | | | 1 | | | | | | | | | | 1 |
| 膿をもつ | | | | | | | 1 | | | | | | | | | | 1 |
| 水をもつ | | | | | | | 1 | | | | | | | | | | 1 |
| 腫れ上がり | | | | | | | | 2 | | | | | | | | | 2 |
| むくみ | | | | | | | | 1 | | | | | | | | | 1 |

資料3つづき

| 言及項目 | 病因 | | | | | | | | | | | | | | | | 合計 |
|---|---|---|---|---|---|---|---|---|---|---|---|---|---|---|---|---|---|
| | 熱冷 | 血液 | クマン | 毒 | 毒・傷 | 傷 | デキモノ | フウ | 骨・スジ損傷 | チャチン | 考えすぎ | 気 | フウと気と邪霊 | 邪霊 | 人災 | 不明 | |
| (不調例数) | (20) | (15) | (2) | (6) | (1) | (3) | (14) | (13) | (14) | (5) | (2) | (3) | (2) | (9) | (16) | (14) | (139) |
| 塊 | | | | | | | | 1 | | | | | | | | | 1 |
| 折れ | | | | | | | | | 1 | | | | | | | | 1 |
| 脱臼（ズレ） | | | | | | | | | 1 | | | | | | | | 1 |
| 捻挫（ヒネリ） | | | | | | | | | 1 | | | | | | | | 1 |
| ひび | | | | | | | | | 1 | | | | | | | | 1 |
| やせ | | | | | | | | | | 1 | | | | 1 | 1 | | 3 |
| 跡・カイセン | | | | | | | | | | | | | | | | 1 | 1 |
| 黄色 | | | | | | | | | | | | | | | | 1 | 1 |
| 小計 | 1 | 5 | 0 | 1 | 0 | 0 | 13 | 5 | 7 | 2 | 0 | 0 | 0 | 1 | 2 | 2 | 39 |
| 〈程度に関する言及〉 | | | | | | | | | | | | | | | | | |
| 少々の | 1 | | | | | | | | | | | | | | | | 1 |
| 激しく | | | | | | | 9 | | 1 | | | | | | | | 10 |
| たくさんの | | | | | | | 1 | | | | | | | | | | 1 |
| 一つの | | | | | | | 1 | | | | | | | | | | 1 |
| 大きな | | | | | | | 1 | | | | | | | | | | 1 |
| 集団の | | | | | | | | | | | | | | 1 | 1 | | 2 |
| 長期に | | | | | | | | | | | | | | | 3 | | 3 |
| 過剰に | | | | | | | | | | | | | | | 3 | | 3 |
| 小計 | 1 | 0 | 0 | 0 | 0 | 0 | 12 | 0 | 1 | 0 | 0 | 0 | 0 | 1 | 7 | 0 | 22 |
| 〈病因に関する言及〉 | | | | | | | | | | | | | | | | | |
| 熱 | 2 | | | | | | | | | | | | | | | | 2 |
| 冷 | 2 | | | | | | | | | | | | | | | | 2 |
| 過熱 | 2 | | | | | | | | | | | | | | | | 2 |
| 乾燥 | 2 | | | | | | | | | | | | | | | | 2 |
| バラッというデキモノ | | | | | | | 1 | | | | | | | | | | 1 |
| フウ | | | | | | | | 1 | | | | | | | | | 1 |
| 毒 | | | | 1 | | | | | | | | | | | | | 1 |
| 傷 | | | | | | 1 | | | | | | | | | | | 1 |
| 邪霊 | | | | | | | | | | | | | | 4 | | | 4 |
| 小計 | 8 | 0 | 0 | 1 | 0 | 1 | 1 | 1 | 0 | 0 | 0 | 0 | 0 | 4 | 0 | 0 | 16 |
| 〈病名に関する言及〉 | | | | | | | | | | | | | | | | | |
| ケピアル・デマム | 1 | | | | | | | | | | | | | | | | 1 |
| ピタム病 | | 1 | | | | | | | | | | | | | | | 1 |
| ブタ・デマム | | 1 | | | | | | | | | | | | | | | 1 |
| レストン病 | | | 2 | | | | | | | | | | | | | | 2 |
| カラン病 | | | | | 1 | | | | | | | | | | | | 1 |
| メロヤン病 | | | | | | | | | | | | | 1 | | 1 | | 2 |

資料3つづき

| 言及項目 | 病因 | | | | | | | | | | | | | | | | 合計 |
|---|---|---|---|---|---|---|---|---|---|---|---|---|---|---|---|---|---|
| | 熱冷 | 血液 | クマン | 毒 | 毒・傷 | 傷 | デキモノ | フウ | 骨・スジ損傷 | チャチャン | 考えすぎ | 気 | フウと気と邪霊 | 邪霊 | 人災 | 不明 | |
| (不調例数) | (20) | (15) | (2) | (6) | (1) | (3) | (14) | (13) | (14) | (5) | (2) | (3) | (2) | (9) | (16) | (14) | (139) |
| ペカン病 | | | | | | | | | | | | | | | | 1 | 1 |
| チャンパ熱 | | | | | | | | | | | | | | | | 1 | 1 |
| 小計 | 1 | 2 | 2 | 0 | 1 | 0 | 0 | 0 | 0 | 0 | 0 | 0 | 1 | 0 | 1 | 2 | 10 |
| 〈年齢に関する言及〉 | | | | | | | | | | | | | | | | | |
| 乳児 | 1 | | | | | | | | | | | | 1 | | | | 2 |
| 子供 | 1 | | | | | | 1 | | | 5 | | | | | | | 7 |
| 老人 | | | | | | | | | | | | | | | | 1 | 1 |
| 小計 | 2 | 0 | 0 | 0 | 0 | 0 | 1 | 0 | 0 | 5 | 0 | 0 | 1 | 0 | 0 | 1 | 10 |
| 〈性別に関する言及〉 | | | | | | | | | | | | | | | | | |
| 女性 | | | | | | | | | | | | | | 2 | 1 | 2 | 5 |
| 男性 | | | | | | | | 1 | | | | | | | | 1 | 2 |
| 小計 | 0 | 0 | 0 | 0 | 0 | 0 | 0 | 1 | 0 | 0 | 0 | 0 | 0 | 2 | 1 | 3 | 7 |
| 合計 | 34 | 26 | 4 | 9 | 1 | 4 | 49 | 23 | 29 | 13 | 3 | 3 | 7 | 43 | 74 | 22 | 346 |

# 資料4　不調症例と療法

| 番号 | 不調症例 | 不調症例数 | 療法 | | | | | 治療例 |
|---|---|---|---|---|---|---|---|---|
| | | | 市販薬 行商薬 自家調製 | ボモ | 大ボモ（人災） | 診療所 | 病院 | 合計 |
| 1 | 少々の下痢 | 1 | 1 | | | | | 1 |
| 2 | 身体の乾燥 | 1 | 1 | | | | | 1 |
| 3 | 熱による声がれ | 1 | 1 | | | | | 1 |
| 4 | 過熱 | 1 | 1 | | | | | 1 |
| 5 | 顔が痛いレストン | 1 | 1 | | | | | 1 |
| 6 | 乾燥による頭痛 | 1 | 1 | | | | | 1 |
| 7 | 過熱による頭痛 | 1 | 1 | | | | | 1 |
| 8 | 考え過ぎによる頭痛 | 1 | 1 | | | | | 1 |
| 9 | 少々の熱のくらくら | 1 | 1 | | | | | 1 |
| 10 | 少々のくらくら | 1 | 1 | | | | | 1 |
| 11 | 小さなセツ | 1 | 1 | | | | | 1 |
| 12 | 少々の咳 | 1 | 1 | | | | | 1 |
| 13 | 熱の咳 | 1 | 1 | | | | | 1 |
| 14 | 冷を必要とするデマム | 1 | 1 | | | | | 1 |
| 15 | つわり | 1 | 1 | | | | | 1 |
| 16 | 産前 | 1 | 1 | | | | | 1 |
| 17 | 腹の膨れあがり | 1 | 2 | | | | | 2 |
| 18 | フウ | 1 | 2 | | | | | 2 |
| 19 | 頭のくらくら | 2 | 2 | | | | | 2 |
| 20 | 冷による腹のセナック | 2 | 2 | | | | | 2 |
| 21 | 木の被害→足の痛みと化膿 | 1 | 4 | | | | | 4 |
| 22 | 少々のデマム | 4 | 4 | | | | | 4 |
| 23 | 手と腕のスジの痛み | 1 | 1 | 1 | | | | 2 |
| 24 | 腹のセナック | 5 | 4 | 1 | | | | 5 |
| 25 | 子供のチャンパ熱 | 7 | 5 | 2 | | | | 7 |
| 26 | 健康でない | 9 | 7 | 2 | | | | 9 |
| 27 | 子供のひきつけ | 4 | 1 | 3 | | | | 4 |
| 28 | スジ | 4 | 1 | 5 | | | | 6 |
| 29 | 腹の痛み | 6 | 4 | 1 | | 1 | | 6 |
| 30 | スジの痛み | 4 | 1 | 2 | | 1 | | 4 |
| 31 | 下痢 | 5 | 1 | 4 | | 2 | | 7 |
| 32 | 産後 | 8 | 9 | 6 | | 2 | | 17 |
| 33 | セナック→嘔吐→嘔吐と喘鳴とデマム→排尿できない→死亡 | 1 | 1 | 1 | | 3 | | 5 |
| 34 | セツ | 5 | 2 | 2 | | 3 | | 7 |
| 35 | くらくら | 24 | 13 | 4 | | 5 | | 22 |
| 36 | セナック | 34 | 15 | 8 | | 14 | | 37 |
| 37 | バイク事故で足に傷→無感覚 | 1 | 3 | 1 | | 2 | 1 | 7 |
| 38 | 流産 | 2 | 1 | 2 | | 2 | 1 | 6 |
| 39 | ひざの痛み | 9 | 5 | 7 | | 4 | 1 | 17 |
| 40 | 頭痛 | 58 | 36 | 10 | | 13 | 1 | 60 |
| 41 | デマム | 97 | 14 | 22 | | 72 | 2 | 110 |
| 42 | 動悸・息切れ | 9 | 1 | 2 | | 13 | 4 | 20 |
| 43 | 関節デマム | 1 | 2 | 1 | | | 1 | 4 |

資料4つづき

| 番号 | 不調症例 | 不調症例数 | 療法 | | | | | 治療例 |
|---|---|---|---|---|---|---|---|---|
| | | | 市販薬 行商薬 自家調製 | ボモ | 大ボモ（人災） | 診療所 | 病院 | 合計 |
| 44 | 痒み | 1 | 1 | | | 1 | | 2 |
| 45 | ひどい下痢 | 1 | 1 | | | 1 | | 2 |
| 46 | ひざのだるさ | 2 | 1 | | | 1 | | 2 |
| 47 | 大きなセツ | 1 | 2 | | | 1 | | 3 |
| 48 | 赤ん坊の発疹 | 2 | 2 | | | 2 | | 4 |
| 49 | セルセマ | 11 | 3 | | | 8 | | 11 |
| 50 | ひどいデマム | 2 | 1 | | | 2 | 1 | 4 |
| 51 | 消化不良 | 2 | 1 | | | 1 | 1 | 3 |
| 52 | 歯が痛い | 5 | 1 | | | 3 | 1 | 5 |
| 53 | 咳 | 17 | 6 | | | 11 | 1 | 18 |
| 54 | 蛇の噛傷 | 1 | | 1 | | | | 1 |
| 55 | 子供に胎盤がからむ | 1 | | 1 | | | | 1 |
| 56 | だるさ | 1 | | 1 | | | | 1 |
| 57 | ひざの痛み、腰にコブ、跛行 | 1 | | 1 | | | | 1 |
| 58 | 肩のスジの痛み | 1 | | 1 | | | | 1 |
| 59 | ひざのスジの痛み | 1 | | 1 | | | | 1 |
| 60 | 子供の骨折 | 1 | | 1 | | | | 1 |
| 61 | 子供が木から落下し骨折 | 2 | | 2 | | | | 2 |
| 62 | 捻挫 | 1 | | 1 | | | | 1 |
| 63 | 子供の足のバラッというデキモノによる腫れ | 1 | | 1 | | | | 1 |
| 64 | 目の下のバラッというデキモノ | 1 | | 1 | | | | 1 |
| 65 | ひきつけ | 1 | | 1 | | | | 1 |
| 66 | 右半身痛 | 1 | | 1 | | | | 1 |
| 67 | 口内の痛み | 1 | | 1 | | | | 1 |
| 68 | 喉の痛み | 1 | | 1 | | | | 1 |
| 69 | 子供が泣く | 1 | | 1 | | | | 1 |
| 70 | 手の無感覚 | 1 | | 1 | | | | 1 |
| 71 | 腫れ | 1 | | 1 | | | | 1 |
| 72 | 嘔吐と吐き気 | 1 | | 1 | | | | 1 |
| 73 | くらくらと動悸・息切れ | 1 | | 1 | | | | 1 |
| 74 | 咳とデマムと頭痛 | 2 | | 2 | | | | 2 |
| 75 | 皮膚病 | 1 | | 2 | | | | 2 |
| 76 | 邪霊侵入病 | 1 | | 1 | | | | 1 |
| 77 | 不快、不安、ひきつけ、歯をくいしばる、手が硬直、邪霊侵入 | 1 | | 2 | | | | 2 |
| 78 | 産前産後、長期の不安、恐怖、まわりが暗く見える、家から出られない、メロヤン病→邪霊病→人災病 | 1 | | 2 | 1 | 1 | 1 | 5 |
| 79 | 高血圧→卒倒、でかけたい、怒り→健忘、手の麻痺、口のひきつれ、笑わない、しゃべらない、人災病 | 1 | | 8 | 3 | 2 | 1 | 14 |
| 80 | 唇の裂傷 | 1 | | 1 | | 1 | | 2 |
| 81 | 腰のスジ | 1 | | 1 | | 1 | | 2 |
| 82 | 背中の発疹 | 1 | | 1 | | 1 | | 2 |
| 83 | 足の腫れ | 1 | | 1 | | 1 | | 2 |

## 資料4つづき

| 番号 | 不調症例 | 不調症例数 | 療法 | | | | | | | 治療例合計 |
|---|---|---|---|---|---|---|---|---|---|---|
| | | | 市販薬 | 行商薬 | 自家調製 | ボモ | 大ボモ（人災） | 診療所 | 病院 | |
| 84 | 子供のセナック | 2 | | | | 1 | | 1 | | 2 |
| 85 | 子供の熱によるひきつけ | 1 | | | | 1 | | 1 | | 2 |
| 86 | 排尿困難→石のカラン | 1 | | | | 1 | | 1 | | 2 |
| 87 | 身体内部痛 | 2 | | | | 1 | | 1 | | 2 |
| 88 | 下痢と嘔吐が長期に続く、食べられない、痩せている、邪霊病 | 1 | | | | 3 | | 1 | | 4 |
| 89 | 胸のフウ | 2 | | | | 1 | | 2 | | 3 |
| 90 | 頭痛、不眠、不安→卒倒、ひざの痛み、起き上がれない、耐えられない、邪霊病 | 1 | | | | 2 | | 2 | | 4 |
| 91 | 動悸・息切れ、身体側面痛→不安、不眠、食欲不振、人と話せない、邪霊病 | 1 | | | | 3 | | 2 | | 5 |
| 92 | 血のカラン | 4 | | | | 4 | | 2 | | 6 |
| 93 | 熱によるデマム | 4 | | | | 1 | | 3 | | 4 |
| 94 | カヤップというデキモノ | 4 | | | | 4 | | 3 | | 7 |
| 95 | 子供のデマム | 7 | | | | 1 | | 6 | | 7 |
| 96 | 目の痛み | 1 | | | | 1 | | 1 | 1 | 3 |
| 97 | 足のももの化膿 | 1 | | | | 1 | | 2 | 1 | 4 |
| 98 | 麻痺 | 2 | | | | 2 | | 2 | 1 | 5 |
| 99 | 出産 | 9 | | | | 6 | | 3 | 3 | 12 |
| 100 | 交通事故による首のスジの痛み | 1 | | | | 1 | | | 1 | 2 |
| 101 | 下痢と出血 | 1 | | | | 1 | | | 1 | 2 |
| 102 | 糖尿病 | 5 | | | | 2 | | | 5 | 7 |
| 103 | レストン | 1 | | | | | | 1 | | 1 |
| 104 | 顔のセツ | 1 | | | | | | 1 | | 1 |
| 105 | 子供の咳 | 1 | | | | | | 1 | | 1 |
| 106 | ひざのだるさ病 | 1 | | | | | | 1 | | 1 |
| 107 | 手の痛み | 1 | | | | | | 1 | | 1 |
| 108 | 喉のフウ | 1 | | | | | | 1 | | 1 |
| 109 | 目の痒み | 1 | | | | | | 1 | | 1 |
| 110 | 肥料の散布後の痒み | 1 | | | | | | 1 | | 1 |
| 111 | セルセマ・デマム | 1 | | | | | | 1 | | 1 |
| 112 | 咳・セルセマ・デマム | 1 | | | | | | 1 | | 1 |
| 113 | セルセマ・咳 | 1 | | | | | | 1 | | 1 |
| 114 | 喀血 | 1 | | | | | | 1 | | 1 |
| 115 | 慢性の消化不良 | 1 | | | | | | 1 | | 1 |
| 116 | ミゾオチ | 1 | | | | | | 1 | | 1 |
| 117 | 胸の痛み | 1 | | | | | | 1 | | 1 |
| 118 | 咳とデマム | 1 | | | | | | 1 | | 1 |
| 119 | 呼吸困難 | 1 | | | | | | 1 | | 1 |
| 120 | フウによる腹のセナック | 1 | | | | | | 2 | | 2 |
| 121 | 抜歯 | 2 | | | | | | 2 | | 2 |
| 122 | だるさ病 | 2 | | | | | | 2 | | 2 |
| 123 | 高血圧 | 5 | | | | | | 3 | | 3 |
| 124 | 激しい頭痛 | 2 | | | | | | 3 | | 3 |

資料4つづき

| 番号 | 不調症例 | 不調症例数 | 療法 市販薬 行商薬 自家調製 | ボモ | (人災)大ボモ | 診療所 | 病院 | 治療例合計 |
|---|---|---|---|---|---|---|---|---|
| 125 | 事故の切傷 | 2 | | | | 1 | 1 | 2 |
| 126 | 気管支炎の喘鳴 | 2 | | | | 1 | 1 | 2 |
| 127 | 裂傷 | 3 | | | | 2 | 1 | 3 |
| 128 | 肺結核 | 2 | | | | 1 | 2 | 3 |
| 129 | 盲腸 | 1 | | | | | 1 | 1 |
| 130 | 喘鳴 | 1 | | | | | 1 | 1 |
| | 合計 | 485 | 178 | 166 | 4 | 240 | 36 | 623 |
| | (%) | | (28) | (27) | (1) | (39) | (6) | (101) |

→は不調用語の変化および付加を意味する

## 資料5　自家調整薬の材料

| マレー名 | 科名 | 学名 | 和名 |
|---|---|---|---|
| 1. 植物性材料 | | | |
| 1) rambutan | ムクロジ科 | *Nephelium lappaceum* | ランブータン |
| 2) sirih | コショウ科 | *Piper betle* | キンマ |
| 3) melor | モクセイ科 | *Jasminum sambac* | マツリカ |
| 4) asam jawa | マメ科 | *Tamarindus indica* | タマリンド |
| 5) bunga raya puteh | アオイ科 | *Hibiscus rosa-sinensis* | ハイビスカス |
| 6) bemban | ? | ? | ? |
| 7) inai | ? | *Lausonia inermis* | シコウカ |
| 8) kelapa | ヤシ科 | *Cocos nucifera* | ココヤシ |
| 9) sarang ayam | ? | ? | ? |
| 10) pinang | ヤシ科 | *Areca catechu* | ビンロウジュ |
| 11) tawarhutan | ショウガ科 | *Costus speciosus* | オオホザキアヤメ |
| 12) asin asin | トウダイグサ科 | *Sauropus spp.* | アマメシバ? |
| 13) pisang kelat | バショウ科 | *Musa spp.* | バナナ属 |
| 14) jambu batu | フトモモ科 | *Psidium guajava* | バンジロウ |
| 15) mengkudu besar | アカネ科 | *Morinda citrifolia* | ヤエヤマアオキ |
| 16) halia | ショウガ科 | *Zingiber officinale* | ショウガ |
| 17) teh | ツバキ科 | *Thea sinensis* | チャ |
| 18) janggus (gajus) | ウルシ科 | *Anacardium occidentale* | カシウナットノキ |
| 19) delima | ザクロ科 | *Punica granatum* | ザクロ |
| 20) kantan | ショウガ科 | *Nicolaia imperialis* | カンタン |
| 21) kerian dot | ? | ? | ? |
| 22) jintan hitam | セリ科 | *Nigella sativa* | クミン |
| 23) pegaga | セリ科 | *Hydrocotyle asiatica* | ツボクサ |
| 24) daun kapal terbang | キク科 | *Eupatorium odoratum* | ? |
| 25) serai wangi | イネ科 | *Cymbopogon nardus* | コウスイガヤ |
| 26) cemumat | ? | ? | ? |
| 27) kunyit | ショウガ科 | *Curcuma domestica* | ウコン |
| 28) pandan | タコノキ科 | ? | ニオイタコノキ |
| 29) mengkudu kecil | アカネ科 | *Morinda elliptica* | コヤエヤマアオキ |
| 30) rumbia | ヤシ科 | *Metroxylon spp.* | トゲサゴ（サゴヤシ） |
| 31) beras pulut | イネ科 | *Oryza sativa* | モチゴメ |
| 32) ketunbar | セリ科 | *Coriandrum sativum* | コリアンダー |
| 33) tepung tawar | イネ科 | *Oryza sativa* | コメ粉 |
| 34) bawang merah | ユリ科 | *Allium cepa* | エシャロット? |
| 35) minyak kelapa | ヤシ科 | *Cocos nucifera* | ココナツ油 |
| 36) santan kelapa | ヤシ科 | *Cocos nucifera* | ココナツ・ミルク |
| 37) medang talor | ? | ? | ? |
| 38) samak | フトモモ科 | *Eugenia poliansa* | マメアデク |
| 39) mamu | ? | ? | ? |
| 40) tomba bemban | ? | ? | ? |
| 41) bayam tubar | ヒユ科 | *Amaranthus speciosus* | ハリビユ |
| 42) mambu | センダン科 | *Meria indica* | インドセンダン |
| 43) kapor barus | フタバガキ科 | *Sryobalanops aromatica* | リウノウ |
| 44) pulas (pulai?) | キョウチクトウ科 | *Alstonia scholaris* | ジタノキ |
| 45) jering | マメ科 | *Pithecolobium lobatum* | ジリンマメ |
| 46) seruntun | ツヅラフジ科 | *Tinospora crispa* | イボツヅラフジ |
| | キツネノマゴ科 | *Lepidagathis longifolia* | ? |

資料5つづき

| マレー名 | 分類名 | 学名 | 和名 |
| --- | --- | --- | --- |
| 47) kerian | ? | *?* | ? |
| 48) menyarum | ? | *?* | ? |
| 49) me(r)tajam | ムクロジ科 | *Erioglossum elude* | マタジャムノキ |
| 50) mata pelandok | ヤブコウジ科 | *Asdicia crenata* | マンリョウ |
| 51) balik agin | トウダイグサ科 | *Mallotus spp.* | アマメガシワ属 |
| 52) mengkula (mengkulang) | アカテツ科 | *Mimsops elengi* | ミサキノハナ |
| 53) buluh gading | ? | *?* | ? |
| 54) meringan | マメ科 | *Desmodium gangeticum* | タマツナギ |
| 55) pagar anak | アマ科 | *Ixonanthes reticulata?* | イクソナンテス? |
| | バンレイシ科 | *Desmos spp.?* | ? |
| 56) kunyit terus | ショウガ科 | *Curcuma colorata?* | ? |
| 2. その他の材料 | | | |
| 57) gula batu | 氷砂糖 | | |
| 58) gula | 砂糖 | | |
| 59) gula pasir | グラニュー糖 | | |
| 60) madu lebah | ハチミツ | | |
| 61) kapur | 食用石灰 | | |
| 62) tungku | 石塊 | | |
| 63) minyak angin | フウ油 | | |

## 資料6　食物の分類

| マレー名 | 和名 | 分類 | | | | | | | | | |
|---|---|---|---|---|---|---|---|---|---|---|---|
| | | 熱 | 冷 | フウ | 毒 | 痒 | 刺 | 脂 | 跡 | 膨張 | 膿 |
| 1 ubi kunyit | ウコンの根茎 | + | | | | | | | | | |
| 2 lada hitam | コショウの種子 | + | | | | | | | | | |
| 3 cabai besar | トウガラシ | + | | | | | | | | | |
| 4 daun sirih | キンマの葉 | + | | | | | | | | | |
| 5 gambir | アセンヤク | + | | | | | | | | | |
| 6 kapur | 食用石灰 | + | | | | | | | | | |
| 7 ubat kedai | 店の薬（市販薬） | + | | | | | | | | | |
| 8 ubat kerajaan | 政府の薬 | + | | | | | | | | | |
| 9 buah durian | ドリアンの果実 | + | | | | | | | | | |
| 10 air masak sejuk | 湯冷し | | + | | | | | | | | |
| 11 asam jawa | タマリンドの果泥 | | + | | | | | | | | |
| 12 air sejuk | 冷水 | | + | | | | | | | | |
| 13 buah betik | パパイヤの果実 | | + | | | | | | | | |
| 14 buah pelam (menpelam) | マンゴーの果実 | | + | | | | | | | | |
| 15 buah pisang | バナナの果実 | | + | | | | | | | | |
| 16 buah rambutan | ランブータンの果実 | | + | | | | | | | | |
| 17 daun bayam | ヒユの葉 | | + | | | | | | | | |
| 18 daun lobak | ダイコン属の葉 | | + | | | | | | | | |
| 19 petola | ヘチマの一種 | | + | | | | | | | | |
| 20 peria | ニガウリ | | + | | | | | | | | |
| 21 rebung | タケノコ | | + | | | | | | | | |
| 22 timun | キウリ | | + | | | | | | | | |
| 23 buah | 果実一般 | | + | | | | | | | | |
| 24 sayor | 野菜一般 | | + | | | | | | | | |
| 25 kangkung | アカバナヨウサイ | | + | | | | | | | | |
| 26 jantung pisang | バナナの花 | | + | | | | | | | | |
| 27 daun selat | ？の葉 | | + | | | | | | | | |
| 28 daun janggus | カシュウナットの葉 | | + | | | | | | | | |
| 29 daun pandan | ニオイタコノキの葉 | | + | | | | | | | | |
| 30 buah nangka | パラミツの果実 | | + | | | | | | | | |
| 31 buah cempedak | ヒメパラミツの果実 | | + | | | | | | | | |
| 32 buah manggis | マンゴスチンの果実 | | + | | | | | | | | |
| 33 daun asin-asin | ？の葉 | | + | | | | | | | | |
| 34 bubur beras hitam | 黒色のモチゴメの粥 | | | + | | | | | | | |
| 35 mihun | ビーフン | | | + | | | | | | | |
| 36 ubi dakur | ？ | | | + | | | | | | | |
| 37 pulut kunyit | ウコンで色付けしたモチ飯 | | | + | | | | | | | |
| 38 teh | 紅茶 | | | + | | | | | | | |
| 39 daging kambing | ヤギの肉 | | | | + | | | | | | |
| 40 buah langsat | ランサの果実 | | | | + | | | | | | |
| 41 belacan | 魚とエビのペースト | | | | | + | | | | | |
| 42 ikan cencaru | ？（魚） | | | | | + | | | | | |
| 43 ikan kembung | ？（魚） | | | | | + | | | | | |
| 44 kacang panjang | インゲンマメ | | | | | + | | | | | |
| 45 kerang | 貝類 | | | | | + | | | | | |

資料6つづき

| マレー名 | 和名 | 分類 | | | | | | | | | |
|---|---|---|---|---|---|---|---|---|---|---|---|
| | | 熱 | 冷 | フウ | 毒 | 痒 | 刺 | 脂 | 跡 | 膨張 | 膿 |
| 46 ketam | カニ | | | | | + | | | | | |
| 47 siput | 貝類 | | | | | + | | | | | |
| 48 sotong | イカ | | | | | + | | | | | |
| 49 udang | エビ | | | | | + | | | | | |
| 50 biji pinang | ビンロウジ | | | | | | + | | | | |
| 51 oren | オレンジ | | | | | | + | | | | |
| 52 cukai | 酢 | | | | | | + | | | | |
| 53 asam lime | ライムの酢 | | | | | | + | | | | |
| 54 santan | ココナツミルク（生） | | | | | | | + | | | |
| 55 santan masak | ココナツミルク（加熱後） | | | | | | | + | | | |
| 56 cabai melaka | キダチトウガラシ | | | | | | | | + | | |
| 57 bubur nasi | コメの粥 | | | | | | | | | + | |
| 58 susu ibu | 母乳 | | | | | | | | | | + |
| 59 ais | 氷 | + | | | | | + | | | | |
| 60 air nyor (air kelapa) | ヤシの実の水 | | + | | + | | | | | | |
| 61 ubi keladi | サトイモ | | + | | | + | | | | | |
| 62 ubi kentang | ジャガイモ | | + | + | | | | | | | |
| 63 buah petai | ネジレフサマメノキの種子 | | + | + | | | | | | | |
| 64 buah limau | ミカンの果実 | | | + | | | + | | | | |
| 65 daun mengai | ？の葉 | | | + | | | + | | | | |
| 66 terung | ナス | | | + | | + | | | | | |
| 67 buah koneng | ？の果実 | | | | + | + | | | | | |
| 68 buah macang | ？の果実 | | | | + | + | | | | | |
| 69 ikan mamu | ？（魚） | | | | + | + | | | | | |
| 70 ikan terubuk | ？（魚） | | | | + | + | | | | | |
| 71 ubi kayu | タピオカ | | | + | + | | | | | | + |
| 72 ubi keledek | サツマイモ | | + | + | | + | | | | | |
| 73 buah nenas | パイナップルの果実 | | + | + | | | + | | + | | |
| 74 pulut | モチゴメの飯 | | + | + | + | | | | | | + |
| 合計 | 74 | 10 | 31 | 14 | 9 | 16 | 8 | 2 | 2 | 1 | 3 |

# あとがき

この本はそれぞれ独立しつつ、ぜんぶでひとつのまとまりをなす六つの文章で成り立っています。文章は書かれた年代をさかのぼるかたちで並んでいます。

初出は次のとおり。

「癒しの煌めき」　書き下ろし

「感情の隠喩　恨み晴らします」　二〇〇二、『現代のエスプリ』至文堂

「戦いと癒し　伝統医療の文化社会的フィードバック機能」　一九九九、ベトナム社会文化研究会編『ベトナムの社会と文化』風響社（原題：「ベトナムのハノイ地域にみられる「戦いと癒し」　伝統医療の文化社会的フィードバック機能に関する一考察」）

「ハノイの南薬」　一九九八、『東洋文化』第七八号、東洋文化研究所（原題：「ベトナム・ハノイ地域の南薬に関する医療人類学的研究」）

「ケダの「人災病」　メタ・コミュニケーションとしての呪術」　一九九八、横浜市立大学紀要・人文

科学系列第五号（原題：「西マレーシア・ケダ州農村の「人災病」に関する人類学的研究――メタ・コミュニケーションとしての呪術療法――」）

「伝承された医療と「人災病」　マレー人農民の療法の医療人類学」　一九九五、東京外国語大学アジア・アフリカ言語文化研究所（原題：『マレー人農村の民間医療に関する文化人類学的研究――人災病の療法と文化社会的機能――』）

最初の「癒しの煌めき」はこの本のために新しく書いたものです。残りの五つの文章はこれまでに発表した論文です。なかでも最後の「人災病」は、平成五年に筑波大学に提出した博士論文の全文です。学位論文は平成七年に東京外国語大学アジア・アフリカ言語文化研究所から小規模に出版されました。すでに発表した五つの文章には、改稿・加筆をほどこしてあります。

学位論文ではひとつの謎が残されていました。「なぜ呪術を仕掛けた加害者に暴力的な制裁を加えないのか」ということです。マレーシア農村の現場で観察した私にはその必要がないことがわかりますし、学位論文でも詳細に論じているのですが、それを異文化の日本のひとびとに伝えるのはむずかしいことでした。

そこで私はまず、ベイトソンのダブル・バインド仮説を導入しました。つぎに「想像された隠喩」の理論をもちいることで、暴力的な制裁が必要とされないことを立証できたと考えています。医療とは相手を叩きのめしておしまい、というような単純なものではなく、長期にわたる粘り強い交渉事であることをこの謎は物語っていたのだと思います。ここにいたるまでに学位論文を提出してから七年の歳月が流れていました。その間、日本の身体技法とベトナムの伝統医療の研究を進めたことが謎の解明を側面から助けてくれました。

いま、ベトナムとマレーシアの比較をふくめて、論文をそろえて出版するべき時が来たと感じています。

この本では、謎が解け見通しが開かれた地平から、それを論証する細かなデータへと接近してゆけるように論文を並べています。自然や身体という未知の世界に繊細な注意を向け、薬や動きや言語を通して刺激を与え、どう変化するかを注意深く観察し、理論をあみだし、修正し、そのうえでお互いにコミュニケートする。その現場で私は、研ぎすまされた知性と感性を記録すべく、ひとつの流れをもって研究を進めてきました。そのため、それぞれの論文はばらばらのものではなく、一貫した見通しのもとに作成されています。

左ページ下に挿入された写真は、私がフィールドワークの現場で撮ったものです。直接本文とは関係ないものもありますが、現場と読者の方々との距離を縮めてくれる助けになれば、と思って配しました。

本文中には記さなかった、お世話になった方々にこの場をかりてお礼を申し上げたいと思います。一九九五年のベトナム調査は横浜市立大学の研究費によって実施されました。一九九八年から二〇〇〇年にかけて科学研究費補助金（助成番号一〇〇四一〇一八、代表者：染谷臣道）を受けマレーシアの調査を実施しました。日本でのフィールドワークにあたっては、三浦市南下浦町の皆様、ボールルームダンスおよびコンタクトインプロビゼーションダンスの関係者の皆様にお世話になりました。

編集担当の内藤寛さん、山岸信子さん、専務の石橋幸子さんをはじめ、この本を完成するにあたって力を貸してくださった春風社の皆様に深く感謝いたします。とくに、カバーを開くと色あざやかな生活風景がわっと広がり、そこに住む人間をめぐるひとつの物語がはじまる、そんなやさしさとこわさを秘めたブックデザインをしてくださった矢萩多聞さん、ありがとう。

呪いも癒しも、そんな風景に暮らす人間の切実な思いや願いからあらわれた現象です。読んで下さる方々にその空気や肌ざわりがいくらかでも伝われば、これにまさる喜びはありません。

この出版のために、横浜学術教育振興財団から出版助成をいただきました。記して謝意を表します。

二〇〇三年九月　　板垣明美

【著者】板垣明美（いたがき・あけみ）

1993年、筑波大学大学院博士課程歴史・人類学研究科単位取得退学。
博士（文学）。
現在、横浜市立大学国際総合科学部人間科学コース准教授。専門は文化人類学、研究分野は医療人類学、文化生態学。薬剤師の免許をもつ。

［著書等］

『講座道教第六巻　アジア諸地域と道教』野口鐵郎他編、雄山閣（2001、共著）、“Metaphor of Sadness: An Anthropological Study of Traditional Folk Medicine in Malaysia”, *in Psychosomatic Responses to Modernization and Invention of Cultures in Insular Southeast Asia.* ed. by SOMEYA Yoshimichi (Shizuoka University)、「ボールルーム・ダンスの身体技法—歩行とコネクションに着目して」『横浜市立大学論叢　人文学系列　第58巻第3号』（2007）、『ヴェトナム：変化する医療と儀礼』春風社（2008、編著）。

癒しと呪いの人類学

2003年11月10日 初版発行
2015年10月15日 第2版発行

著者　板垣明美《いたがき あけみ》

発行者　三浦衛
発行所　春風社 Shumpusha Publishing Co.,Ltd.
横浜市西区紅葉ヶ丘53　横浜市教育会館3階
〈電話〉045-261-3168　〈FAX〉045-261-3169
〈振替〉00200-1-37524
http://www.shumpu.com　✉ info@shumpu.com

装丁・レイアウト　矢萩多聞
印刷・製本　シナノ書籍印刷株式会社

乱丁・落丁本は送料小社負担でお取り替えいたします。

ISBN 978-4-921146-86-3 C0039 ¥2800E